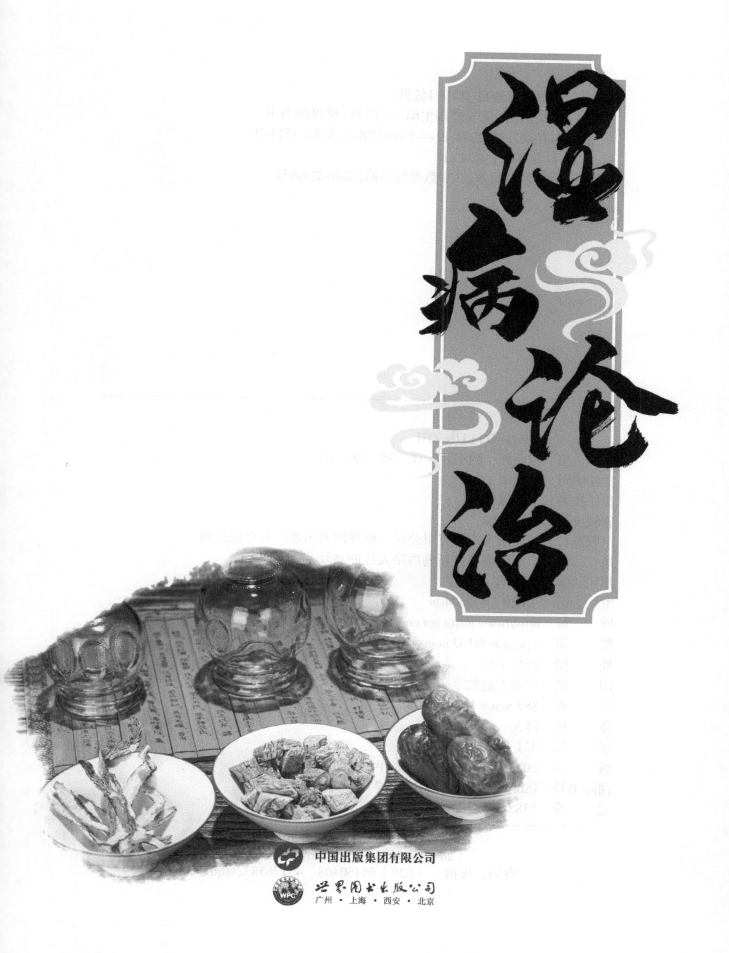

温病论治

中国出版集团有限公司

世界图书出版公司

广州·上海·西安·北京

图书在版编目（CIP）数据

湿病论治 / 陈允旺等主编. -- 广州 : 世界图书出
版广东有限公司, 2024. 8. -- ISBN 978-7-5232-1577-7

Ⅰ. R254.2；R249.1

中国国家版本馆CIP数据核字第2024BZ2398号

书　　名	湿病论治
	SHI BING LUN ZHI
主　　编	陈允旺　魏引廷　张　卿　徐　喆
责任编辑	刘　旭
责任技编	刘上锦
装帧设计	品雅传媒
出版发行	世界图书出版有限公司　世界图书出版广东有限公司
地　　址	广州市海珠区新港西路大江冲25号
邮　　编	510300
电　　话	（020）84460408
网　　址	http://www.gdst.com.cn/
邮　　箱	wpc_gdst@163.com
经　　销	新华书店
印　　刷	广州方迪数字印刷有限公司
开　　本	889 mm×1 194 mm　1/16
印　　张	14.5
字　　数	321千字
版　　次	2024年8月第1版　2024年8月第1次印刷
国际书号	ISBN 978-7-5232-1577-7
定　　价	138.00元

编　委　会

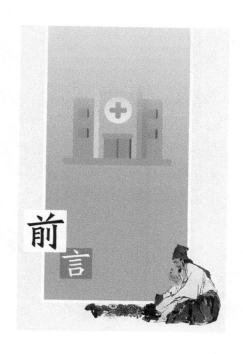

前言

湿证是机体因感受外界湿邪，或体内水液运化失常而形成湿浊，阻遏气机与清阳，以身体困重、肢体酸痛、腹胀、腹泻、纳呆、苔滑脉濡等为主要表现的证候。本书从湿病的症状着手，根据不同证候进行辨证论治。湿病论治着重症状的分析，从复杂错综的症状中探求病因、病机，然后确定治法。要善于运用辨证论治的方法，先从症状上深入地分析，了解各个症状的发生、变化与脏腑的联系，进一步研究同一疾病的共同症状和特殊症状，在整个病程中也要注意症状的轻重缓急对病情转变的影响，从而做到诊断明确。

本书内容在论述时，做到了深入浅出，司外揣内，见微知著，从而达到确切诊断、辨证论治的目的。本书分章节讲述了湿病的源流、病因病机、致病特点、临床表现、津液与水湿痰饮、治法治则、湿病证治、常用方剂等相关内容，繁而不杂，条理清晰，科学实用，着眼于临床，理论密切联系实际，继承与发扬相结合，为选择疾病的最佳治疗方案提供参考和依据。本书整理和发掘了中医学的宝贵财富，博采众长，广收博蓄，提炼精华，顺应了中医药事业前进的步伐，希望本书的出版能继承和发扬中医辨证论治理论，提升中医队伍的服务水平。

本书在编写过程中，参阅了大量相关教材、书籍及文献，反复进行论证，力求做到有理有据、准确使用，与临床紧密结合。尽管我们已尽心竭力，但唯恐百密一疏，愿专家、读者能加以指正，不胜期盼之至。

编　者

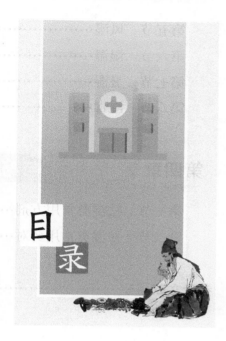

目录

第一章　湿病概述

第二章　湿病的临床表现及治则

第三章　湿病的证治

第四章　祛湿方剂与药对

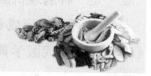

第一章

湿病概述

第一节　湿病的源流

何谓"湿"。"濕"字，在古汉语中，其左边是水的形状，表示因水而湿；右边为上下结构，上面是"日"字，表示太阳；下面用两束丝表示被水洇湿；会意因水洇湿的丝放在有水的土地上，由阳光照晒。由此不难看出，古人把水和湿视为同源之物，"湿"为水之渐，水为湿之极。

所谓湿，作为中医学术语，即通常所说的水湿、湿气，又称为湿邪。由湿邪导致的疾病，统称为"湿病"。所谓"湿病"，《中医名词术语选释》解释说，湿病"泛指因湿而引起的病症。湿为重着粘腻之邪，有外湿和内湿之分。感受雾露，久居潮湿之处，或涉水雨淋，或着汗湿衣，以致湿邪入侵肌肤，出现身重体酸、关节疼痛，或见恶寒发热、身重自汗，属外感湿邪，亦称'伤湿'。若因饮食不节，过食生冷，或脾胃虚弱，运化失常，水湿内停，出现食欲不振、泄泻、腹胀、小便少，甚则面目四肢浮肿等症的，是湿从内生，统属湿病。"也就是说，湿病有外湿和内湿的区分。

在正常情况下，湿为自然界的六气之一，即中医所说的"风、寒、暑、湿、燥、火"的"湿"，又称为湿气。作为自然现象的"湿"，为人类生存，万物滋润，生长繁茂不可缺少的重要物质。风、寒、暑、湿在自然界保持着动态的平衡，才能国泰民安，人寿年丰。

因湿所形成的湿病，则是外界水湿之邪侵袭人体，逗留不去，或是内在脏腑功能失调，水湿之气运化不及，而致水湿之邪潴留体内，表现出水湿停滞的病症，中医把它称为湿病。

"湿"在中医病因病机学中占有相当重要的位置。查阅《素问》八十一篇中约有"湿"字104个，其中有些是用来表述地域气候环境的，如《素问·至真要大论》有"湿司于地""湿化于天"，《素问·气交变大论》谓"岁土太过，雨湿流行"，《素问·脏气法时论》称"禁温食饱食湿地濡衣"等；有些是病因术语，阐述疾病的发病原因，如《素问·生气通天论》言"因于湿，首如裹""秋伤于湿，上逆而咳，发为痿厥"，《素问·痿论》还说"居处相湿，肌肉濡渍，痹而不仁，发为肉痿"；有的是病证术语，如"寒湿""湿热"等，

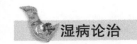

《素问·六元正纪大论》有"民病寒湿，发肌肉萎，足萎不收，濡泄血溢"，《素问·生气通天论》谓"湿热不攘，大筋软短，小筋弛长，软短为拘，弛长为痿"；有的则是病机术语，如《素问·至真要大论》说"诸湿肿满，皆属于脾""诸颈项强，皆属于湿"等，言明"湿"是一种病理机制。"湿"和由湿邪而引起的疾病是祖国医学研究的重要课题之一。

湿病理论的形成和发展，经历了一个漫长的阶段。中医对湿病的认识，奠基于《内经》《难经》等古代医学典籍，发挥于两汉时期。对于以"湿"命名的疾病名称，最早见之于《难经·五十八难》。书中指出："伤寒有五，有中风，有伤寒，有湿温，有热病，有温病。""湿温支脉，阳濡而弱，阴小而急。"当时视"湿温"为"伤寒"病的一种。

对于疾病的成因，我国医学历来认为，地域气候的差异、地理环境和生活习惯的不同，在一定程度上影响着人体的生理活动。《素问·异法方宜论》认为："中央者，其地平以湿，天地所以生万物也众。"把"湿"视为万物生长的条件。一旦这种变化超过了人体调节机能的一定程度，或者由于人体先天禀赋的差异，机体的调节机能失常，不能对外界变化做出适应性调节时，就会产生疾病。湿病的形成也是如此。《素问·气交变大论》明确指出："岁土太过，雨湿流行，肾水受邪。民病腹痛，清厥，意不乐，体重烦冤……甚则肌肉痿，足痿不收，行善瘛，脚下痛，饮发中满，食减，四肢不举。"《素问·阴阳应象大论》还说："天有四时五行，以生长收藏，以生寒暑燥湿风……秋伤于湿，冬生咳嗽。"时令湿气太过，可以致腹痛、肉痿、中满、咳嗽。《素问·痿论》则强调："有渐于湿，以水为事，若有所留，居处相湿，肌肉濡渍，痹而不仁，发为肉痿。故《下经》曰：肉痿者，得之湿地也。"《素问·痹论》言："所谓痹者，各以其时重感于风寒湿之气也。"又说："痹热……此其逢湿甚也。"充分说明，潮湿的地理环境或居住环境是产生湿病的重要原因。饮食嗜好也是造成湿邪滋生进而形成疾病的因素之一。《素问·奇病论》则认为过食肥甘，脾蕴湿热而成"脾瘅""消渴"等。

《内经》不仅对湿病的病因病症等作出了精辟的阐述，奠定了湿病理论的基础，而且还记载了一些治疗湿病的方剂。《素问·腹中论》治疗臌胀的鸡矢醴，方中鸡矢白利水泄热，无灰酒通畅血脉，御寒行药。《素问·病能论》治疗酒风的泽术糜衔散，方中泽泻利水渗湿，泄热固肾；白术补脾益胃，燥湿和中；糜衔祛风逐水。《素问·奇病论》治疗脾瘅口甘的兰草汤，方中佩兰醒脾化湿，清暑辟浊。《灵枢·邪客》治疗痰湿内阻，胃气不和而"目不暝"的半夏秫米汤，方中半夏燥湿化痰，降浊消痞；秫米益气和中，和胃化浊。

检索医学文献发现，迄今所知最早在方剂中提及"湿"病的是《五十二病方》，这是成书于西汉时期的我国现存最古老的方剂学专书。书中认为妇女在分娩时所患的"索痉"一病，亦即口噤、项强、经脉挛急、抽搐等症状，和"产时居湿地久"密切相关，视"湿"为其致病因素。

东汉医家张仲景是我国医学辨证论治思想的开拓者，是理、法、方、药理论的集大成者，他所著的《伤寒杂病论》对湿邪所致的病证，从疾病的名称、病因、病理、诊断和方药等诸多方面都做了详细的总结和系统的论述。他首先将湿邪所致的疾病，作为独立病种进行了讨论，强调指出内科的胃痞、下利、黄疸、结胸、痰饮、肾着、淋等，外科的湿痹、历节、狐惑病等，皮肤科的浸淫疮等，均是由湿邪所导致的疾病。对湿邪致病作专篇论述的首推张仲景的《金匮要略》，在"痉湿暍病脉证并治篇"论及湿痹时指出："太阳病，关节疼痛而烦，脉沉细者，此为湿痹。湿痹之候，小便不利，大便反快，但当利其小便。"又说"湿家之为病，一身尽疼，发热身色如熏黄也。"并把那些久患湿病的病者称为"湿家"。就治疗而言，"湿家下之，额上汗出，微喘，小便利者，死；若下利不止者，亦死。"并告诫说"风湿相搏，一身尽疼痛，法当汗出而解……盖发其汗，汗大出者，但风气去，湿气在，是故不愈也。若治风湿者，发其汗，但微微似欲汗出者，风湿俱去也。"《伤寒论》在谈及大病瘥后食复时明言，"伤寒汗出解之后，胃中不和，心下痞硬，干噫食臭，胁下有水气，腹中雷鸣下利者。"仲景创拟生姜泻心汤以散水湿之气。在黄疸病的论治方面，仲景以茵陈蒿汤治阳明湿热瘀里发黄，麻黄连翘赤小豆汤治外有表邪，里有湿热发黄，栀子柏皮汤治湿热郁于三焦，热势较重发黄，茵陈五苓散治湿重于热的发黄等。辨证之细微，论治之详明，方药之精准，层次清晰明了。此外，在辨证论治基础上创拟的许多治疗湿病的方剂，如防己黄芪汤、半夏泻心汤、麻黄加术汤、麻杏苡甘汤、桂枝附子汤等，至今仍被奉为经典。

　　隋唐时期，对湿病病因病机的探讨和论治方药的总结，有了进一步的发展。隋代医家巢元方《诸病源候论》明确指出"湿病，由脾胃虚弱，为水湿所乘"所致，强调其病机"若脾胃和，则土气强盛，水湿不能侵之。脾胃虚弱，则土气衰微，或受于冷，乍伤于热，使水谷不消化，糟粕不偫实，则成下利，翻为水湿所伤。"在谈及水疽一病时，指出"此由寒湿之气，客于皮肤，搏于津液，使血气痞涩，湿气偏多。"而肘疽一病，则是"寒湿之气客于肌肉，折于血气所生也。"说明同为"寒湿之气"客于皮肤和客于肌肉产生的病证迥然不同。唐代医家王焘的《外台秘要》认为"病源风湿者，是风气与湿气共伤于人也，风者八方之虚风，湿者水湿之蒸气。"并对湿邪形成的湿疽、湿癣、湿疥以及脚气病等进行了详尽的阐述，显示出古代医家对中医学术理论研究的不断深入和发展。孙思邈在《备急千金要方》"论治病略例"中强调，治病遣药需因地而宜。他认为用药要"随土地所宜，江南岭表，其地暑湿，其人肌肤薄脆，腠理开疏，用药轻省。关中河北，土地刚燥，其人皮肤坚硬，腠理闭塞，用药重复。"充分说明对于湿病的施治，因地域的差异而遣方用药剂量要有所不同。这一观点和后世叶天士所说："吾吴湿邪害人最广"如出一辙。孙思邈学术思想中的一个重要方面，就是主张在疾病的治疗中针灸和药物并用。他说："知药而不知灸，未足以尽治疗之体，知灸而不知针，未足以极表里之变。"并指出："凡脚气初得，脚弱，使速灸之，并服竹沥汤，灸讫可服八风散，无不差者。"他所创拟的治疗湿热蕴蒸，气血不和，瘀腐成脓的千金苇茎汤，肝肾气血虚弱久痹的独活寄生汤等，流传千古，疗效可靠。

历史进入两宋金元时期，印刷术的出现促进了医学的发展，各家学说的争鸣和医学流派的蜂起，使祖国医学理论体系更加完备，更加丰富，也使湿病理论和临床呈现出蓬勃发展的局面。杨士瀛的《仁斋直指方》对湿邪致病的隐匿性和广泛性有着独特的见解。他说："风之撼动，人知其为风；寒之严凝，人知其为寒；暑之炎热，人知其为暑；惟湿之入人，行住坐卧，实熏染于冥冥之中，人居戴履，受湿最多，况夫湿能伤脾，脾土一伤，百病根源，发轫于此矣。"力主湿能伤脾，脾伤则百病滋生。许叔微撰写的我国现存最早的经方医案专著《伤寒九十论》，在"湿家发黄证"一案中指出："人病身体疼痛，面黄，喘满，头痛，自能饮食，大小便如常，或者多以茵陈五苓散与之。予诊其脉曰：大而虚，鼻塞且烦，其证如前，则非湿热与宿谷相搏，乃头中寒湿。仲景云疼痛发热，面黄而喘，头痛，鼻塞而烦，其脉大，自能饮食，腹中和无病，病在头中寒湿。"把性质截然不同的湿热和寒湿发黄辨析的明明白白，确为经验之谈。其辨治湿温的经验，更是别具一格。以案例解说道："商人张皓，季夏得疾，胸项多汗，四股时冷，头痛谵语。予诊其脉，关前濡，关后数，断曰当作湿温治。盖先受暑，后受湿，暑湿相搏，是谓湿温。投以白虎加参，次以白虎苍术。"朱肱在《类证活人书》则强调"其人常伤于湿，因而中暑，湿热相搏，则为湿温……其脉阳濡而弱，阴小而急，治在太阴，不可发汗，……白虎加苍术汤主之。"两位先贤的学术思想和论治方药为后世湿温病的理论创新和治疗奠定了基础，对温病学说的形成有较大的影响。其所创制的白虎加苍术汤虽源于《伤寒论》，但别有一番新意，其治疗范围远远超出了仲景的原意，一直为后世所习用。陈言在《三因极一病证方论》中谈及湿病的论治时亦强调"若治风湿、寒湿，当发其汗，但微微似汗出，则风湿俱去；若大汗出，风去湿不去，则不能愈"。并提出"泄泻惟利小便为佳"倡言"治湿不利小便，非其治也"。这些都是对仲景治疗湿病理论的重要发挥。值得一提的是，最早的宋代官修方书《太平惠民和剂局方》记载了大量湿病治疗的方剂，如祛暑解表，化湿和中的香薷散；清热燥湿，行气化滞的大香连丸；益气健脾，渗湿止泻的参苓白术丸；祛风除湿，化痰通络，活血止痛的小活络丹；燥湿健脾，行气和胃的平胃散；解表化湿，理气和中的藿香正气散；清热泻火，利水通淋的八正散；燥湿化痰，理气和中的二陈汤等，历经千年临床验证，不失为经验良方。

金元四大家之一的刘完素倡火热说，认为"积湿成热""火热能生土湿"。他解释湿病的病机时说，"湿病本不自生，因于火热怫郁，水液不能宣通，即停滞而生水湿也"。其所著的《病机论》中对"病机十九条"中的"诸湿肿满，皆属于脾"进行解释说："湿气为淫，皆为肿满，但除其湿，肿满自衰。若湿气在上，以苦吐之；湿气在下，以苦泄之，以淡渗之。……故湿淫所胜，平以苦热，佐以酸辛，以苦燥之，以淡渗之。"不仅对湿病的病因病机作一家之言，而且给出处方用药的规范。持脾胃说的李东垣创造性地提出了"升阳除湿"的治疗大法。在剖析内伤发热时指出，其"乃肾间受脾胃下流之湿气，闭塞其下，致阴火上冲"而成。对于泄泻一病，认为是中气不足，脾湿下陷，阳气不能上行，"阴盛乘阳"所致，力主甘温益气佐风药升阳除湿，以人参、黄芪、白术等补益中气，佐以升麻、柴胡、防风、羌活、独活等风药，以升腾阳气，同时"风能燥湿"，功在祛除湿邪。论治风湿痹痛，则强调病因脾胃虚弱，阳气不能上行，不能充养皮毛，散布百脉，以致风湿乘虚侵袭，倡用风药升阳除湿，湿邪除而经气疏通。宗养阴说的朱丹溪在《格致余论》中提出湿病以"湿热相火为病甚多"的观点，并强调"六气之中，湿热为病，十居八九"。他论中风，认为东南之人，多是湿土生痰，痰生热，热生风；论痛风，认为主要是由于血热而又感受风寒与湿邪，血凝气滞，经络不通所致；论吞酸吐酸，认为由湿热郁遏，致肺胃气失降所造成。在治疗上，独辟蹊径，根据湿邪上下内外的不同而用药有异，如《丹溪心法》曰："上部湿，苍术功烈；下部湿，宜升麻提之。外湿宜表散，内湿宜淡渗。"同时又重视以上、中、下三焦分部位辨证用药。"去上焦湿及热须用黄芩，泻肺火故也""若中焦湿热久而痛，乃热势甚盛，宜黄连用姜汁炒。去下焦湿肿及痛，并膀胱有火邪者，必须酒洗防己、黄柏、知母、龙胆草。"这种三焦分治湿热病的辨证论治思想，对后世温病学家吴鞠通创立三焦辨证产生了深远的影响。创攻邪说的张从正善用汗、吐、下三法，认为凡寒湿痼冷，或热客下焦等在下的疾病，因势利导，可用下法。力主"陈莝去而肠胃洁，癥瘕尽而营卫昌。不补之中，有真补存焉"。一家之言，虽别开生面，似有偏颇，对后世医家影响不大。

明清以降，无论是湿病理论的创新学说，还是临床治疗思路的更新，都有了长足的发展。王肯堂在其编撰的《证治准绳》认为"脾胃者，阴阳异位，更实更虚，更逆更从，是故阳盛则木胜，合为风湿；至阳盛则火胜，合为湿热；阴盛则金胜，合为燥湿；至阴盛则水胜，合为阴湿"。他认为阴阳盛衰的差异导致湿病证候的不同和表现的迥别。并强调湿热和寒湿均可造成满病的发生。"湿热郁于内而成胀满者，此热胀之谓也""内虚不足，寒湿令人中满，及五脏六腑俱有胀满"。张景岳在《景岳全书》中对泄泻的病因病机作了精辟的解释，他说："饮食失节，起居不时，以致脾胃受伤，则水反为湿，谷反为滞，精华之气不能输化，乃致合污下降，而泻痢作矣。"同时强调"湿证虽多，而辨证之法，其要为二，则一曰湿热，一曰寒湿，而尽之矣。……故病热者谓之湿热，病寒者谓之寒湿"。

吴有性的《温疫论》是第一部论述温疫的专著，他主要阐述了湿热秽浊之疠气所引起的疫病在病因、病机、传变上的特点。吴氏认为"湿热疫"为"感天地之疠气"所得，"邪从口鼻而入"，为温疫学说的建立做出了巨大贡献，也为湿病理论增添了厚重的一页。薛生白《湿热病篇》认为湿热病的病变中心在中焦脾胃，"湿热病属阳明太阴经者居多"，因体质差异，"中气实则病在阳明，中气虚则病在太阴"，而其病因是湿热之邪，受邪途径则是"从表伤者十之一二，由口鼻入者十之八九"。有清一代对温病学说颇多发挥的吴鞠通在《温病条辨》中发前人所未发，将温病分上中下三焦论治，他所创拟的治疗湿温初起的三仁汤，"夏秋胆病，湿热气蒸"的二金汤，"湿温久羁，三焦弥漫"的宣清导浊汤等，为后世医家所推崇。他还认为"湿温者，长夏初秋，湿中生热，即暑病之偏于湿者"，夏秋之时，天暑下逼，地湿上腾，气交之际，极易感受湿气而发病。并强调指出，湿温病变以心下两胁俱胀，湿浊蒙闭清阳，辛通苦降乃分化湿热的最佳治疗措施。《医原记略》与其所见略同，谓"湿病必用苦辛之品者，以其能通、能降，开泄湿壅；佐淡渗者，淡味得天气之全，淡即甘之微者，淡薄无味，得天清肃之燥气，故能胜湿也"。自此以后，苦辛通降一法便成为治疗湿病的常用大法之一而传之于世。

值得指出的是，陆懋修在他的《世补斋医书》中首次提出"逸病"的概念。认为逸病之"逸乃逸豫、安逸所生，与劳相反。……逸之病，脾病也"。究其临床表现，"凡人闲暇则病，小劳转健，有事则病反却，即病亦若可忘者。又有食后反倦，卧起反疲者，皆逸病也"。明确指出过度安逸是导致湿病的重要病因之一。过度的安逸则伤及脾气，脾伤则运化失司，升降乖戾，水谷不能化生津液而变生湿浊，逸病由此而生。在这一理论的指导下拟定其治疗原则为"行湿、健脾、导滞、理气"。把脾虚湿盛作为逸病的重要病因病机，而健脾理气祛湿作为逸病的用药准则。

在这一时期，温病学派的形成和发展是对我国医学的重要贡献。温病是指外感四时温热或湿热邪气所引起的，以急性发热为主要临床特征，有别于伤寒的多种急性热病的总称。它主要包括多种感染性疾病（其中包括多种急性传染病）。还有某些急性热病，如中暑等，虽非感染性疾病，但因其具有温病的特征，也归属于温病的范畴。温病虽然包括多种证候，其临床表现也不尽相同，近代医家执简驭繁，将其分为温热病和湿热病两大类。

按病变的性质和病名分类归纳，把风温、春温、暑温、秋燥、冬温、温疫中的暑燥疫等归属为温热病范畴，而把湿温、暑温中的暑湿、伏暑、温疫中的湿热疫等归属于湿热病范畴。由于后者的发病原因和症候表现都具有湿病的特征，因此，我们将温病中的湿热病和杂病中因湿而引起的疾病，一并放入湿病中加以讨论。

关于湿病理论的形成和发展，历经《内经》言湿，张仲景论湿，及其后历代医家以自己的理论探索和临床实践发扬和完善了这一学说，直至近现代更加趋于成熟。为此，溯本求源，洞悉其脉络，探索其真谛，传承其精髓，践行其经验，对湿病今后的研究，有着深远的临床意义。

（陈允旺）

第二节　湿病的病因病机

治病求本，本于病因病机。中医学的发病学认为疾病的产生、发展和变化是在多种致病因素的共同作用下，引起机体阴阳的偏胜偏衰、脏腑气血功能的紊乱所致。人体的脏腑组织之间以及人体与外界环境之间，既是对立的，又是统一的，它们在不断地产生矛盾又解决矛盾的过程中，维持着相对的动态平衡，从而保持人体正常的生理活动。当这种动态平衡因某种原因遭到破坏而又不能自行调节恢复时，人体就会产生疾病。破坏人体相对平衡状态而引起疾病的原因就是病因。

对于病因的认识，中医是通过对患者的症状、体征进行分析推求而得来的，并为治疗用药提供依据，这种方法中医称之为审证求因，或辨证求因。按照症状、体征、证候来建立病因概念，是中医学确认病因的特殊标准和主要特点。

最早的病因分类方法见之于《内经》。《素问·调经论》把导致疾病产生的病因分为两大类。谓"夫邪之所生，或生于阳，或生于阴，其生于阳者，得之风雨寒暑；其生于阴者，得之饮食居处，阴阳喜怒"。汉代张仲景对病因学说有了进一步的阐述，认为疾病的产生"一者，经络受邪，入脏腑，为内所因也；二者，四肢九窍，血脉相传，壅塞不通，为外皮肤所中也；三者，房室金刃、虫兽所伤"。宋代陈无择在继承《内经》和张仲景的《金匮要略》的分类基础上，创"三因学说"。在论及有关病因及其传变途径时，认为"六淫"为天之常气，先从经络流入，内舍于脏腑，为外所因；"七情"乃人之常性，先从脏腑郁发，外形于肢体，为内所因；不从邪气情志所生的，为"不内外因"。也就是说，气候的异常、疫疠的传染、情志刺激、饮食劳倦、持重怒伤、跌仆金刃外伤，或虫兽所伤等等，均为致病的因素。

病因学的不断发展，后世医家还强调疾病过程中的某一病理阶段所产生的病理产物，如痰饮、瘀血、内湿等，都可能是另一个阶段，或变生其他病变的致病因素。这种"倒果为因"的观点一直为后世医家所推崇。如《血证论》所说："瘀血攻心，心痛、头晕、神气昏迷、不省人事……瘀血乘肺，咳逆喘促……瘀血在经络脏腑之间，则结为癥瘕……瘀血在经络脏腑之间，与气相战斗，则郁蒸腐化，而变为脓。"

湿病的产生、发展和转归通常和气候异常、环境影响、饮食因素、情志所伤、劳逸失调、禀赋因素、瘀血痰浊、药物损伤等有关。

一、气候异常

中医强调人与自然的统一性，把人看成是自然中人，看成是生物人，强调"天人合一"。中医认为它所研究的对象，不仅是人的生命体，而且是生活在大自然中的生命活体。其观察的对象是人体的生命状态，以及大自然生态环境与人体生命状态的关系。并认识到人类生命体内部与赖以生存的大自然具有协调统一的关系，而生命体内部也处于高度协调统一的状态。生命规律与自然规律必须保持一致，生命规律必须服从于自然规律，健康才能得以保障。

中医把"风、寒、暑、湿、燥、火"六种病邪称为六淫。所谓"淫"，邪也，过也，甚也。泛指自然界中的"六气"的太过、不及或不应时而有，从而成为致病的邪气，属于外感类的一类病因。中医认为六淫致病，或从口鼻，或从肌肤侵犯人体，皆自外而入。《灵枢·百病始生篇》谓"风雨寒热，不得虚，邪不能独伤人。猝然逢疾风暴雨而不病者，盖无虚，故邪不能独伤人。此必因虚邪之风，与其身形，两虚相得，乃客其形。……其中于虚邪也，因于天时，与其身形，参以虚实，大病乃成"。表明形体虚弱与四时不正之气相遇合，于是形成疾病。《素问·五常正大要论》又说："必先岁气，无伐天和。"明确指出，必须首先知道该年的气候情况，不可违反天人相应的规律，只能顺应天地自然的规律。《景岳全书》谓"湿之为病，有出于天气者，雨雾之属是也，多伤人脏气"。《瘟疫论》也强调"凡时行者，春时应暖而复大寒，夏时应大热而反大凉，秋时应凉而反大热，冬时应寒而反大温，非其时而有其气"。充分说明四时气候的异常变化，是包括时令病在内的多种疾病的外在因素。关于湿病的外在因素《素问·气交变大论》指出："岁土太过，雨湿流行，肾水受邪。民病腹痛，清厥，意不乐，体重烦冤……甚则肌肉痿，足痿不收，行善瘛，脚下痛，饮发中满，食减，四肢不举。""岁土不及……民病飧泄霍乱，体重腹痛，筋骨繇复，肌肉胴酸。"说明气候反常得太过或不及而产生的湿邪是导致湿病的重要原因。《素问·六元正纪大论》曰："太阳司天之政……寒湿之气，持于气交，民病寒湿，发肌肉痿。"表明"寒湿"病多发于气候变化，雨湿盛行的季节。薛生白的《湿热病篇》有"热为天之气，湿为地之气，热得湿而愈炽，湿得热而愈横。湿热两分，其病轻而浅；湿热两合，其病重而速"。《素问·金匮真言论》明言"长夏善病洞泄寒中"。暑月淫雨，离照当空，天热下逼，湿浊之气蒸腾，触其气者外湿引动内湿，是导致夏季湿病腹泻的重要原因之一。同时《医碥》还认为"湿极于夏，燥极于秋，故系湿于长夏，系燥于秋"。不难看出，长夏为湿气当令，故而湿热病多发。

二、环境影响

人居天地之间，自然界阴阳蒸润之气与人的适应能力产生反差，生存和居住环境常常是导致疾病产生的因素之一。《素问·痿论》谓"有渐于湿，以水为事，若有所留，居处相湿，肌肉濡渍，痹而不仁，发为肉痿。故《下经》曰：肉痿者，得之湿地也"。明确指出，所处地域、生活环境和工作环境潮湿等可致人肉痿。《灵枢·九宫八风》篇也认为，痿证而成赖因"犯其雨湿之地"所得。《五十二病方》中把妇女在分娩时所患的"索痉"一病，归结为"产时居湿地久"的缘故。由于涉水淋雨、居处伤湿，或以水为事，致使"风寒湿三气杂至"，从而变生痹病。"湿盛则濡泻""因于湿，首如裹""地之湿气，感则害皮肉筋脉"，讲的都是生活环境中感染湿浊而诱发的病症。湿浊是指土地泥水污秽潮湿之气，若是暑月淫雨，离照当空，天热下逼，湿浊之气蒸腾，触其气者，必然罹生湿病。《丹溪心法》中说："湿之为病，有自外入者，有自内出者，必审其方土之病源。东南地下，多阴雨地湿，凡受必从外入，多自下起，以重腿脚气者多，治当汗散，久者宜疏通渗泄；西北地高，人多食生冷湿面潼酪，或饮酒后寒气怫郁，湿不能越，作腹皮胀疼，甚则水臌胀满，或通身浮肿，按之如泥不起，此皆自内而出者也，辨其元气多少，而通利其二便，则其根在内也。"说明地理环境是湿病发生的原因之一，但不排除饮食等其他因素。故而《素问·藏气法时论》有"病在脾……禁温食饱食湿地濡衣"的告诫。湿邪侵犯人体，最易伤害脾胃，因"脾恶湿"，湿盛则伤脾，故而外湿与内湿有一定的联系，可以互为因果。

总而言之，生活、工作或居住环境的变化都会对人体健康产生影响。人居自然之中，或因汗出沾衣；或因涉水淋雨，或因水上作业，久居卑湿之地，外湿所伤，水不化气，阴不从阳，引动内湿，脾阳受到损害，湿邪得以滋生。

三、饮食因素

饮食结构与体内水液代谢息息相关。中医经典理论历来重视膳食的平衡。《素问·藏气法时论》早有"五谷为养，五果为助，五畜为益，五菜为充，气味合而服之，以补精益气"的明训，并告诫"谷肉果菜，食养尽之，无使过之，伤其正也"。饮食入胃，全赖脾胃运化吸收，"正"伤则脾虚，脾虚则湿甚。关于湿病的生成，《景岳全书》认为"以生冷瓜果致伤胃气，而为泻、为痢、为痛"。《临证指南医案》说是"其源皆由饮食停滞，湿热郁蒸，变化而成"。

饮食以适量为宜，长期过饥，营养缺乏，气血生化乏源，以致脾气虚弱；长期过饱，暴饮暴食，以致食纳不化，郁积胃腑，脾胃气机壅滞，所谓"饮食自倍，肠胃乃伤"。过饥和过饱，两者均可损伤脾胃，导致水湿不化，变生湿病。

饮食不洁，不干净的食物或水饮，邪气浊毒，伤及胃络，损及脾气，脾胃不能运化水谷而变生湿病。

五味调和，脾胃受益。饮食偏嗜，甘甜助湿，酗酒生湿，厚脂酿湿，"膏粱之变，足生大丁"。长期的、毫无节制的膏粱厚味，均可致湿热毒邪酝酿而成疔疮。《临证指南医案》强调"湿从内生者，必其人膏粱酒醴过度，或嗜饮茶汤太多，或食生冷瓜果及甜腻之物。……必患湿热、湿火之证"。《吕氏春秋》谓"肥肉厚酒，务以相强，命之曰烂肠之食"，可谓一针见血。

《神农本草经疏》有"仲景呕家忌甘，酒家亦忌甘"之说，之所以如此，赖因呕家、酒家素体湿盛，甘味饮食或药物均能助湿，反增其夭。

饮食之所以致湿邪滋生，总因伤及脾胃而成。脾胃为水谷之海，气血生化之源。脾伤则水谷不能化生气血，而沦为水湿之地，胃伤则宿滞不消，而聚为湿浊之乡。《千金要方》告诫说："不知食宜者，不足以存生也""夫在身所以多疾，此皆由……饮食不节故也"。

四、情志所伤

中医把精神情志活动作为疾病发病的重要内在因素。自古以来，中医就力倡"形神合一"的学说，强调形和神的统一，肉体和精神的统一。喜、怒、忧、思、悲、恐、惊，我国医学谓之为"七情"。情志的变化，通常并不能致病，只有在突然强烈或者是长期持久的

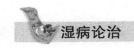

刺激时，才能影响人体的生理功能，导致脏腑气血功能失调，而产生疾病。而七情致病的特点是直接影响到相应的脏腑，使脏腑气机逆乱，气血失调，从而导致各种病证的发生。《素问·举痛论》认为"百病生于气也。怒则气上，喜则气缓，悲则气消，恐则气下……惊则气乱……思则气结"。《灵枢·百病始生篇》称"喜怒不节则伤脏"，以及大怒伤肝，大喜伤心，思虑伤脾，恐惧伤肾，就是这个意思。

喜怒也罢，悲恐也罢，七情所伤，最终不可避免的都是影响到心脾。因为"心为五脏六腑之大主"，主宰人的思维，主宰人的喜怒哀乐。同时中医还强调"思虑伤脾"。脾为水谷运化之枢纽，气血生化之源泉，疏泄调畅，升降有道。生活节奏的变快，成人紧张的工作压力，学生繁重的学习压力，复杂莫测的交际压力，案牍劳苦，思虑烦神，甚至空怀妄想，谋虑怫逆，情志烦扰，都会导致脾胃升降失常，清气不升，浊气不降，清浊相干，中焦痞塞，不能化水谷为气血，而变生为湿浊，湿病焉能不生。

《素问·上古天真论》说"恬淡虚无，真气从之，精神内守，病安从来。"生活淡泊质朴，心境平和宁静，外不受物欲之诱惑，内不存情虑之激扰，物我两忘，方可防湿病于未然。

五、劳逸失调

劳逸结合，张弛有度，是身心健康的保证。劳动与休息的合理调节是保证人体健康的必要条件。如果劳逸失度，过于劳累或过于安逸，都不利于健康。《素问·上古天真论》告诫人们要"不妄作劳"和"形劳而不倦"，指的就是劳逸适度。《千金要方》说"养生之道，常欲小劳，但莫疲及强所不能堪耳。"即是说，劳逸要有常有节，既不能"强所不能"，又须常作"小劳"。

《素问·宣明五气篇》有"五劳所伤"的记载。《证治要诀》解释为"心劳血损，肝劳神损，脾劳食损，肺劳气损，肾劳精损"。所谓过劳，包括劳力过度、劳神过度和房劳过度三个方面。一是劳力过度：较长时间的不适当的活动，或超过体力所能负担的过度劳力，容易损伤内脏功能，致使脏气虚少，可出现精神疲惫，形削体瘦，倦怠乏力，食欲不振等，即平时所说的"劳则气耗"。气耗则津不能行，聚而为湿。二是劳神过度：劳神过度指思虑烦神，精力不济。过度劳神可损伤心脾，耗伤心血，脾伤则运化不及，湿浊内生，如《景岳全书》所言"脾胃之伤于外者，惟劳倦最能伤脾"。三是房劳过度：房劳过度是指性生活不节，房事过频。正常的性生活有益于身心健康，房劳过度容易耗伤肾精，进而累及脾胃，脾肾亏虚，则水精不能四布，变生湿浊。足以说明，过劳是湿病形成的重要致病因素之一。

过逸较之过劳更易滋生湿浊。《吕氏春秋》有"出则以车，入则以辇，命之曰招蹶之机"的告诫。《景岳全书》则认为"久卧则阳气不升，故伤气；久坐则血脉滞于四体，故伤肉"。"阳气不升"则水津不能运行，水谷不能化生，而变生为湿。陆懋修在他的《世补斋医书》中首次提出"逸病"，亦即因安逸而滋生的疾病。并说："逸之病，脾病也。"由此而强调其治疗原则为"行湿、健脾、导滞、理气"。过度安逸，养尊处优，贪图安逸，喜静恶劳，少动嗜卧，均为身心健康的大敌，湿病变生的祸根。

我国医学还强调脾主肌肉，主四肢。《素问·太阴阳明论》认为"四肢皆禀气于胃，而不得至经，必因于脾，乃得禀也。"四肢乃至全身的运动，有助于脾胃对饮食的消化吸收；张弛有度的劳动和休息，有助于脾胃功能强健，生化之源有常，水津疏布有序，湿邪无安身之所，从而气血流通，体力增强，疲劳得以恢复。劳逸失调，则外损肌肉筋骨，内伤脾胃气血。脾胃既损，久而久之，不免功能呆滞，气血运行不畅，升降失调，气机壅塞，湿邪滋生。动静结合，劳逸适度，才能保持生命的活力。

六、禀赋因素

脏气有强弱，禀赋有阴阳。所谓禀赋，指的是人的体质，是一个人所具有的智力、体魄等素质、天赋。《灵枢·天年》篇指出，人之始生"以母为基，以父为楯"，来源于先天。《类经》亦说："夫禀赋为胎元之本，精气之受于父母者是也。"《灵枢·寿夭刚柔篇》认为"人之生也，有刚有柔，有弱有强，有短有长，有阴有阳"。将人的禀赋分为阴阳刚柔两大类。《景景室医稿杂存》则认为人的体质有寒热燥湿之分，本质上只有寒热两种体质，病理上有"湿从热化""热从湿化"等变化。禀赋虽源于先天，但受年龄、性别、精神、生活条件及饮食、地理环境、疾病、体育锻炼和社会等诸多因素影响。个体体质的特殊性，往往又导致对某种致病因子或疾病具有易感性。

中医体质学说的现代研究者把人的体质分为正常质、阳虚质、阴虚质等九种。其中气虚质、阳虚质、湿热质和痰湿质被认为是湿病的易感体质。元气不足，以疲乏、气短、自汗等气虚表现为主要特征的气虚质，对外界环境适应能力差，不能耐受风、寒、暑、湿邪。阳气不足，以畏寒怕冷、手足不温等虚寒表现为主要特征的阳虚质，耐夏而不耐冬，极易感受风、寒、湿邪，容易患有痰饮、肿胀、泄泻等病。痰湿凝聚，以形体肥胖、腹部丰满、口黏苔腻等痰湿表现为主要特征的痰湿质，对外界环境适应能力差，尤其对梅雨季节及潮湿重环境难以适应。湿热内蕴，以面垢油光、口苦、苔黄腻等湿热表现为主要特征的湿热质，对夏末秋初湿热气候，湿重或气温偏高环境较难适应，易患疮疖、黄疸、热淋等病。这四种湿病易感体质者，若再和其他几种因素交织，罹患湿病的概率往往较常人为高。得了湿病，也较一般人缠绵日久，难以施治。

七、瘀血痰浊

中医病因学告诉我们，在疾病发展过程中，某一病理阶段的一些病理产物，也可能是另一阶段的致病因素，例如痰饮、瘀血、积滞、内热等。这些脏腑气血功能失调所产生的病理产物，反过来，又可能是造成湿邪滋生的因素。

张仲景最早在《金匮要略》中有"经为血，血不利则为水"，首次对经血瘀滞而化生水湿进行了精辟的阐述。寒邪凝滞而经血瘀滞，寒凝为因，经血瘀滞为果；倒果为因，经血瘀滞又导致水湿凝聚，形成水瘀互结的证候。足以看出古代医家对经期肿胀疾病的产生和转归，有着深刻的认识和丰富的临证经验。《血证论》对"瘀血化水"进行了探讨，强调"夫水、火、气、血故是对子，然亦互相维系，故水病则累及血，血病则累及气。……失血家往往水肿，瘀血化水亦发水肿"。《血证论》在阐述瘀血成痨时还说："瘀血在经络脏腑之间，被风气变化，则生痨虫。气者，肾水之所化也，故气动即为湿。风者，肝阳之所生也，故风动即为热。湿蒸热煽，将瘀血化为虫，是为痨虫。"就是说，湿热是产生痨虫的土壤。

临床所见，单腹胀初起病在肝脾，多因情志郁结，气机失调，肝脾受伤，肝络瘀阻，久而久之，累及于肾，水湿由此滋生，以致瘀血和水浊交结不化，阻滞腹内，故腹部日渐胀大而成臌胀。

八、药物损伤

中医认为，药物作用的两重性是指药物不仅对机体有防治作用，同时也有不良反应，甚至可能损害身体健康。苦能健胃，亦能败胃；甘能补中，亦能满中。药物的正反两面性告诉我们，遣方用药得体，可以化险为夷，转危为安；用之不当，亦能罹生它患，非徒无益，而有害矣。

《景室医稿杂存》认为，药物"得四时阴阳之气以生，惟皆偏而不纯，故取以为药，乃偏以治偏之法"。前人称之为"补偏救弊"。《研经言》也说："惟性各有偏，故能去一偏之病。"以药物的偏性以纠正疾病所表现的阴阳的偏盛或偏衰，以达到"阴平阳秘"，气血和谐的正常状态，是中医处方用药的准则。否则，使偏者更偏而贻害无穷。《研经言》同时还告诫说"凡药能逐邪者，皆能伤正；能补虚者，皆能留邪；能提邪出某经者，皆能引邪入于某经"。

《医学正宗》强调"至虚有盛候，反泻含冤；大实有羸状，误补益疾。辨之不可不精，治之不可不审"。就药物的性味功效而言，并无好坏优劣之分，俗话说得好"人参杀人无过，大黄救命无功"。"无过"的好药、补药人参，用之不当，胜过砒霜。泻下、攻伐的大黄，用之得当，照样救命。合理用药的目的和意义在于力求使药物应用得当，趋利避害。

《医医病书》在论述虚不受补时强调，湿病"湿热盘踞中焦""宣其湿而即受补"，误补则湿不去而热愈盛。《医原记略》也指出"湿病必用苦辛之品者，以其能通、能降，开泄湿壅"。然而，苦寒虽能清热燥湿，过之则可戕脾败胃；辛散虽能开壅化浊，过之不免生燥添热。总之，过于苦寒、香燥、甘温，均能损伤脾胃，致使气机升降失常，水津代谢失调，而化生邪湿。由此可以看出，药物应用不合理也是湿病产生的根源之一。

病机学说是研究疾病发生、发展和演变机理的学说。其内容包括发病机理、病变机理和病程演化机理三个方面。发病机理研究的是人体疾病发生的一般规律。病变机理又称病机、病理，则是研究人体病理变化规律的学说，包括邪正盛衰、阴阳失调、气血津液失常，以及脏腑经络功能失常等病理变化的一般规律。病程演变机理是研究疾病发生、发展和结局的一般规律的学说，包括病位传变、病理转化、疾病转归与复发等。

中医很重视正气，强调正气在发病学中的地位。如《素问·刺法论》说："正气存内，邪不可干"。《素问·平热病论》说："邪之所凑，其气必虚。"所谓正气，指人体内在的功能活动和抗病能力；邪气，指外来的各种致病因素。人体正气的盛衰与人体体质禀赋、精神状态、心理状态、居住环境、生活习惯、饮食营养和运动锻炼等诸多因素密切相关。中医认为正气在疾病的形成和发展变化过程中起着主导作用。《灵枢·百病始生篇》说："风雨寒热，不得虚，邪不能独伤人。此必因虚邪之风，与其身形，两虚相得，乃客其形。"外因是疾病发生的条件，内因是疾病发生、发展变化和转归愈后的根据，外因通过内因而发挥作用。

疾病是千变万化的，但其总的病机不外乎邪正盛衰、阴阳失调、升降失常，以及脏腑功能失调等几个主要方面。邪正相争决定着湿病的发病和疾病的转归。一般来说，人体正气旺盛，各种致病因素作用于机体后，不一定产生湿病，即使发病，也较轻浅，且易于治疗，易于康复；只有当人体正气虚弱，不足抵抗外邪时，各种致病因素作用于机体，累及脾胃，湿病即可发生。由于湿病具有发病的隐袭性和兼夹性，病位的广泛性，病程的迁延性，治疗起来相对困难，病程也较长。

阴阳失调：

体质的阴阳偏颇往往决定着疾病的走向。《临证指南医案》指出"治法总宜辨其体质阴阳，斯可以知寒热虚实之治。若其人色苍赤而瘦，肌肉坚结者，其体属阳，此外感湿邪，必易于化热；若内生湿邪，多因膏粱酒醴，必患湿热、湿火之证。若其人色白而肥，肌肉柔软者，其体属阴，若外感湿邪，不易化热；若内生湿邪，多因茶汤生冷太过，必患寒湿之症"。素体阳旺，或为阴虚，火热内盛，则病情多呈湿热；素体阳衰，或为气虚，阴寒内盛，病情多表现为寒湿。阴阳失调决定着湿病的病机转化。《济生方》谓"大抵真阳既弱，胃气不温，复啖生冷，冰雪以益其寒，阴沍于内，阳不能胜，遂致呕吐涎沫、畏冷憎寒、手足厥逆、饮食不化、大腑洞泄、小便频数，此皆阴偏胜而为瘤冷之证也"。脾胃的功能只有阴阳和谐，燥湿相济，纳运有常，升降有度，才能五脏调和，畅然平顺。

升降失常：

《素问·六微旨大论》云"出入废则神机化灭，升降息则气立孤危"。《读医随笔》说得好，"气之开合必有其枢，无升降则无以为出入，无出入则无以为升降，升降出入，互为其枢者也"。升降出入，无器不有。升降出入是气化功能的基本形式，尤其是脾胃的升降出入，对整个机体气机的升降出入至关重要。这是因为脾为后天之本，居于中焦，连通上下，是升降运动的要津，水津输布之枢纽。升降失常是湿病发生和发展变化的最直接、最基本的病机。《素问·阴阳应象大论》认为"清气在下，则生飧泄；浊气在上，则生（月加真）胀。"《顾氏医镜》亦说"阳气下陷，泄利不止，宜升阳益气；因湿洞泄，宜升阳除湿；滞下不休，宜升阳解毒，开胃除热"。

脏腑功能失调：

中医的整体观念告诉我们，脏腑是构成人体的一个有密切联系的整体，五脏之间有生克乘侮的关系，脏腑之间有互为表里的联系，一脏一腑的病理变化，常常影响到其他内脏出现病理表现。气血津液是由脏腑化生、输布，而脏腑又赖之以进行正常的生理活动，脏腑发生病变则可影响气血津液的化生和输布，相反气血津液的病变也可影响到脏腑的功能活动，所以气血津液的病变不能离开脏腑的病变而孤立存在。

无论是外湿的侵袭，还是内湿的滋生，受累最早的脏器无疑是脾胃。脾胃的功能失调是湿病发病缓慢，病程绵长，迁延复发，缠绵难愈的症结所在。《脾胃论》强调"《五常政大论》云：阴精所奉其人寿，阳精所降其人夭。阴精所奉，谓脾胃既和，谷气上升，春夏令行，故其人寿；阳精所降，谓脾胃不和，谷气下流，收藏令行，故其人夭。病从脾胃生者"。脾胃为气血津液生化之源，其强壮与否，关系到人的寿夭。

湿病的受累脏器主要在中焦脾胃，但与肺肝肾三脏关系密切。肺主气，为水之上源，肺气虚弱，水津不布，脾气不能转疏，水道不通，则化生为湿；肝主气机的疏泄，郁结不解，戕脾伐胃，运纳不及，则变生为湿；肾为水火之脏，又为水之下源，命火式微，肾气虚弱，累及脾胃，则水湿滋生。由此不难看出，任何脏腑的功能失调都会影响到脾胃的功能紊乱，从而导致湿病的发生。湿病最主要、最基本的病机在于脾胃的功能失调。

（陈允旺）

第三节　湿病的致病特点

作为六气的"湿"是一种气候特点，六气各异，变化无穷。而作为六淫的"湿"则是一种致病因素。百病多因湿作祟。湿的自然特征告诉我们：湿具有重浊、黏滞、趋下等特性，为长夏主气。从大暑、立秋、处暑，直至白露四个节气，为湿气主令。湿与脾土相应。夏秋之交，天暑下逼，水气上腾，湿热熏蒸，湿气最盛，故而一年之中长夏多湿病。湿邪为患，亦可因涉水淋雨、居处伤湿，或以水为事，或为脾胃虚弱所致，故四季均可发病。湿邪致病有五大特点，一曰质阴；二曰重着；三曰秽浊；四曰隐缓；五曰夹杂。

一所谓质阴。《医源》"切脉源流论"认为"柔而遏者为湿邪"，湿为质阴有形之邪，其性黏腻，极易阻碍气机的运行，损伤阳气。湿性类水，水属于阴，故湿为阴邪，侵及人体，又易留滞于脏腑经络，从而使气机升降乖戾，清阳不得上升，浊阴不得下降。胸胁为气机升降之道路，湿阻胸膈，清阳之气不能畅达，则见胸闷气短、胁肋胀满等症；湿困脾胃，使脾胃纳运失职，升降失常，故现纳谷不香、不思饮食、脘痞腹胀、便溏不爽等症；湿困脾胃，令脾阳不振，运化无权，水湿停聚，发为泄泻、水肿、小便短少等症；肾为水之下源，膀胱为州都之官，湿邪郁遏而使肾与膀胱阳气不伸者，则出现尿频尿急，小便混浊，淋漓不尽等症。

脾主运化水湿，且为阴土，喜燥而恶湿，对湿邪又有特殊的易感性，所以脾具有既能运化水湿，而又有恶湿喜燥的特性。因此，当振奋阳气，燥化湿浊，渗利水湿，水道通调，则湿邪可从小便而去，湿去则阳气自复。

二所谓重着，即沉重和附着之意。《临证指南医案》认为："湿为重浊有质之邪"。湿邪致病，其临床症状有沉重附着的特性，如头重困顿、周身倦怠，四肢酸楚沉重等。若湿邪外袭上焦，湿浊困遏，清阳不能伸展，则头昏沉重，状如裹束；若痰湿蕴肺，肺失宣肃，可见痰涎黏稠，咯之不易，清稀难化，胸闷气短；若湿邪痹阻经络关节，阳气布达受困，则可见肌肤不仁，关节疼痛重着，腰脊酸楚等。因为"重着"而趋下。《素问·太阴阳明论》总结湿病的发病特点，强调"伤于湿者，下先受之"。湿性趋下，水性就下，湿类于水，故湿邪有下趋之势，易于伤及人体下部。其病多见下部的症状，如水湿肿胀多以下肢较为明显。如下肢水肿、小便浑浊、泄泻、下利、阴囊潮湿、带下、脚气等，亦多由湿邪下注所致。

三所谓秽浊，即污秽垢腻之意。水为至清之物，湿为秽浊之气。秽浊是指湿邪致病具有粘腻停滞的特性，秽浊不清，胶着难去，而出现排泄物或分泌物污浊垢腻的现象。如湿浊在上则面垢、身发冒油、眵多粘腻；湿滞大肠，则大便粘腻、行而不爽、黏附便器、脓血夹杂；湿气下注，则小便短黄，或混浊不清、男子白浊、妇女黄白带下；湿邪浸淫肌肤，则疮疡脓水不净、湿疹、湿疮等。

四所谓隐缓，即隐秘而绵缓之意。《张氏医通》说："湿气蒸熏，人都不觉。"《医原记略》也认为"湿之为病最多，人多不觉湿来，但知避寒、避风，而不知避湿者，因其为害最缓、最隐，而难觉察也"。人们对于严寒酷暑防之有备，避之有法，而湿邪伤人，隐袭而缓慢，缠绵迁延，初起往往不易被患者觉察，一旦引起重视，则病时已久，病变多延及其他脏器，如平素久居湿地，环境潮湿，水中作业，习以为常，浑然不知，一旦发觉，腰肢关节酸痛已起，湿痹已成。由湿痹而发展为脉痹，由脉痹而演变为心痹，充分表露其起病缓、传变慢、病程长、难速愈的特征。

五所谓夹杂。夹杂是指湿邪容易夹杂其他病邪，弥漫而致病面广，易与风、寒、暑、热、痰、瘀等诸邪裹织，流连不解，内外上下，无处不到，无处不受其害。内而脏腑，上、中、下三焦，外而四肢百骸，肌肉筋脉皮毛均可侵犯。《叶选医衡》说："大抵湿之为病，感于寒，则为寒湿；兼于风，则为风湿；动于火，则为湿热；逆于气，则为湿气；郁聚于中，则为痰；流注于下，则为水；……入肺，则为喘满；入脾，则为湿痰、肿胀、面目萎黄；入肝，则胁满而四节不利；入肾，则腰痛胯痛、身如板夹、胁如沙坠。"由于湿病的性

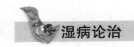

质兼杂而广泛、转化和真假等复杂的关系，给临床的诊断和治疗带来了一定困难。

可以说，湿病的诸多特征决定了其难愈难治，热邪清之可除，风邪散之可去，寒邪温之可消，故先贤常把湿邪喻为"如油入面"，难解难分。俗话说得好，"千寒易治，一湿难除"。因此，医家临证，不可操之过急。

湿病临床表现的错综复杂性告诉我们，辨证是论治的关键。《医宗必读》强调"病不辨则无以治，治不辨则无以痊。辨之之法，阴阳、寒热、脏腑、气血、表里、标本先后、虚实缓急七者而已"。由于体质禀赋的差异，湿邪性质的多变兼夹，治疗措施的正误等因素决定了湿病有寒热虚实缓急等变数。《读医随笔》说："虚实之相因而生，是亦不可不辨也。有人于此焉，脾气亏损，或久吐，或久利，中气不行，驯至腹满尿闭，此自虚而生实也。……肠澼赤滞，腹痛后重，如其湿下，则病积依然，而津汁日泄，羸劣日加，此自实而生虚也。"《内经》说得好"必伏其所主，而先其所因"。湿病的产生、发展和转归，必有其根本的原因，临证时必须抓住主证，不为假象所惑，病愈复杂，用药愈应精细，才能在复杂多变的证候中，左右逢源，应手取效。

（陈允旺）

第二章

湿病的临床表现及治则

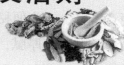

第一节　湿病的临床表现

湿病是指因湿邪侵袭人体，或人体脏腑功能失调，而致水湿之邪潴留体内所表现湿邪停滞的病证。《六因条辨》强调指出："湿乃重浊之邪，其伤人也最广也。"湿邪致病症状复杂，变幻多端，许多常见多发性疾病以及某些疾病的病变过程中也常常出现以"湿"为主要证候的表现，均应视为湿病。

张景岳在《景岳全书》中强调，湿之为病"其为证也，在肌表则为发热，为恶寒，为自汗；在经络则为痹，为重为筋骨疼痛，为腰痛不能转侧，为四肢痿弱酸痛；在肌肉则为麻木，为跗肿，为黄疸，为按肉如泥不起；在脏腑则为呕恶，为胀满，为小水秘涩，为黄赤，为大便溏泄，为腹痛，为后重、脱肛、（病字头加颓）疝等证"。足以看出，湿病涉及临床内、外多科疾病。

脏象，亦即人体脏腑正常机能及发生病态变化时反映于外的征象。也就是说，从形体组织和证候方面可以看到或诊查到的一些征象，可以反映出内在脏腑机能（实际上也包括营、卫、血、气、精、神、津液等内容）的变化，并以此作为判断人体健康和诊断、治疗疾病的依据。《灵枢·外揣篇》有"司外揣内"的论述。《丹溪心法》补充说："视其外应，以知其内者，当以观外乎诊于外者，斯以知其内，盖有诸内者，必形诸外。"中医的整体观念告诉我们，人体内部的病理变化往往在外部有其表现，理所当然，湿病有它独有的一些外在的病理表现。

湿伤于心肺：心肺居于上焦，《灵枢·营卫生会》篇称"上焦如雾"。"雾"是形容蒸发的气犹如雾一样的弥漫。"上焦如雾"主要是指心肺的温煦输布作用。上焦心肺的阳气能宣发由中焦上输的水谷的精气，使之达于全身。为湿邪所伤，表现为胸口憋闷，甚或心胸作痛，心悸，气短，头昏头重，痰饮咳喘，痰涎清稀或黏稠，咯之不易，咽喉粘腻不爽等。甚至出现水寒射肺、水气凌心等湿病危重证候。

湿伤于脾胃：脾胃居于中焦，《灵枢·营卫生会》篇称"中焦如沤"。"沤"是形容中焦消化吸收水谷饮食的状况。"中焦如沤",是指脾胃受纳消化转疏水谷精微的作用。中焦脾胃主消化饮食,吸收精微,蒸化津液,使营养物质通过肺脉的输布以化生营气。同时,脾胃主肌肉、四肢,又为水湿代谢的枢纽。为湿邪所伤,表现为心下痞满,脘腹饱胀,纳谷不香,恶心欲吐,口中秽浊粘腻,口虽干而不思饮,口臭,口涎偏多;大便溏软,易粘马桶,便意不畅,或为便秘,肛周粘腻,肛门涩痒;肥胖,减肥后容易反弹,纳虽少而体易胖,肚腹丰腴;舌苔厚腻,舌体肥胖,舌边有齿痕等。

湿伤于肝胆:肝体阴而用阳,具有疏散宣泄的功能,还主宰人的情绪活动。肝气宜疏泄条达,若肝气郁结,势必影响到脾的散精作用和胆的排泄功能,进而影响到水谷的运化吸收而滋生湿邪。为湿邪所伤,表现为头昏胀痛,口苦,口中黏腻或干涩,胁肋胀满,身目俱黄,大便不爽,小便黄赤,久之则可出现腹部胀大,腹水,下肢水肿等。

湿伤于肾膀胱:肾为作强之官,主水,亦主生殖,肾与膀胱居于下焦。《灵枢·营卫生会》篇称"下焦如渎"。"渎"是形容水液的排出。"下焦如渎"主要是指下焦肾与膀胱的分泌排尿功能,同时也包括肠道的排便作用。下焦的主要功能是将体内消化后的残余物质加以分别清浊,使糟粕入于大肠;使水液经由肾的气化渗入膀胱,排出体外。肾还主宰人的生殖功能。为湿邪所伤,表现为精神疲惫,极易疲劳,房事淡漠,阳痿早泄,不孕不育;手有肿胀感,身肢水肿,癃闭,或尿有砂石,尿道灼热,小便混浊或不利,秽浊不清的黄白带、白浊,阴囊潮湿,肛周粘腻搔痒;五更泄泻等。

湿伤于冲任:冲为血海,任主胞胎。任脉通而天癸至,任与冲遂为经脉之海,外循经络,内荣脏腑,气血调和,运行不息,一月之间,冲任溢而行,月事以时下,月经调畅。冲任若为湿邪所扰,表现为经水不调,或淡或黯;或形体肥胖,数月不行,不得孕育;或阴痒,赤白带下,甚至色如脓泔臭秽等。

湿伤于头面:头为诸阳之会,若阳气窒塞,阴占阳位,浊气得以盘踞,变生湿阻。为湿邪所伤,表现为头晕重着,昏沉犯困,面垢,满脸油光,头发脱落,发背油腻,浮肿,眼袋下垂,晨起面有紧绷感,眼圈晦暗,鼻息不畅,鼾声如雷,目眵黄浊,耳道流黄水等。

湿伤于经络骨节:《锦囊秘录》说:"经脉者,行血气,通阴阳,以荣于身者也。络脉者,本经之旁支而别出,以联络于十二经者也。"《素灵微蕴》强调"水谷入胃,脾气消磨,渣滓下传,精微上奉……由脏而经,由经而络,由络而播宣皮腠,熏肤充身泽毛"。为湿邪所伤,表现为腰膝沉重,痿软无力,肢足肿痛,肢节浮肿麻木,乃至全身肌肉骨节酸楚肿胀,阴雨天发作较重等。

湿伤于皮肤:《灵枢·本脏篇》曰:"卫气者,所以温分肉、充皮肤、肥腠理、司开合者也。"卫气生于水谷,源于脾胃,出于上焦,行于脉外,具有温养内外,护卫肌肤,抗御外邪,滋养腠理,开合汗孔等作用。为湿邪所伤,表现为湿疮,湿癣,痤疮,粉刺,毛发脱落,身背油腻,易生湿疹,疮疡流水流脓等。

观察舌象的变化，有助于了解疾病的寒热虚实，尤其是舌苔。舌苔是胃气、胃阴上蒸于舌面而成。《医学真传》强调"平人之舌本无苔，微有苔者，不过隐隐微微，淡白、淡黄之间耳"。就是说，健康人的舌质，淡红而润泽，舌面有一层薄苔，薄白而清净，干湿适中，不滑不燥。舌面津液的存亡，苔质的浅深，苔色的黄白灰黑，是湿病辨证的重要依据之一。《医原记略》认为湿之为病，"舌必生苔，病深必板贴不松，白者湿在气分未化……色黄已化热矣，沉香色热又甚矣；焦枯热极伤阴也"。

诊察舌苔主要从颜色、津液、厚薄、形状和分布等方面的变化，并须结合舌质来分析。

具体而言，病理上的白苔，主风、寒、湿邪，亦主表证；若苔薄白而滑，多因内有寒湿；若苔厚白而滑，多由湿浊内盛；若苔厚白而干，为热伤津液而湿浊不化；若苔白滑粘腻，多属内有痰饮、湿浊。

黄苔：若苔薄黄而滑，主湿热；若苔厚黄而滑，多由于胃肠湿热积滞；若苔黄而腻，为脾胃湿热，或痰湿；若舌质淡苔微黄而润，多属脾虚有湿；若苔黄白相兼，亦属湿热。

腻苔：苔质颗粒细腻致密，融合成片，中间厚而边缘薄，紧贴于舌面，揩之不去，刮之不易脱落，多见于湿浊内困，或痰湿内阻。

腐苔：苔质根底浮松，颗粒较大，舌中舌边皆厚，形如豆腐渣堆积舌面的苔质，刮之易去，舌底光滑，多见于湿浊内盛。

灰苔：舌苔灰白，多见于湿浊内困。

黑苔：舌苔灰黑，主里病，病情一般较重。若苔灰黑而滑润，舌质淡白，多见于寒湿内伏。

苔润：若苔湿润而厚腻，多属湿病。

苔滑：舌面湿润而光滑，水分过多，伸舌欲滴，扪之湿滑。苔薄白而滑，主内有寒湿；厚白而滑，主湿浊内盛；白滑而粘腻，内有痰湿；薄黄而滑，多属湿热；黄厚而滑，属湿热重。

苔垢：舌苔上混杂污垢。多见于湿浊内停，或宿食不化。

（徐　喆）

第二节　津液与水湿痰饮

[津液]

早在两千多年以前，中医学对人体水液代谢就有了较为深刻的认识和详细的记载。《素问·经脉别论》谓"饮入于胃，游溢精气，上输于脾，脾气精散，上归于肺，通调水道，下输膀胱，水精四布，五经并行"。明确阐述水液进入人体后的输布和排泄过程。水液入胃以后，精气充盈，水津上输于脾脏。通过脾气的运化功能，布散水津，再上疏于肺，由于肺的宣化作用，将清中之清者，四布于周身皮毛，灌通于五脏六腑的经脉。亦即"水精四布，

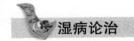

五经并行"。同时，借助肺的肃降通调水道作用，将清中之浊者，下输膀胱，以排出体外。因此，人体水液精气能够疏布周流全身，分清泌浊，全仰赖于脾的运化，肺的气化，以及五脏经脉的道路畅通。

津液是人体正常水液的总称，是构成人体和维持人体生命活动的基本物质。分而言之，津与液又有所区别，两者都是由饮食所化生，三焦所布散，出入于肌肤腠理，流行于筋骨关节。何谓"津"？《灵枢·决气篇》说："腠理发泄。汗出溱溱，是谓津。"说明腠理发散宣泄所出的汗，就叫津。溱溱是形容出汗较多的样子。一般来说，津在表，质清而稀。津的作用是温养肌肉、充泽皮肤，随气化出于腠理则为汗液，随气化下达膀胱则为尿液；何谓"液"？《灵枢·决气篇》的解释是，"谷入气满，淖泽注于骨，骨属屈伸，泄泽补益脑髓，皮肤润泽，是谓液。"这里"淖"指浓稠的精微物质。"泽"指滑腻润泽的精微物质。液在里，质浊而稠，液的作用是滑润关节，补益脑髓，溉濡耳目口鼻。一般而言，津在表，质清而稀；液在里，质浊而稠。由于津液为人体水液的总称，所以津与液不做严格区分而统称为津液。

不难看出，津液的生理功能，主要为滋润濡养，化生精血，调节阴阳和排泄废物等。分而言之，其一为滋润濡养。津液中含有大量的水分和一些营养物质，具有较强的滋润和濡养作用，内而五脏六腑，外而四肢百骸，筋骨皮毛，无不依赖于津液的滋润和濡养。布散于体表的津液，能够濡养肌肉和皮肤，使其肌肉丰满，毛发光泽；渗入到机体内的津液，能够濡养脏腑，维持各个脏腑的正常功能；注入各个孔窍的津液，能够使口、眼、鼻等官窍得以濡润；流注于关节的津液，能够滑利关节，使之屈伸自如；渗注于骨、髓、脑的津液，能够充养骨髓、脊髓和脑髓。因此，津液不足，滋润濡养的功能失职，则可使皮毛、肌肉、孔窍、关节、脏腑，以及骨髓、脊髓和脑髓的生理功能受到影响，脏腑组织的生理结构也可能遭到破坏。津液有余，便会产生水湿、水肿、痰饮等诸多疾病。

津液受病，轻者为湿，重则为水，或为痰，或为饮。津液一旦发生病理变化，可以累及上下内外。《锦囊秘录》说："津液受病，化为痰饮，或吐咯上出，或凝滞胸膈，或留聚肠胃，或流注经络四肢，遍身上下，无处不到。其为病也，为喘咳、恶心呕吐、痞膈壅塞、关格异病、泄泻、眩晕、嘈杂、怔忡、惊悸、癫狂、寒热、痈肿，或胸间漉漉有声，或背心一点冰冷，或四肢麻木不仁。"由此可见，津液受病，无处不在，诸多脏器均能罹患。

其二是化生气血。津液是血液的重要组成部分，与营血共同渗注于脉中，化生为血液，循环全身以发挥滋润濡养的作用。《灵枢·痈疽篇》说："中焦出气如露，上注溪谷而渗孙脉，津液和调，变化而赤是谓血。"津液还有着调节血液浓度，维持循环血量的作用。当血液浓度偏高时，津液渗入脉中以稀释血液，并补充血量；当机体津液亏少时，血中之津液也可以从脉中渗出脉外，以补充津液。即所谓"夺血者无汗""夺汗者无血"。因此，当津液不归正化时，水湿和瘀血便交相产生。

另一方面，津液为人体体内水液的总称，其流通和输布依赖于气的推动，随血运行全身，而气血要散布全身，也必须依赖津液的流通和运载。

气血又是相互依存的。气为血之帅，血为气之母。津液与气血有相互滋生、相互转化的关系。气血能化为津液，津液也能化生气血。气能助推津血运行，亦能阻碍津血运行。气血津液的相互关系主要表现为气能生津，津能化气，气能摄津，津能化血，血含津液，故有津血同源之说。

津血既为同源之物，如果气血运行失常，可致津液停积；津液停积，又可影响气血的运行。此外，气血和津液的不足，也常常互相影响，如血脱津伤，气随液脱等。"血不利则为水"，是张仲景在《金匮要略》中提出的重要观点之一。它从津与血的关系出发，阐述了水肿形成的机理。"血不利"是因，由此而形成的"水"为果，可见瘀血的阻滞也是水肿的病因之一。《血证论》认为"血从水化而为水"是单腹胀的病机所在。《血证论》还指出"瘀血在里，则口渴。……内有瘀血，故气不得通，不能载水津上升，是以发渴"。瘀血阻滞，清阳之气不得上承，气不布津，津液不能润口，故而口渴。

其三是排泄废物。津液经过代谢后所产生的各种毒废物质，必须及时排出体外，以避免其在体内积蓄，从而保证机体的正常生命活动。如若机体排泄废物的功能失调，出汗、排尿或排便异常等，就会使代谢产物潴留于体内，继而产生多种病理变化。另一方面，津液又是气的载体，具有承载全身之气的作用。人体的无形之气必须依附于有形的津液，才能运行输布于体内各处，相辅相成，以发挥其作用。气机的紊乱也能致使废物的排泄产生障碍。所谓"中气不足，则溲便为之变"。

《章太炎医论》说"津液聚于三焦"，《医学三字经》在谈及三焦气化与水液代谢的关系时指出，"上焦不治，则水犯高源；中焦不治，则水留中脘；下焦不治，则水乱二便。三焦气治，则脉络通，而水道利"。足以看出，三焦不利，可令气机不化，膀胱和肠道受累，水饮不能如期排泄而变生水患，导致癃闭、淋浊、尿闭等疾病的发生。正如《素问·灵兰秘典论》所说"膀胱者，州都之官，津液藏焉，气化则能出矣"。

其四是燮理阴阳。人体津液的代谢，对调节机体的阴阳平衡起着重要作用。津液作为人体水液的一部分，一方面人体津液充足，既可以制约亢奋的阳热，又可以气化为汗，借出汗以散发身热，调节体温，从而维持体内阴阳寒热的协调平衡。另一方面，津液代谢常随机体活动与外环境的变化而变化，如《灵枢·五癃津液别篇》所说"天寒衣薄则为溺与气，天热衣厚则为汗"。说明津液的代谢随着外界环境中气温的变化而调节汗、尿的排泄，进而调节机体的阴阳平衡，以促进人体对外环境的适应。

津液为有形之物，属阴。如若津液生成不足，或损失过多，轻者仅仅伤津，重者伤及阴液，导致阴虚燥热。从而失去其濡润滋养作用，而出现的以燥化热盛为特征的征候。如《类经附翼》所言，出现"口渴咽焦，每引水以自救；或躁扰狂越，每欲卧于泥中；或五心烦热，而消瘅、骨蒸；或二便秘结，而溺浆如汁；或为吐血、衄血；或为咳嗽、遗精；或为斑黄无汗者，由津液之枯涸"。如若津液环流障碍，水液运行受阻，泛滥成灾，则产生阳虚阴盛的证候，而如《济生方》所说"遂致呕吐涎沫、畏冷憎寒、手足厥逆、饮食不化、大腑洞泄、小便频数"等。或为水肿、溢饮、悬饮、痹痛肿胀，带下等，以及各科的湿证病变，甚至出现水气射肺凌心，痰厥等危重证候。

津液是构成人体和维持人体生命活动的基本物质。气血津液由脏腑化生、输布，而脏腑又赖之以进行正常的生理活动，脏腑发生病变则可影响气血津液的化生和输布，而气血津液的病变既可影响脏腑的功能活动，又往往反映在脏腑功能失调的表现上，所以气血津液的病变不能离开脏腑的病变而孤立存在。

人体水液代谢的全过程，是靠各个脏腑功能共同协作而完成的。其中肺的宣发肃降，脾的运化传输，肾阳的温煦气化作用尤为显得重要。中医强调，肺主气，为水之上源。《灵枢·决气篇》说："上焦开发，宣五谷味，熏肤，充身，泽毛，若雾露之溉，是谓气。"肺气可以行气化水，故"肺主行水"。经肺的宣发肃降功能，通调水道，将津液输布周身。津液有的转化为唾、涕、泪，令口、鼻、眼得以濡润。肺的肃降功能，使水液下归于肾和膀胱，水道得以通条。若肺气的宣发、肃降功能失调，则不能布散津液，下输肾与膀胱，致使水湿停滞，可发为痰饮、水肿等症。

脾为水液运行的枢纽。《素问·太阴阳明论》说："脾主为胃行其津液。"《素问集注·平人气象论》说："脾主灌溉，故曰濡。"因此，古人早已认识到，水谷入胃，通过胃的受纳腐熟，以及脾的消化、吸收、运化传输，小肠的受盛化物，泌别清浊，其清者经脾运化，上输到肺，糟粕则流入膀胱和大肠，排出体外。脾胃的升降出入保证了津液的代谢平衡。脾胃受病，水谷不能变生津液，而化为湿浊，痞满、泻痢、水肿随之而生。

肾为水之下源。《素问·逆调论》说："肾者水脏，主津液。"津液通过肾阳的气化而将浊中之清回归于肺，浊中之浊注入膀胱，以尿液排出体外。《素问·灵兰秘典论》说："膀胱者，州都之官，津液藏焉。"其中小肠分泌浊中之浊，下传大肠，大肠回吸收部分水液，其余浊者随大便排出体外。

肾阳为人体阳气的根本，对人体各脏腑功能起着温煦、生化、鼓动作用。肾阳的气化对肺的宣发肃降，脾的运化传输，膀胱的开合，三焦的疏通水道均起促进作用，因此肾对调节水液代谢的平衡起着重要作用。《中藏经》所说："人中百病，难疗莫过于水也，水者，肾之制也。肾者，人之本也，肾气壮则水还于海，肾气虚则水散于皮，又三焦壅塞，荣卫闭格，血气不从，虚实交变，水随气流，故为水病。"肾气不足，气不行水，水湿聚而为饮、为肿、为喘、为二便异常等。

此外，心气虚则津血不能畅行输布，心阳虚则不能温煦脾胃，肝失疏泄，胃失和降，三焦失决渎之权，小肠失分清泌浊之职，膀胱失州都开合之能，其中任何一脏腑功能失常，都会影响津液的生成、输布与排泄，使体液代谢发生障碍。

〔水〕

当脏腑功能衰减或阳气温化无力时，津液的代谢就会出现异常，不归正化而成为水湿痰饮等病理产物。不言而喻，水、湿、痰、饮分则为四，合则为一，即所谓"一源而四岐"。

中医著作里的"水"有多重含义。一是指饮食中的液体部分，如"水谷"；二是生理术语，如"肾者水脏""肺主行水"；三是病因病理术语，如"水湿""水毒""水饮"；四是病证术语，如"石水""阴水"；更多的是病因病理病证术语兼而有之，如"风水""水不涵木""水上凌心"等。

《伤寒论》谓"伤寒表不解，心下有水气"。《金匮要略》专门设有"水气病篇"。水气，即水肿。水气是从病理而言，而水肿则是从症状而言。仲景所说的水气，主要是指"水肿"。水气病是水液蓄留于人体，泛滥于肌肤，以浮肿为主要临床特征的一类疾病。并将其分为风水、皮水、正水、石水和黄汗五种，后世执简驭繁，分为阴水和阳水两类。

水气病的形成与外感或内伤诸多因素有关，尤其与脾肺肾三脏的病理改变密切相关。肺脾肾是维持人体水液代谢平衡的重要器官。如若任何一脏功能紊乱，均能导致水液代谢的紊乱而形成水气病。水气病的形成，《内经》明言"其本在肾，其末在肺，皆聚水也"。还说"肾者，胃之关也，关门不利，故聚水而从其类也"。《医宗必读》强调，水之为患"无不由于肺、脾、肾者。盖脾土主运行，肺金主气化，肾水主五液。凡五气所化之液，悉属于肾；五液所行之气，悉属于肺；转输二脏以制水生金者，悉属于脾"。

抑或肝失疏泄，心阳不振，三焦失其决渎，小肠失其分清泌浊，膀胱失其开合，诸多脏器都会影响津液的生成、输布与排泄，使水液代谢发生障碍，而出现水湿停聚的水气病证候。

《景岳全书》对水液代谢失调而产生水肿的病因病机及其症状表现作了详尽的分析，认为"凡水之为病，其色明润，其皮先薄，其肿不速，每自下而上，按肉如泥，肿有分界，盖阴本于下而浸渍有渐，皆水病之证也。……水肿之病，所以多属阳虚也。然水主于肾，气主于肺。水渍于下而气竭于上，所以下为肿满，上为喘急。"水液停滞常常表现为眼睑、头面、肢体或全身水肿，切之凹陷，或腹部膨隆，叩之音浊，小便短少不利，身体困重等症。

所谓水之为病，水渍于下而气竭于上，在下者为肿满，肿满亦即肿胀。全身水肿谓之"肿"；腹部胀满谓之"胀"。前贤将头面四肢先肿而后腹胀的属水，先腹胀而后四肢肿的属胀。但是，水亦有兼胀的，胀亦有兼水的，一般把水肿腹胀满的症状，统称为"肿胀"。《临证指南医案》分析道"肿胀证，大约肿本乎水，胀由乎气"。就是说，"肿"，水分居多；而"胀"，气分居多。《景岳全书》把水肿胀满一并论及，言说"病在气分，则当以治气为主；病在水分，则当以治水为主。然水气本为同类，故治水者当兼理气，盖气化水自化也；治气者亦当兼水，以水行气亦行也"。

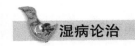

〔湿〕

作为六淫之一的"湿"，既是一种致病因素，也是一种病理表现和病证名称。六淫之"湿"，亦即"湿气"。因湿性重着粘腻，每于病位停留滞着，阻碍轻清阳气的活动，故有"湿浊"之称。

就形质而言，湿为水的气化状态，弥散而无形；水为湿的聚合状态，清澈而澄明。湿与水为同类之物。水为湿之聚，湿为水之渐。水与湿均为阴邪。湿邪为病，长夏居多，但四季均会发生，与所处地域、居住环境、饮食习惯，以及先天禀赋等因素密切相关。

就湿病形成的内因而言，主要和脾胃的功能失调息息相关。脾胃的生理特征是"太阴湿土，得阳始运；阳明燥土，得阴自安"。脾喜刚燥而胃喜柔润。《医经余论》谓"脾之湿，每赖胃阳以运之，胃之燥，又借脾阴以和之，是二者有相需之用"。一旦脾胃纳运失调，升降乖戾，就给湿邪的滋生创造了土壤。

湿之为病，有外湿与内湿之分。《景岳全书》认为"凡肌表经络之病，湿由外而入者也；饮食血气之病，湿由内而生者也"。外湿多为潮湿环境中感受的湿邪而导致，如南方梅雨季节、久居湿地等引发湿邪致病。外湿致病，以头重如裹，胸闷腰酸，肢体困重，颈项酸痛为主，也可见皮肤湿疹，搔痒等；内湿多因肺脾肾功能失调，或因过食油腻食品、嗜酒饮冷等，以致水湿不化，而见面黄，脘腹痞胀，恶心，腹胀，食欲不振，下肢浮肿，大便溏软等症状为主。

湿病之变，不为不多，无处不在，无脏不袭，无腑不扰。《景岳全书》的论述更为详尽，"其为证也，在肌表则为发热，为恶寒，为自汗；在经络则为痹，为重，为筋骨疼痛，为腰痛不能转侧，为四肢痿弱酸痛；在肌肉则麻木，为胕肿，为黄疸，为按肉如泥不起；在脏腑则为呕恶，为胀满，为小水秘涩，为黄赤，为大便溏泻，为腹痛，为后重脱肛颓疝等症"。

湿邪每每兼夹它邪共同致病。《叶选医衡》在总结湿邪致病时指出"大抵湿之为病，感于寒，则为寒湿；兼于风，则为风湿；动于火，则为湿热"。风寒湿杂至，则为痹；暑月受湿，则为暑湿；长夏感湿，则为湿温；与痰相结，则为痰湿；与血相搏，则为湿瘀，与水相合，则为水湿、水肿。凡此等等，充分证明湿病的广泛、复杂和多变。

湿之为病，在时病范围，特别是杂病范围内表现尤为居多。所谓时病，古代称为"时令病"，是指一些季节性多发病，如暑湿、湿温等，其中还包括不少带有传染性和流行性的疾病。如泄泻、痢疾、瘟黄、霍乱、湿疟等。湿病在杂病范围内，遍及内、外、妇、儿各科。如内科寒湿中阻的痞满，肝胆湿热的黄疸，膀胱湿热的癃闭，痰湿中阻的眩晕，湿毒浸淫的水肿；妇科痰湿内蕴的不孕，湿毒内踞的带下，痰饮犯胃的恶阻；外科寒湿毒气的脱疽；儿科湿热闭窍的湿痉等。

〔痰饮〕

中医著作中的"饮"有三种含义，一是饮品，《内经》有"饮入于胃，游溢精气，上输于脾，脾气精散，上归于肺，通调水道，下输膀胱，水精四布，五经并行"。二是服药方法。汤剂冷服的称为"饮"，如桑菊饮，香薷饮。不规定时间饮服的叫"饮子"，如小蓟饮子。三是病因病理病症名称。《内经》有"民病饮积""饮发中满"，又如"饮家""饮癖""痰饮"等。

关于饮病的致病因素和病症特点，《内经》中描述得极为详细。《素问·气交变大论》谓"岁土太过……饮发中满，食减"。《素问·五常政大论》有"太阳司天……湿气变物，水饮内蓄，中满不食"。还有《素问·脉要精微论》所说"肝脉……其软而散色泽者，当病溢饮。溢饮者，渴暴多饮，而易入肌皮肠胃之外也"。

饮与水的区别。《景岳全书》称"饮为水液之属"。饮是津液病理变化过程中的渗出液。是水失去正化的产物。中医认为水液进入体内后，只有被气化而形成"津液"，才能被机体吸收和利用，否则就会形成"饮"。《景岳全书》认为"盖水为至阴，故其本在肾；水化于气，故其标在肺；水惟畏土，故其制在脾"。就是说，水液代谢的每一个环节都离不开肺脾肾阳气的参与，《类经》有"阳动而散，故阳化气"是最好的注释。唯有如此，水才能在"液态"的基础上，更多地以"汽态"的"津液"的形式敷布全身。

《医阶辩证》在总结饮邪致病的症状特点时指出，"饮留于上，喘、咳嗽、短气、不得卧，时吐清水，或酸、或苦，头目眩晕、面目浮肿、胸中结满。饮留于中，喘不得卧，卧则喘，胸满、呕吐、肠鸣有声、渴、饮入即吐、胸中瘀、食易消。饮留于下，脚浮肿，阴囊肿大如斗"。三焦的生理机制各不同，饮邪侵入后的病理变化和症候表现亦有所不同。

痰与饮的区别，《景岳全书》谓"痰之与饮，虽曰同类，而实有不同也"。《证治汇补》认为"饮者，蓄水之名，自外而入；痰者，肠胃之液，自内而生。起初各别，其后同归，故积饮不散，亦能变痰，是饮为痰之渐，痰为饮之化。若其外出，则饮形清稀，痰形稠浊，有不同也"。

《读医随笔》曰："饮者，水也，清而不粘……痰者，稠而极粘。"就形质而言，痰与饮是介于水、湿之间的状态，也可理解似水中掺杂，稠浊者为痰而近于湿，清稀者为饮而近于水。就分布而言，痰则可随气机升降而无所不及，内而脏腑经络，外达筋骨皮肉，从而形成多种病证。而饮之既成，则常停留于局部，如肠胃、胸胁、胸膈、肌肤等脏腑组织的间隙或疏松病位。

前贤常谓：见痰休治痰，治必求其本。痰之为病，复杂而多变。《类证治裁》说："痰则随气升降，遍身皆到：在肺则咳，在胃则呕，在心则悸，在头则眩，在背则冷，在胸则痞，在胁则胀，在肠则泻，在经络则肿，在四肢则痹，变化百端。"

痰和饮均为津液所化，故常常痰饮并称。张仲景在《金匮要略》中根据饮邪的状态，将其分为伏饮、留饮、微饮等。"痰饮咳嗽病脉证并治篇"把饮留胃肠者称为痰饮，饮停胁下者称为悬饮，饮停肢体者称为溢饮，饮停胸肺者称为支饮。

关于痰饮的病机与治法，《类证治裁》谓"痰饮皆津液所化，痰浊饮清，痰因于火，饮因于湿也。痰生于脾，湿胜则精微不运，从而凝结，或壅肺窍，或流经隧。饮聚于胃，寒留则水液不行，从而泛滥，或停心下，或渍肠间，此由脾胃水湿阴凝，必阳气健运，则阴浊下降……宜以理脾逐湿为治者也"。脾为生痰之源，痰为水湿所化，故健脾化湿为治痰当务之急。《临证指南医案》明确指出，"若果真元充足，胃强脾健，则饮食不失其度，运行不停其机，何痰饮之有？故仲景云'病痰饮者，当以温药和之'"。给痰饮的治疗指明了处方用药的方向。

总而言之，就水、湿、痰、饮四者之间的关系而言，一般认为，湿停聚而为水，水停留而成饮，饮停凝而成痰。由于同源而异态，临床常出现两者并见相兼，难以截然分开的情况，如水湿、水饮、湿痰、痰饮等。因此，临证时尚需审证求因，虚实缓急，虚者补之，实则泻之，急则治其标，缓则求其本。

（徐　喆）

第三节　湿病的治法治则

治则是用以指导治疗方法的总则。治则是在整体观念和辨证论治的理论指导下，依据四诊所获得的客观资料，在对疾病进行全面的分析下，综合判断的基础上而制定出来的，具有普遍的指导意义。治法则是指治疗的法则，它是在治则指导下制定的治疗疾病的具体方法，从属于一定治疗原则。

在湿病的治疗方面，《内经》最早就提出了较完备的治疗原则，奠定了良好的理论基础，成为后世医家治疗湿病的圭臬。《素问·六元正纪大论》明确指出"土郁夺之"。张景岳在《类经》中分析湿病的病机为"此皆湿土为病"。"土郁"病变中心在脾，重点是脾胃的湿土壅滞为患。并且解释说，"夺之"即是直取通下，由此认为"消食、去积、豁痰、蠲饮、导滞"等治疗方法均属此列。药性是治法组方的内核，以药物性味而言，《素问·至真要大论》谓："湿淫于内，治以苦热，佐以酸淡，以苦燥之，以淡泄之。"又说"湿淫所胜，平以苦热，佐以酸辛，以苦燥之，以淡泄之""湿上甚则热，治以苦温，佐以甘辛"。《医原记略》对这一段经文作了精辟的解释，称"湿病必用苦辛之品者，以其能通、能降，开泄湿壅；佐淡渗者，淡味得天气之全，淡即甘之微者，淡薄无味，得天清肃之燥气，故能胜湿也"。

《内经》还出示了13张古方，其中泽泻饮、半夏秫米汤等，即为治疗湿病而设。

汉代张仲景所著的《伤寒杂病论》，对湿病的辨证思路和论治规则，既继承了《内经》的学术思想，又在临床实践的基础上有所创新发挥。他所撰写的《金匮要略》对湿病所包含的多种病证进行了专篇系统论述。"痉湿暍病脉证并治篇"首次提出了湿病的概念，对于风湿病的治疗，谆谆告诫"若治风湿者，发其汗，但微微似欲汗出者，风湿俱去也。"否则，"汗大出者，风气去，湿气在，是故不愈也"对于"湿痹之候，小便不利，大便反快，但当利其小便"。为风湿痹病的治疗指明了处方原则和用药禁忌。由于痹病的临床表现各异，张仲景展示了不同的治疗风格。如风湿在表，而给予麻黄加术汤以发汗解表，祛风除湿；风湿表虚，而给予防己黄芪汤以益气健脾，祛风利水；风湿表阳虚证，给予桂枝附子汤以温经散寒，祛风除湿；而表里阳气皆虚者，给予甘草附子汤以温阳散寒，祛风胜湿。

张仲景在"痰饮咳嗽病脉证并治篇"首提"痰饮、悬饮、溢饮、支饮"四饮，其制定"病痰饮者，当以温药和之"的治则，成为后世医家的用药规范。"水气病脉证并治篇"在论述湿病中的"水气病"时，倡风水、皮水、石水、正水四水分证说，治疗上有"诸有水者，腰以下肿，当利小便；腰以上肿，当发汗乃愈"。的精辟见解，把《内经》"开鬼门，洁净府"的治法更加具体化。论中还把外治法作为湿病的治疗方法之一。湿在上焦时，治宜宣泄，用纳鼻外治法，谓"病在头中寒湿，故鼻塞，内药鼻中愈"。

唐代孙思邈在《备急千金要方》中，强调湿病要积极预防和早治，防患于未然。力倡"凡用药皆随土地所宜，江南岭表，其地暑湿，使人肌肤薄脆，腠理开疏，用药轻省；关中河北，土地刚燥，其人皮肤坚硬，腠理闭塞，用药重复"。告诫后人处方用药应因人因地制宜。书中还推出独家祛湿食疗验方：白扁豆、赤小豆、薏苡仁、陈皮、白茯苓、山药、玉竹、芡实、玉米须、薄荷、桑叶和甘草。认为这十二味食材，大有补肾固精，养脾止泻，止带祛湿的功效。王焘的《外台秘要》创拟茯苓饮一方，全方药仅六味，内含橘枳姜汤、枳术汤以及理中汤去甘草等多个方剂，卓具健脾祛湿，通理三焦的功效，为后世治疗湿病的常用方剂。宋代朱肱《类证活人书》对湿病中的湿温研究，卓有见地地提出湿病不可发汗，汗出必出现"重暍"重症，由此在仲景白虎汤的基础上加苍术一味，创制白虎加苍术汤，此方成为后世治疗湿温、暑温的有效良方，为经方的活学活用开了先河。

金元医家刘完素根据当时的气候环境及其对湿病的影响，提出了"湿自热生""积湿成热""诸水肿者，湿热之相兼也"等学术观点。他强调风、湿、燥、寒诸气在病理变化中，皆能化火生热，而火热也往往是产生风、湿、燥的原因。他在解释湿病的病机时说："湿病本不自生，因于火热怫郁水液不能宣通，即停滞而生水湿也。"治疗上强调"风胜湿，湿自土生，风为木化，土余治之以风，脾盛治之以燥"。力主用风药治疗湿病。张从正《儒门事亲》中有"湿门"一节，倡用汗、吐、下三法治湿病，认为湿邪无论外感还是内生，均非机体本身自有，因势利导，必须给邪以出路。并明言"陈莝去而肠胃洁，癥瘕尽而营卫昌。不补之中，有真补存焉"。李东垣治脾虚湿盛的泄泻，认为中气不足，脾湿下陷，"阴盛乘阳"是病变之根本，忌用分利，而多用升阳之药，如羌活、独活、升麻、柴胡、防风等升阳除湿。朱丹溪则认为湿病以"湿热相火为病甚多""六气之中，湿热为病，十居八九"。

如他论中风，认为东南之人，多是湿土生痰，痰生热，热生风。治疗上主张分气虚、血虚、挟水与湿，有痰治痰为先等原则。在治疗上主张分上下、内外或上、中、下三焦分部用药。《丹溪心法》举肩臂肢节痛为例，谓"肥人肢节痛，多是风湿与痰饮流注经络而痛，宜南星半夏。……如肢节肿痛脉滑者，当燥湿，宜苍术、南星，兼行气药木香、枳壳、槟榔，在下着加防己。……如倦怠无力而肢节痛，此是气虚，有痰饮流注，宜参、术、星、半。……手足麻者属气虚，手足木者有湿痰死血，十指麻木，是胃中有湿痰死血"。论治多从痰湿入手。

明清以降，湿病理论和临床出现了蓬勃发展的局面，治疗经验亦趋丰富。明代张景岳在《景岳全书》中把复杂多变的湿病分为两大类，指出"辨治之法，其要惟二，则一曰湿热，一曰寒湿，而尽之矣。……病热者谓之湿热，病寒者谓之寒湿。湿热之病宜清、宜利，热去湿也去也；寒湿之病宜燥、宜温，非温不能燥也"。《临证指南医案》提出三焦分治的观点，"若湿阻上焦者，用开肺气，佐淡渗通膀胱，是即启上闸，开支河，导水势下行之理也。若脾阳不运，湿阻中焦者，用术、朴、姜、半之属，以温运之；以苓、泽、腹皮、滑石等渗泄之"。并告诫说："用药总以苦辛寒治湿热，以苦辛温治寒湿，概以淡渗佐之，或再加风药，甘酸腻浊在所不用。"表明苦辛通降是治疗湿病的重要和常用方法之一。《读医随笔》在论及黑疸的病因和治疗时指出，"肾阳不足，则水之清浊不分，积而为饮，泛而为肿，此脾肾湿寒之证也。若脾胃湿热，肾阴又虚，则湿热下陷于肾而为黑疸。……故黑疸发源于肾燥也，故治法往往有滋阴与利水并用者"。这一治疗思想为湿热肾虚黑疸的诊治开辟了一条新的路径。对温热病首倡三焦辨证的吴鞠通对于湿温病的论治卓俱经验，在《温病条辨》中劝诫说："湿温，汗之则神昏耳聋，甚则目瞑，不欲言。下之则洞泄。润之则病深不解。"故而汗、下、润三法对于湿温病，必须慎用。但临证不可执一驭万，尚需随证化裁。《吴鞠通医案》有一蛊胀案，证系脾湿太过，不能运输津液，肝木郁滞，失却疏泄之权，以致清阳不升，浊阴不降所成。吴氏首用鲤鱼行水，麻、附、甘草发汗，后用五苓散利水，令阳气通则水湿自化。一派行水利湿之剂，确也慧眼独具。

治则治法的选择应用，目的在于调节整体平衡，恢复和建立机体相对平衡的阴阳关系，审证求因，审证求机，明辨标本缓急，把握动态变化，据证因势利导，准确无误的辨证论治，选方用药。

湿病常用的治疗大法：

祛湿：凡是使用药物以祛除湿邪的治法，统称为祛湿。湿是重浊粘腻的邪气，可以与风、寒、暑、热等邪结合在一起，又可以化热、化寒；还可以化生痰饮、水气、瘀阻、毒滞等。就一般而言，因势利导，湿在上焦宜化，在中焦宜燥，在下焦宜利。脾主运化水湿，也能被湿所困，所以治湿也需治脾。

化湿：化湿是中医祛湿法之一。化湿药多用于湿邪在中上二焦或在肌表，病位较浅，即以辛温芳香，轻扬宣透之品，宣化湿邪，疏通腠理，使腠理通达，微有汗出，湿邪可从汗解。此所谓"治上焦如羽，非轻不举"。根据病位的轻浅不同，又可分为湿邪在表的"疏表化湿"，湿温时疫初起，邪在气分的"清热化湿"和湿阻气机的"芳香化湿"。化湿与燥湿不同，化湿多用轻清芳香之品，偏于行散而祛除湿邪，带有宣化湿邪，或者疏化湿邪的意思；燥湿多以苦燥之品燥化湿浊。前者药性多"动"；后者药效多"静"。

"疏表化湿"：疏表化湿是指湿邪在上焦或在肌表，或在头面。临床表现为头重而胀，肢节酸重疼痛，口中粘腻，口不渴，舌苔白腻，脉象濡等症。可选用海藏神术散（苍术、川芎、白芷、羌活、藁本、细辛、炙甘草）等方剂。亦可配合藿香、苏叶、荷叶、荷梗、香薷、佩兰等使用。

"清热化湿"：清热化湿是指湿温时疫初起，邪在气分，或湿热伤及中下二焦。临床表现为身热不扬，头重如裹，身重体酸，骨节疼痛，心烦；或汗出而热不退，胸闷腹胀，小便赤，大便不通；或泄泻不畅，大便热臭，口出秽浊之气，舌苔垢腻或黄干，脉濡等症。可选用甘露消毒丹（滑石、茵陈、黄芩、石菖蒲、木通、川贝母、射干、连翘、薄荷、白蔻仁、藿香）等方剂。亦可配合黄连、黄芩、栀子、金钱草、蒲公英等使用。

"芳香化湿"：芳香化湿是指以芳香辟浊，化湿悦脾，辛散利气药治疗湿浊偏重而无寒热夹杂证候的治法。临床表现为脘腹痞满，口淡多涎，呕吐泛酸，大便溏泄，食少体倦，口腻发甜，口臭，口甘，舌苔白腻等症。可选用芳香化湿汤（藿香、佩兰、苍术、陈皮、茯苓、泽泻、白鲜皮、地肤子）等方剂。亦可配合草果、蔻仁、玫瑰花、厚朴花、木香花、佩兰、藿香、白芷等使用。

燥湿：中医祛湿法之一。运用性味苦燥的药物组方以祛除湿邪的治法。主要用于脾胃及肠道的湿盛之证。根据疾病寒热性质的不同，燥湿法又可分为苦温燥湿与苦寒燥湿两类。燥湿法常与芳香化湿，健脾化湿等治法配合使用。

"苦温燥湿"：苦温燥湿是用苦温而燥的药物组方以祛除寒湿病邪（或湿浊不化而不兼有热象）的治法，适用于湿浊或寒湿阻于中焦脾胃的证候。临床表现为胸闷呕吐，恶心，腹胀，喜温喜暖，不思纳谷，大便清稀，肢节冷痛肿胀，白带频多，舌苔白腻，脉象濡缓等症。可选用平陈汤（苍术、厚朴、陈皮、半夏、茯苓、甘草）等方剂。亦可配合砂仁、白蔻、羌活、木香、香附、防风、白术等使用。

"苦寒燥湿"：苦寒燥湿是用苦寒而燥的药物组方以祛除湿热病邪的治法，适用于湿温病，或中焦为湿热所阻的证候。临床表现为腹痛腹胀，大便稀薄而热臭，黄带，口干口苦，舌苔黄腻等症。可选用芩连平胃散（黄连、黄芩、苍术、厚朴、陈皮、甘草）等方剂。亦可配合栀子、龙胆草、夏枯草、泽泻、蒲公英、六一散等使用。

利湿：是指施用利水渗湿泄热药，通利小便，使湿邪从下焦渗利而去的方法。适用于水湿邪热壅盛所致的癃闭、淋浊、水肿、带下等证。凡阴虚津液亏损的遗精、滑精者慎用，如必须使用，应加滋阴药。利湿药中滑利降泄性较大的，如生薏苡仁、瞿麦、冬葵子等，孕妇慎用。利湿法又可分为淡渗利湿，通阳利湿，滋阴利湿，清热利湿，清暑利湿，温肾利水等法。

"淡渗利湿"：淡渗利湿是以使用性味甘淡利湿药为主，使湿邪从下焦排出的方法，适用于湿浊不化，困遏脾肾的证候。临床表现为大便溏泄清稀，小便不利，或混浊，下肢浮肿，舌苔白腻，脉濡等症。可选用五皮饮（陈皮、大腹皮、桑皮、生姜皮、茯苓皮）等方剂。亦可配合茯苓、猪苓、泽泻、冬瓜皮、薏苡仁、灯芯、通草等使用。

"通阳利湿"：通阳利湿是使用通阳化气配合利水渗湿药为主，治疗阳气被水寒阻遏而小便不利，或内停水湿，外有表寒，阳气受水寒阻遏的方法。临床表现为头痛，微发热，心烦，口渴欲饮，或水入则吐，小便不利，或水肿，泄泻，或痰饮咳喘，苔白腻，脉浮等症。可选用五苓散（桂枝、泽泻、白术、茯苓、猪苓）等方剂。亦可配合山药、肉桂、桂枝、山萸肉、通草、薏苡仁等使用。

"滋阴利湿"：滋阴利湿是使用养阴清热配合利水渗湿药为主，治疗阴虚湿热，小便不利的方法。临床表现为口渴思饮，心烦不得安眠，小便不利，或混浊，舌红苔腻，脉象细数等症。用猪苓汤（猪苓、茯苓、泽泻、阿胶、滑石）等方剂。亦可配合生地、女贞子、旱莲草、知母、泽泻、薏苡仁、地骨皮、通草等使用。

"清热利湿"：清热利湿是使用苦寒祛湿利水药为主，治疗湿热蕴结肝胆胃肠，或膀胱水热互结的方法。临床表现为下痢赤白，大便臭秽，里急后重，或小腹胀满，小便浑赤，尿频涩痛，淋沥不畅，甚则癃闭不通，舌苔黄腻等症。去肝胆湿热的有龙胆泻肝丸（龙胆草、栀子、黄芩、柴胡、生地、车前子、泽泻、木通、甘草、当归）等方剂；去胃肠湿热的有香连丸（木香、黄连），或葛根芩连汤（葛根、黄芩、黄连、甘草）等方剂。亦可配合石韦、茅根、六一散、知母、玉米须、车前子等使用。去膀胱湿热的有八正散（木通、车前子、萹蓄、瞿麦、滑石、大黄、甘草）等方剂。亦可配合生地、知母、栀子、薏苡仁、黄芩、石韦、丹皮等使用。

"清暑利湿"：清暑利湿是使用清化暑热配合利水渗湿药为主，治疗夏季暑湿病的方法。暑多挟湿，故清暑常须利湿。临床表现为身热，头身困重酸痛，胸脘痞闷，心烦，口渴，小便短赤，或呕吐泻泄，纳呆等症。用六一散（滑石、甘草）；兼有恶寒发热者，用新加香薷饮（香薷、金银花、扁豆、厚朴、连翘）等方剂；兼有身热不扬者，用藿朴夏苓汤（藿香、半夏、赤苓、杏仁、生薏苡仁、蔻仁、猪苓、泽泻、淡豆豉、厚朴）等方剂；兼有呕吐，腹泻，不思纳谷者，用藿香正气散（藿香、白芷、大腹皮、苏叶、茯苓、半夏、白术、陈皮、厚朴、桔梗、甘草）等方剂。亦可配合佩兰、砂仁、荷叶、扁豆花等使用。

"温肾利水"：温肾利水是使用温暖肾阳配合行气利水药为主，是治疗肾阳虚弱，命火式微，水湿不化，形成水肿的方法。临床表现为面色苍白，头晕眼花，腰部酸痛，四肢发冷，小便短少，浮肿自头面延及下身，长期不退，按之凹陷不起，舌淡苔薄白，脉沉细而弱等症。用济生肾气丸（肉桂、制附子、地黄、山药、山萸肉、泽泻、茯苓、丹皮、牛膝、车前子）等方剂。亦可配合杜仲、沙苑子、菟丝子、淫羊藿、干姜、车前子等使用。

《素问·至真要大论》病机十九条指出"诸湿肿满，皆属于脾"。脾胃同居中州，两者阴阳相合，燥湿相济，升降相因，纳化相助，共同完成饮食的消化、吸收与精微转输，并且作为机体气机升降的枢纽而可上行下达，斡旋四旁。如若脾失健运，水津失布，内聚中焦，或泛溢肌肤，则出现脘腹胀满、四肢浮肿等湿病的证候，因此说，治湿必治脾，培补脾胃又为当务之急。

补脾之法根据湿邪的致病特点，兼夹邪气的不同和应用药物的性味不同，而有健脾、运脾、醒脾等区别。

健脾：健脾，又称益脾，通常指培补脾气的一种治法。适用于脾气虚弱，羸弱无力所致的面色萎黄，肢倦乏力，饮食减少，脘腹胀满，胃痛喜按，食后痛减，大便溏泄，舌淡苔白，脉形濡弱等症。健脾常用方剂如参苓白术散，六君子汤等，由此而衍化出健脾渗湿，健脾化痰，健脾利水，健脾升提，健脾养血等诸多治法及相应的方剂。通常选用性味甘温补益的药物，如黄芪、党参、莲子、白术、茯苓、山药、炒薏苡仁等。

运脾：运脾是治疗湿重困脾的方法。侧重于运化。"脾宜升则健，胃宜降则和"，升降有序，动态平衡，则脾胃康健，湿邪无留滞之地。因此说，不运则停，不动则滞，津液停滞则生湿。故用药宜"动"而不宜"静"。祛风药和理气药辛香味薄而轻扬，芳烈温燥，走而不守，有运化燥湿的功效。湿重往往表现为头昏身重，胃部饱胀，饮食无味，恶心欲吐，口中淡而黏，大便泄泻，或腹胀，四肢浮肿，小便少，舌苔白腻，脉象濡等症。运脾常用方剂如香砂六君汤，木香顺气丸，香砂养胃丸，益黄散等。通常选用"走而不守"，性味辛香走窜的药物，如苍术、厚朴、陈皮、藿香、佩兰、砂仁、白蔻仁、菖蒲等。

醒脾：醒脾是指用芳香化湿悦脾药物，祛除湿浊，醒运脾气，以治疗脾为湿浊困遏，脾运不及的病证。脾虚湿困表现为头昏身倦，脘腹饱胀，饮食乏味，呕心欲吐，口中淡而粘，大便溏泄，四肢肿胀，小便少，舌苔白腻或垢腻，脉象濡等症。"气香则能醒脾"。凡芳香辛散药物，均能祛除湿浊，激发脾气，升提清阳，解除脾困以醒脾。醒脾常用方剂如醒脾散，藿香正气散，二香散等。通常选用芳香化浊药物，如藿香、佩兰、鲜荷叶、紫苏叶、草果、甘松、白蔻仁等。

健脾、运脾、醒脾均是中医学治疗湿病时常用的方法，但由于指意不尽确切，界限不甚明晰，致使其临证运用常出现误解误用，似是而非的现象。简而言之，健脾通常选用"守而不走"，性味甘温的药物，治疗脾气虚弱，运化无力的病证；运脾通常选用"走而不守"，性味辛香燥散的药物，治疗湿重困脾的病证；醒脾通常选用"走而不守"，且芳香宣化类药物，治疗脾为湿浊困遏，运化无力的病证。

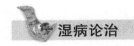

治疗湿病的几个常用治疗法则术语：

一、"治湿不利小便，非其治也"

"治湿不利小便，非其治也"。原文出自朱丹溪的《平治荟萃》。然而这一治法思路则源于《素问·六元正纪大论》。经曰"水郁折之"。"水郁"，指水湿之气郁滞于内；"折"，有调节制约之意。因势利导，给邪以出路，令郁滞的水湿之邪由小便而去，是湿病的治疗大法之一。张仲景把《内经》"水郁折之"的治疗思想发挥到极致，提出"湿邪在里，但当利其小便。"《金匮要略》称"湿痹之候，小便不利，大便反快，但当利其小便""下利气者，当利其小便"。《伤寒论》也有"伤寒服汤药，下利不止……复不止者，当利其小便"的记载。无论是湿痹之"湿"，还是泻痢之"湿"，但凡水湿郁滞不化的证候，均可借用利湿一法。经晋代王叔和注释，由至明代张景岳更是明确提出"凡泄泻之病，多由水谷不分，故以利水为上策……治泻不利小便，非其治也"。朱丹溪则在《平治荟萃》中总结概括为"治湿不利小便，非其治也"。此后，"治泻不利小便，非其治也"成为后世医家治疗泄泻的重要治则。明代李中梓在他的《医宗必读》中倡"治泻九法"，谓"淡渗，使湿从小便而出，如农人治涝，导其下流，虽处卑隘，不忧巨浸。……'在下者，引而竭之'是也"。

湿，不为外侵，即为内生，终究非津非液，而为病患之根。给邪以出路，因势利导，通利小便，使三焦弥漫之湿，得达膀胱以去，而阴霾湿浊之气顿消，邪去则正安。

利湿者，有热者宜清利，无热者宜渗利，首选淡渗之剂。《素问·至真要大论》谓：淡味渗泄为阳。并多次提出"湿淫于内，……以淡泄之"。又说"湿淫所胜……以淡泄之"。《医原记略》的解释是"淡渗者，淡味得天气之全，淡即甘之微者，淡薄无味，得天清肃之燥气，故能胜湿也"。淡渗之味，不温不燥，不壅不峻，渗泄水湿，平和甘淡。甘淡味药，其性属阳，能使水湿向下渗利而排出体外。

淡渗利湿法适用于湿浊蕴结下焦而见身重面浮，大便溏稀，下肢肿胀，小便不利，舌苔白腻，脉象濡缓。可供选用的方剂有五苓散，猪苓汤，六一散，甘露消毒丹等。药物如茯苓、猪苓、通草、茅根、灯芯、冬瓜皮、滑石、薏苡仁等，均能去水湿而利小便，实大便，消水肿。

二、"病痰饮者，当以温药和之"

《内经》只有饮证之说，并无痰饮之名。《素问·气交变大论》谓"岁土太过……饮发中满，食减"。《素问·脉要精微论》还说"肝脉……其软而散色泽者，当病溢饮。溢饮者，渴暴多饮，而易入肌皮肠胃之外也。"饮证的病因源于"岁土太过"，症候表现为"中满，食减""渴暴多饮"，以及病变部位"肝脉""肌皮肠胃之外"，均作了详细的交代。

两汉以前谓之的淡饮，张仲景则称之为"痰饮"。仲景在其名著《金匮要略》"痰饮咳嗽病脉证并治篇"中首次将痰与饮并提，同时指出，"饮有四……有痰饮，有悬饮，有溢饮，有支饮”的区别。

《锦囊秘录》说得好“稠者为痰，稀者为饮。水湿，其本也。”说明痰饮乃水湿不化凝聚而成。《景岳全书》也认为“饮为水液之属，凡呕吐清水及胸腹膨满、吞酸嗳腐、渥渥有声等证，此皆水谷之余，停积不行，是即所谓饮也。……水谷不化而停为饮者，其病全在脾胃”。强调脾胃虚弱是水湿不化而变生痰饮的根源。《临证指南医案》进一步指出“痰饮之作，必由元气亏乏，及阴盛阳衰而起，以致津液凝滞，不能输布，留于胸中，水之清者悉变为浊，水积阴则为饮，饮凝阳则为痰。若果真元充足，胃强脾健，则饮食不失其度，运行不停其机，何痰饮之有？”点明“阴盛阳衰”为痰饮之本。“阳衰”乃肾之元气，脾胃之阳气衰微，运化不及；“阴盛”乃寒水不化，水湿凝聚。

脾胃阳气衰弱是痰饮滋生的根本原因。“病痰饮者，当以温药和之”即是在分析病因病机，邪正盛衰基础上制定的治疗准则。

“以温药和之”“温药”，从药物性味的角度而言，有辛温、甘温、苦温等区别。辛温之品可发越阳气，行气化饮；甘温之品可益气助运，健脾和中；苦温之品可燥湿化饮，助阳化气；一言以蔽之，温药能入脾胃以振奋阳气，健脾运以化水湿。所谓“和之”，《景岳全书》谓“和方之制，和其不和者也。凡病兼虚者，补而和之；兼滞者，行而和之；兼寒者，温而和之；兼热者，凉而和之”，“和”既不可强攻，又不可峻补，中正和平也。

纵观《伤寒杂病论》，张仲景以苓桂术甘汤治疗“心下有痰饮，胸胁支满，目眩”。便是体现“以温药和之”治则的典型代表方剂。苓桂术甘汤方中桂枝为主药，有甘温化阳之力，能温阳化气，温通血脉，调和气血；茯苓淡渗利水降浊；白术甘苦性温，能健补脾胃以化湿，甘草甘平益气补中，祛痰止咳，缓急止痛。四味药配伍应用，有温阳化饮，健脾利湿，通阳利水的功效。仲景治疗饮邪上冲而致心悸头眩的五苓散，痰饮上逆呕吐的小半夏汤，外寒内饮喘咳的小青龙汤等，无一不是遵循“病痰饮者，当以温药和之”的用药法度。其中半夏、白术、细辛、麻黄、桂枝、干姜、生姜等药，均为苦甘辛温之品。这些都是后世中医指导临床治疗痰饮病的圭臬。

三、“开鬼门，洁净腑，去宛陈莝”

“开鬼门，洁净腑，去宛陈莝”首先见之于《素问·汤液醪醴论》，是中医治水三原则。所谓“鬼（通魄）门”即指体表的汗毛孔，“开鬼门”即是发汗的意思。“净府”是指膀胱，“洁净府”即是利小便的意思。以“开鬼门、洁净府”的方法，因势利导，使停留于体内的水分，或随汗液排出，或从小便排出。《素问·至真要大论》提出的“其在皮者，汗而发之”“其下者，引而竭之”是对其最准确的阐述。

“去菀陈莝”亦出自《素问·汤液醪醴论》“平治于权衡，去宛陈莝”。“菀”，通郁，即郁结；“陈莝”是陈旧的铡碎的草。“去菀陈莝”，就是去掉堆积的陈草，在人体是指祛除

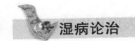

郁结已久的水液废物，论治法含有去瘀血，消积水的含义。

根据《内经》"开鬼门，洁净腑，去宛陈莝"的治水肿理论，张仲景根据自己的临床实践和经验，在《金匮要略》中更加具体地指出："腰以上肿当发汗，腰以下肿当利小便"的治水准则。腰以上肿，在上近表，当用汗法，使停留在身体上部的水气借肺的宣发功能从汗液排出；腰以下肿，在下属里，当以利尿为法，使潴留在身体下部的水气，借助于肾与膀胱的气化功能从小便排泄。同时指出"夫水病人，目下有卧蚕，面目鲜泽，脉伏，其人消渴。病水腹大，小便不利，其脉沉绝者，有水，可下之"。如若水气壅盛，深痼难化，则非发汗、利水之所宜，又当用峻下逐水的方法荡逐水邪，祛邪外出。

仲景因势利导制定的发汗、利尿、峻下逐水三个主要治疗方法，充分体现了《内经》"开鬼门，洁净腑，去宛陈莝"的思路。

纵观《金匮要略》"水气病脉证并治篇"，仲景治水气病，越婢汤、甘草麻黄汤属于汗法；防己茯苓汤为汗利两法，蒲灰散属于利尿法的具体运用。至于"下"法，该篇中有论无方。"痰饮咳嗽病脉证并治篇"中的十枣汤、己椒苈黄丸、甘遂半夏汤等则属于峻下逐水法。值得指出的是，治疗水气病应用发汗、利尿、峻下逐水，猛悍剽疾，实乃权宜之计，都属于"实则泻之"的方法，亦即属于攻邪治标的范畴。只可施用于一时，久用必然戕伐正气，而犯虚虚实实之弊。

人体是一有机整体，上下表里、脏腑经络相互联系。从水气病的本质来看，应属于阳虚阴盛，本虚标实。本为肺脾肾脏虚弱，不能化气行水，标为水湿内盛。故在临床治疗水气病时，应遵循急则治其标，缓则治其本的原则，审证求因，辨证施治，而分别采用补肺、健脾、温肾等方法以收功。

四、提壶揭盖

提壶揭盖为金元医家朱丹溪在医案中最早提出的，案云"一人小便不通……此积痰在肺，肺为上焦，膀胱为下焦，上焦闭则下焦塞。如滴水之器必上窍通而后下窍之水出焉"。提壶揭盖作为一种治疗法则，是用宣肺或升提的方法通利小便的一种借喻。其理论根据是"上窍开则下窍自通"，是取类比象于提壶倒水时须揭其盖方能倒出水来的现象。又称为"泻肺行水"或"宣肺利水"。亦即《内经》所说的"病在下取之上"的所谓"开鬼门"之法。《医门法律》说得好"皮毛者，肺之合也，肺行荣卫，水渍皮间，荣卫之气膹郁不行，其腹如鼓，发汗以散皮毛之邪，外气通则内郁自解耳"。

所谓"揭盖"，指的是开启气机。肺与脾肾、三焦、膀胱等多个脏器分司水液代谢，维持水道的通调。肺主气，为水道的上源，若肺气闭阻，肃降失职，常常会影响下焦脏器的气化失司，水道不通，二便不利，水湿泛滥。治疗应先宣发肺气，令肺气得以宣降，小便得利，水湿自有去路。

提壶揭盖法适用于咳嗽气喘而有水肿，上半身或面部严重，小便不利，腹部胀满，溲少尿深黄，或小便点滴不下；或癃闭，少腹胀满，小便淋沥，甚则尿闭，苔白滑，脉浮滑。可选用的方剂有麻黄汤，麻杏苡甘汤，三拗汤等宣发肺气，药物有麻黄、桂枝、浮萍、桑白皮、茯苓皮、杏仁、苏叶等，亦可加升麻、柴胡、桔梗、桂枝等升提气机。

五、苦辛通降

苦辛通降，又称辛开苦降、辛开苦泄。主要是指苦寒味与辛温味两种不同性味、不同功能的药物配合使用，以治疗脾胃湿病而见寒热错杂证的一种治法。就药物性味而言，是温清并用，寒热药与辛散药的组合应用；就方剂而言，归属于和解之剂；因其有调节气机升降的作用，故又属于理气之剂。

《内经》开启了药物四气五味理论在临床上应用的先河，苦辛通降法最早来源于此。《素问·至真要大论》谓："湿淫所胜，平以苦热，佐以酸辛，以苦燥之，以淡泄之。"又说"辛走气，辛以散之""辛甘发散为阳，酸苦涌泄为阴""阳明之复，治以辛温，佐以苦甘，以苦泄之，以苦下之"。提出了"苦辛通降法调治湿病的用药规范"。

《医原》在论述药物的气味时指出"辛能散、能润，又能通津行水。苦能燥、能坚，又能破泄"。并说"湿化热者，辛苦通降以开之"。辛味属阳，主升、主散，能发散湿浊；苦味属阴，主降、主泄，能降泄湿浊。苦辛相合，两药一阴一阳，一升一降，一开一泄，通中能降，泄中寓开，殊途而同归。苦辛相合，相得益彰，斡旋于中州，有调阴阳，化寒热，升清降浊的功用。常用的辛味药有苏叶、荆芥、薄荷、佩兰、木香、香附、厚朴、桂枝、干姜、半夏、青蒿、生姜等。苦味药又可分为苦温和苦寒两大类。常用的苦温药有苍术、厚朴、干姜、半夏、白蔻、砂仁、甘松、益智仁、陈皮等；苦寒药有黄连、黄芩、栀子、蒲公英、大黄、苦参、龙胆草等。

张仲景是苦辛通降法临床应用的集大成者，在《伤寒杂病论》中应用此法治疗中焦升降失和，寒热错杂的湿病达到了炉火纯青的境地。如黄连与半夏为伍，开泄结胸；黄连与干姜为伍，开痞除满；栀子生姜豉汤，辛开苦泄，除烦止呕；栀子干姜汤，治误下伤中，脾虚生寒，又郁热不除的心烦、腹满、肠鸣；半夏泻心汤医误治后"但满而不痛"的痞满；干姜黄芩黄连人参汤治"寒格""食入即吐"等。后世医家对这种苦辛药物配伍治疗大法，不仅用于伤寒，杂病，并发展用于治疗温热病。如薛生白《湿热病篇》以黄连与苏叶为伍的连苏饮，治疗湿热互结，肺胃不和，干恶呕吐；王孟英《霍乱论》的连朴饮，治疗湿热内蕴，脘痞吐利，以及湿温，湿热并重之证；《张氏医通》的连理汤等，均属于这类方剂。目的在于调和胃肠，疏利肝胆，斡旋中焦气机，化除湿邪。

"中焦如沤"。脾胃的生理机制决定了它极容易为湿邪所困扰，产生湿病。脾胃位居中焦，上有心肺庇荫，下有肾命蒸腾，旁有肝胆相照，为阴阳清浊之气升降的枢纽。脾为阴土喜湿而气主升，胃为阳土喜燥而气主降，脾升则水谷之精气（清气）得以上升，胃降则水谷之糟粕（浊气）才能下行，脾胃相合，升降相因，燥湿相济，方能化湿邪于乌有。

《景岳全书》将复杂多变的湿病一分为二，强调"湿证虽多，而辨治之法，其要惟二，则一曰湿热，一曰寒湿而尽之矣。……故病热者谓之湿热，病寒者谓之寒湿。湿热之病宜清、宜利，热去湿也去也；寒湿之病宜燥、宜温，非温不能燥也"。《医原》给出的治疗方法是"湿兼寒者，辛温淡以开之；湿兼热者，辛凉淡以开之"。

湿从寒化，常表现为寒湿、痰饮、痰湿、水气等，临床多见胸脘痞闷，胀满，喜暖畏寒，恶心呕吐，咳喘，痰液清稀，大便溏软，小便清长，舌胖而苔白腻等症；湿从热化，常表现为湿热、痰浊、暑湿、湿温等，临床多见身热烦躁，脘痞胀满，恶心欲吐，痰涎厚浊，心烦口渴，口中粘腻，口苦，大便燥结，小便混浊，或淋漓不尽，舌苔淡黄而厚腻等症。以苦辛通降法施治，前者宜选用味辛苦温药组方，苦辛温化；后者宜选用味辛苦寒药，苦辛清化。

（徐　喆）

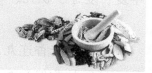

第三章
湿病的证治

第一节　湿热

　　湿热是中医名词术语。它既是一个病因学术语，又是中医证候名称。作为病因学术语，系指六淫之中湿与热（火）之邪交合致病。正如《叶选医衡》所说："大抵湿之为病……动于火，则为湿热。"由湿热病邪侵袭人体从而出现湿热表现的一系列的证候，亦即湿热证。

　　湿热证有外感湿热和内生湿热的区别。外感湿热多因气候潮湿，或涉水淋雨，或居室潮湿，使外来水湿入侵机体，郁久不化，酿生湿热；或外界六淫湿邪夹热，直接侵犯机体而成。关于内生湿热，《临证指南医案》指出"若内生湿邪，多因膏粱酒醴，必患湿热、湿火之证。"内生湿热多因饮食不能节制，偏嗜肥甘厚腻，过度思虑，情志不畅等，致使肝失疏泄无以调畅气机，脾气失于健运，胃气失于和降，化生湿浊，郁而化热，湿热乃成。亦可因外感湿热触发而成。

　　《景岳全书》认为"湿证虽多，而辨治之法，其要惟二，则一曰湿热，一曰寒湿，而尽之矣。"《丹溪心法》亦强调"六气之中，湿热为病，十居八九"。湿热为患，无处不在。外感湿热，邪伏膜原，则寒热往来；湿热内蕴中焦，则痞满嘈杂；湿热侵袭大肠，则泄泻下利；湿热郁阻肝胆，则黄疸胁痛；湿热流注关节，则痿躄热痹；湿热下注膀胱，则癃闭遗精等。

一、脾胃湿热——痞满

　　痞满，《内经》称之为"痞""否"。脾胃同居中焦，脾主运化，胃主受纳，共司饮食水谷的消化、吸收与输布。《类证治裁》认为，若"湿热太甚，土来心下为痞，分消上下，与湿同治。"湿热蕴于脾胃，令脾当升不升，胃当降不降，升降乖戾，痞满由此而生。脾胃湿热证通常见之于现代医学慢性胃炎、萎缩性胃炎、胆汁返流性胃、十二指肠球炎、幽门螺杆菌感染等疾病。皮肤病如湿疹，脓疱疮等也和脾胃湿热有关。

　　主要症状：脘腹痞满，嘈杂吞酸，嗳气不畅，恶心欲吐，口干不思饮，不思饮食，倦急，尿少而黄，口苦，舌红苔黄腻，脉象滑数。

治法：调和脾胃，清化湿热。

方药：泻心汤合连朴饮加减。黄连、黄芩、大黄、陈皮、厚朴、栀子、石菖蒲、藿香、半夏、麦芽、枳壳、乌贼骨。

〔中成药〕

（1）加味香连丸，每次 6 g，一日 3 次。温开水送服。

（2）越鞠保和丸，每次 6~9 g，一日 3 次。温开水送服。

（3）香连化滞丸，每次 6 g，一日 3 次。温开水送服。

〔药茶〕

（1）藿香 10 g，苏叶 8 g，蒲公英 10 g。加水煎煮，代茶饮用，不拘次数。

（2）薏苡仁 20 g，厚朴花 8 g，代代花 10 g。加水煎煮，代茶饮用，不拘次数。

（3）玫瑰花 10 g，佩兰 15 g，苦瓜 10 g，麦芽 20 g。加水煎煮，代茶饮用，不拘次数。

〔膏滋〕

炒白术 120 g，茯苓 100 g，黄连 60 g，黄芩 90 g，陈皮 100 g，厚朴 100 g，木香 90 g，砂仁 80 g，香附 100 g，苏梗 90 g，藿香 90 g，半夏 80 g，麦芽 100 g，枳壳 100 g，扁豆 90 g，蜂蜜 1 000 g。将炒白术等十五味药加水煎煮，取汁，浓缩，与蜂蜜炼为膏。早晚各服 30~50 g，冲服。

〔药粥〕

（1）藿香 10 g，新会陈皮 15 g，白槿花 8 g，山药 20 g，粳米 50 g。将藿香、新会陈皮和白槿花加水煎煮，滤取煎液，煮山药、粳米为粥，随量服用。

（2）薏苡仁 20 g，芡实 15 g，扁豆花 10 g，粳米 50 g。加水煎煮为粥，随量服用。

〔病案〕

刘某，男性，70 岁。初诊日期：2005 年 5 月 9 日。主诉：脘腹痞胀甚 2 年余．病史：患者 2 年前无明显诱因出现脘腹痞胀，胀甚则叩之如鼓，以左腹部为主，胃脘时有灼热感，嗳气、矢气则舒，右背酸痛。去年 11 月查胃镜示重度浅表性胃炎、中度萎缩性胃炎、幽门螺杆菌（+++）。B 超示胆壁毛糙。服吗丁啉、莫沙必利及中药等治疗未效。刻诊：脘腹痞胀，胀甚如鼓食后加重，嗳气矢气则减，无反酸，稍有灼热，大便偏干，日行两次。烟酒史多年。诊查：全腹柔软，无明显压痛，叩之鼓音。舌质淡红，舌苔厚白腻，脉弦小数。处方：川连 2 g，厚朴 10 g，苍术 10 g，法半夏 6 g，橘皮络各 16 g，鸡内金 10 g，槟榔 10 g，莱菔子 15 g，石见穿 15 g，谷芽 30 g，建曲 12 g，藿香 10 g，草豆蔻 3 g。二诊：服用 7 剂，舌苔白腻已化，脘腹痞胀未见改善，下肢微肿，按之凹陷，仍宗原法，兼以消肿利水，上方加连皮苓 15 g，生薏苡仁 30 g，泽泻 30 g。三诊：服药 10 剂后，脘腹痞胀渐见缓解，下肢肿减，大便干，舌质淡红，苔薄白，脉细，原法治疗有效，守法继进，仍从化湿理气治之。

病史已久，久病入血，兼以活血。（摘编自《国医大师徐景藩临证百案按》）

二、湿热伤中——泄泻

泄泻一病，《内经》称为"鹜溏""飧泄"。张仲景则将泄泻与痢疾统称为下利。宋代《三因极一病证方论》始有"泄泻"的病名。《素问·阴阳应象大论》谓"湿胜则濡泻"为其因，又说"清气在下，则生飧泄。"泄泻一病，总因湿邪作祟，湿邪夹热，化生湿热，伤及脾胃，令其运化功能失调，肠道不能分清泌浊，传导失司，清浊混淆一体而成。湿热伤中证通常见之于现代医学慢性肠炎、肠易激综合征、肠功能紊乱、消化不良性腹泻、肠道菌群失调等疾病。

主要症状：腹痛腹泻，便次增多，泻下急迫，粪色黄褐，气味臭秽，肛门灼热，烦热口渴，小便短黄，舌质红，苔黄腻，脉滑数或濡数。

治法：清热利湿。

方药：葛根黄芩黄连汤加减。葛根、黄连、黄芩、木香、陈皮、车前子、法半夏、厚朴、神曲、焦楂。

〔中成药〕

（1）葛根黄芩黄连丸，每次 6~9 g，一日 3 次。温开水送服。

（2）穿心莲片，每次 4 片，一日 3 次。温开水送服。

（3）肠炎宁，每次 4 片，一日 3 次。温开水送服。

〔药茶〕

（1）凤尾草 30 g，扁豆花 8 g。加水煎煮，代茶饮用，不拘次数。

（2）炒薏苡仁 20 g，白残花 6 g，木香花 10 g。加水煎煮，代茶饮用，不拘次数。

（3）无花果 20 g，木香花 15 g。加水煎煮，代茶饮用，不拘次数。

〔膏滋〕

炒白术 100 g，炒苍术 120 g，葛根 90 g，白槿花 80 g，黄连 90 g，黄芩 90 g，木香 100 g，陈皮 90 g，车前子 100 g，厚朴 90 g，地榆 80 g，焦楂 100 g，冰糖 500 g，蜂蜜 1 000 g。将炒白术等十二味药加水煎煮，取汁，浓缩，与冰糖、蜂蜜炼为膏。早晚各服30~50 g，冲服。

〔药粥〕

（1）马齿苋（切碎，炒熟）100 g，山药 30 g，荞麦 20 g，高粱米 50 g。将马齿苋等加水适量煎煮，放盐少许，和山药、荞麦、高粱米做成咸粥，随量服用。

（2）厚朴花 10 g，无花果（切碎）15 g，山楂（去核，切碎）15 g，粳米 50 g。加水煎煮成粥，随量服用。

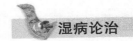

〔病案〕

胡某，男性，73岁，初诊日期：2001年4月7日。主诉：大便溏泄3年余，加重半年。病史：患者于1981年因胆囊结石行胆囊切除术，1997年复因食管中段恶性肿瘤而手术，术后经多次化疗，体力日衰，饮食减少，形体消瘦，大便溏泄，半年来症状加重，动辄泄泻，长期休养治疗，服多种中西药物，并经支持治疗，便泄迄未好转，不能啖荤饮奶，以致形瘦骨立，精神萎靡，卧床少动，少气懒言，大便日行4~5次，腹鸣不痛，无里急后重及脓血便。诊查：形体羸瘦，面色微晦，目不黄，舌质淡白，舌苔黄腻，两脉沉细。体温低于36.5℃，心率78次/分钟，律整，心音低。肠鸣音稍亢进，两下肢轻度浮肿。血常规检查呈轻度贫血大便常规（-），CT未见异常。病人因故未查肠镜。鉴于此证为本虚标实，当以标本同治，化湿清热与温运脾肾并用。处方：藿香15 g，黄连3 g，厚朴10 g，陈皮10 g，炒薏苡仁30 g，炙鸡内金10 g，炒党参10 g，焦白术10 g，炮姜炭6 g，益智仁15 g，诃子15 g，补骨脂10 g，茯苓15 g，炙甘草5 g。每日一剂。上方7剂，服至第5日，大便每日2次，渐有成形之粪，而无水泄之症。续服7剂，大便每日1次，舌苔黄腻已化，乃于原方去黄连、厚朴，藿香改为10 g，加炒山药15 g，谷芽30 g。续服7剂，饮食渐增。5月8日因饮牛奶，大便复清利数次，翌日即止。以后于原方中加焦山楂、焦建曲各15 g，去炮姜炭，不饮牛奶，大便每日1次，基本成形，饮食稍增，精神渐振。服药14剂后泄泻基本控制，舌苔黄腻已化，中焦湿热渐清故去连、朴，减藿香之量，加入山药、谷芽，健脾益胃，方药对证，病情渐见改善，而完全康复。（摘编自《国医大师徐景藩临证百案按》）

三、湿热蕴肠——下利

下利，又称痢疾。是感受湿热疫毒所致的急性热病。多发病于夏秋季节。饮食不洁是下利的重要发病因素。《类证治裁》说下利"症由胃腑湿蒸热壅，致气血凝结，夹糟粕积滞，并入大小肠，倾刮脂液，化脓血下注。"切中痢疾的发病机理。湿热壅积大肠，气血壅滞，传导失司，脂络受损而成痢疾。湿热蕴肠证通常见之于现代医学细菌性痢疾、阿米巴痢疾、溃疡性结肠炎、放射性肠肠炎、细菌性食物中毒等疾病。

主要症状：腹痛剧烈，痢下赤白脓血，黏稠如胶冻，里急后重，肛门灼热，或伴有壮热，口渴，小便黄短，舌苔黄腻，脉象滑数。

治法：清肠化湿，调气和血。

方药：芍药汤加减。芍药、黄连、黄芩、大黄、当归、金银花、白头翁、秦皮、苦参、槟榔、厚朴、木香、焦楂。

〔中成药〕

（1）香连丸，每次3~6 g，一日2~3次。温开水送服。

（2）肠康片，每次3片，一日3次。温开水送服。

（3）黄连素片，每次 3 片，一日 3 次。温开水送服。

〔药茶〕

（1）杨梅 15 g，山楂 20 g，白残花 6 g。加水煎煮，代茶饮用，不拘次数。

（2）苦瓜 20 g，金银花 15 g，陈皮梅 15 g。加水煎煮，代茶饮用，不拘次数。

（3）番石榴 2 枚，无花果 10 g。加水煎煮，代茶饮用，不拘次数。

〔膏滋〕

黄连 90 g，炒苍术 100 g，木香 90 g，厚朴 100 g，白芍 120 g，黄芩 90 g，秦皮 80 g，陈皮 90 g，枳实 100 g，地榆 90 g，焦楂 100 g，大枣 150 g，蜂蜜 1 000 g。将黄连等十二味药加水煎煮，取汁，浓缩，与蜂蜜炼为膏。早晚各服 50 g，冲服。

〔药粥〕

（1）凤尾草 50 g，马齿苋 100 g，白残花 10 g，粳米 50 g。将凤尾草、马齿苋和白残花加水煎煮，滤取煎液，煮粳米为粥，随量服用。

（2）山茶花 10 g，无花果（切碎）20 g，粳米 50 g，高粱米 30 g。加水煎煮为粥，随量服用。

〔病案〕

赵某，男性，49 岁，工人。1974 年 10 月 30 日诊。大便次数增多 20 天，日十多次，腹痛肠鸣，里急后重，便下白黏胨和烂肉样物，发热恶寒，食欲尚可，口苦，小便色黄。经用抗菌药物治疗十多天，疗效不显著，改服中药。舌质淡红，苔薄黄，脉弦数。辨证：湿热内蕴，兼夹表证。治宜清热化湿，外解肌表。处方：葛根 15 g，黄芩 9 g，黄连 9 g，当归 21 g，白芍 21 g，木香 9 g，枳壳 9 g，青皮 9 g，山楂 30 g，大黄 9 g，白头翁 30 g，黄柏 9 g。服 3 剂，诸症消失。（摘编自《临证医案医方》）

四、湿热中阻——胃痛

胃痛，又称胃脘痛。《灵枢·邪气脏腑病形篇》指出"胃病者，腹（膜）胀，胃脘当心而痛。"同时指出，胃痛的发生与肝、脾有关。《素问·六元正纪大论》认为"木郁之发，民病胃脘当心而痛。"《灵枢·经脉》则说"脾，足太阴之脉……食则呕，胃脘痛，腹胀善噫。"五味过极，辛辣无度，肥甘厚腻，饮酒如浆，则酿湿生热，伤及肝胃，气机壅塞，胃痛即作。湿热中阻证通常见之于现代医学的急性胃炎、胃溃疡、功能性消化不良、胃黏膜脱垂等疾病。

主要症状：胃脘疼痛，痛势急迫，时见嘈杂，或见吐酸，胸膈灼热，不思纳谷，恶心欲吐，口干舌苦，口渴欲饮，小便色黄，大便不畅，舌质红，苔黄腻，脉滑数。

治法：清化湿热，和中理气。

方药：连苏饮合清中汤加减。黄连、栀子、黄芩、半夏、茯苓、蒲公英、草豆蔻、陈

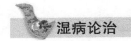

皮、枳实、苏叶、藿香。

〔中成药〕

（1）三九胃泰颗粒，每次一袋，一日2~3次。温开水送服。

（2）平肝丸，每次一丸，一日2~3次。温开水送服。

（3）木香顺气丸，每次6~9 g，一日2~3次；加味逍遥丸，每次6~9 g，一日2~3次。温开水送服。

〔药茶〕

（1）蒲公英20 g，豆蔻花8 g，白芷12 g。加水煎煮，代茶饮用，不拘次数。

（2）新会陈皮15 g，白芍20 g，木香花10 g，栀子花10 g。加水煎煮，代茶饮用，不拘次数。

〔膏滋〕

黄连60 g，黄芩100 g，半夏90 g，茯苓100 g，砂仁60 g，陈皮90 g，枳实90 g，苏叶90 g，蒲公英100 g，香附90 g，延胡索100 g，厚朴90 g，藿香80 g，蜂蜜1 000 g。将黄连等十三味药加水煎煮，取汁，浓缩，与蜂蜜炼为膏。早晚各服50 g，冲服。

〔药粥〕

（1）蒲公英20 g，木香花10 g，生姜5片，粳米50 g。将蒲公英、木香花、生姜加水煎煮，滤取煎液，煮粳米为粥，趁热随量服用。

（2）白芍30 g，甘草6 g，白残花8 g，芡实30 g，粳米50 g。将白芍、甘草和白残花加水煎煮，滤取煎液，煮芡实、粳米为粥，趁热随量服用。

（3）流苏花6 g，新会陈皮10 g，白芷12 g，生薏苡仁30 g，粳米50 g。将流苏花、新会陈皮和白芷加水煎煮，滤取煎液，煮生薏苡仁、粳米为粥，趁热随量服用。

〔外治〕

（1）酒麸300 g，老生姜50 g，葱30 g。将葱姜切碎，和酒麸同炒，布包趁热敷于胃脘处。

（2）食盐250 g，炒热用纱布包好，热熨腹部，冷后再炒再熨，每次半小时左右。

〔病案〕

黄某，女性，45岁。1980年5月24日初诊。胃痛2年余，近半年来加剧。终日疼痛持续不休，而且时而抽掣刺痛。痛时厌食据按，但欲热饮。近2月来，恶心呕吐，除热开水外，无论何种食物，食后10分钟完全吐出。形寒肢冷，胁痛口淡，头晕头胀，失眠心跳。面色黯黑，声音低微。曾有呕血、黑便史。胃镜所见：胃窦部黏膜乳黄色，轻微高低不平，有红斑，血管影显见。胃角小弯部有1 cm溃疡。慢性中度萎缩性胃炎伴糜烂，组织学检查有轻度不典型增生。舌质青紫，苔黄腻，脉弦细。肝胃同病，胃气上逆，湿热交阻，宿瘀停留。先宜泻肝清热，调气化瘀。处方：代赭石15 g，蒲公英15 g，丹参15 g，失笑散（包）

15 g，旋复花 12 g，元胡 9 g，金铃子 9 g，白蒺藜 9 g，姜竹茹 9 g，姜半夏 9 g，黄连 3 g，吴茱萸 1.5 g。服 7 剂后，呕吐已止，守方再服。又一周后，偶有返恶。胃中烧灼，痛有定处，终日不息。胃气已得下降，湿热宿瘀未化。症情复杂，先以前法加重化瘀之品。处方：煅瓦楞 30 g，丹参 15 g，蒲公英 15 g，瓜蒌皮 15 g，失笑散（包）15 g，香附 9 g，木香 9 g，桃仁 9 g，白芍 12 g，左金丸（分吞）4.5 g。以上方为基础方，稍事加减，治疗 2 月，胃痛消失，大便正常，面色转华，体重增加。同年 10 月胃镜复查：胃角形态正常，未见溃疡。（摘编自《当代名医临证精华·胃脘痛专辑》）

五、湿热壅滞——腹痛

最早对腹痛一病作出描述的是《内经》。《素问·气交变大论》说"岁土太过，雨湿流行，肾水受邪，民病腹痛。"《灵枢·邪气脏腑病形篇》亦说"大肠病者，肠中切痛而鸣濯濯……小肠病者，小腹痛，腰脊控睾而痛。"点明腹痛的病变部位在肠腑。至于其成因，《素问·举痛论》有"热气留于小肠"。初起寒湿内蕴，久之郁而化热，或湿热蕴滞，可致气机阻滞，腑气不通，不通则痛。湿热壅滞证通常见之于现代医学的消化不良、不完全肠梗阻、肠粘连、急慢性胰腺炎等疾病。

主要症状：腹痛拘急，据按，烦渴引饮，大便燥结，日久不行，或溏滞不爽，身热不减，小便短赤，舌质红，苔黄燥或黄腻，脉象滑数。

治法：泄热通腑，行气导滞。

方药：大承气汤加减。大黄、芒硝、厚朴、枳实、栀子、黄芩、木香、大腹皮、槟榔、红藤、败酱草、蒲公英。

〔中成药〕

（1）枳实导滞丸，每次 9 g，一日 2~3 次。温开水送服。

（2）小陷胸丸，每次 6 g，一日 3 次。温开水送服。

（3）木香槟榔丸，每次 6~9 g，一日 3 次。温开水送服。

〔药茶〕

（1）蒲公英 20 g，白残花 8 g，白芷 8 g。加水煎煮，代茶饮用，不拘次数。

（2）白芍 30 g，山茶花 10 g，甘草 6 g。加水煎煮，代茶饮用，不拘次数。

（3）流苏花 6 g，白槿花 6 g，厚朴花 10 g。加水煎煮，代茶饮用，不拘次数。

（4）大黄 15 g，加沸水 200 mL 浸泡 15 分钟，蜂蜜适量调味。加水煎煮，代茶饮用，不拘次数。

〔膏滋〕

柴胡 90 g，香附 100 g，枳实 90 g，白芍 100 g，黄芩 90 g，厚朴 90 g，大黄 80 g，红藤 90 g，败酱草 100 g，当归 90 g，延胡索 100 g，木香 90 g，槟榔 90 g，甘草 60 g，红糖 250 g，

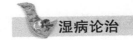

蜂蜜1 000 g。将柴胡等十四味药加水煎煮，取汁，浓缩，与红糖、蜂蜜炼为膏。早晚各服50 g，冲服。

〔药粥〕

（1）延胡索100 g，白芷90 g，流苏花12 g，粳米50 g。将延胡索和白芷加工研为细末，煮流苏花、粳米为粥，趁热调入药末6 g，随量服用。

（2）白残花10 g，木香花12 g，薏苡仁30 g，粳米50 g。将白残花和木香花，加水煎煮，滤取煎液，煮薏苡仁、粳米为粥，趁热随量服用。

〔外治〕

艾叶120 g，蒲公英100 g，乌药90 g，桂枝80 g，乳香60 g，酒糟250 g。将艾叶等和酒糟同炒，布包趁热敷于腹痛处。

〔病案〕

窦某，男性，55岁。患胃脘痛病年余，发则脘腹胀痛，嗳逆，纳食减少，消瘦。经某医院检查，诊断为慢性萎缩性胃炎，治疗月余，无明显疗效，饮食全废，体重从65公斤降至45公斤，每日靠支持疗法度日。家属要求中药治疗，某医师以胃阴虚证处理，方以麦门冬汤加味，不许更方以求观察总结，服用2周亦无灵验，且现水湿泛滥之态，面目浮肿，形神大失，脘腹胀痛无有休时，大便不畅，小便短涩，诊为肝郁气滞，脾虚湿阻，而用化湿和中之法，进平胃散加味。服5剂浮肿消失，略有食欲，但胃脘胀痛依然，舌质暗红，舌苔黄腻，有湿滞化热之势，改用黄连枳术半夏汤加减治之：黄连9 g，枳实15 g，黄芩10 g，干姜3 g，党参15 g，白术10 g，木香10 g，麦芽15 g，神曲15 g。12剂后，食欲渐增，胃脘痛愈，以后用上方出入加减治疗2月，并作气功锻炼，竟获康复。逐渐恢复病前体重。（摘编自《当代名医临证精华·胃脘痛专辑》）

六、肝胆湿热——黄疸

《内经》即有关于黄疸病名和主要症状的记载。《素问·平人气象论》谓"溺黄赤，安卧者，黄疸，……目黄者曰黄疸。"张仲景把黄疸分为五类，并分别对其形成机理、症状特点进行了探讨。《临证指南医案》称"阳黄之作，湿从火化，瘀热在里，胆热液泄，于胃之浊气共并，上不得越，下不得泄，熏蒸遏郁"而成。肝主疏泄，脾主运化，湿热困遏脾胃，壅塞肝胆，疏泄失常，黄疸由此而变生。肝胆湿热证通常见之于现代医学急性黄疸型肝炎、胆石症、胆汁淤积型肝炎、胆囊炎、慢性胃炎等疾病。

主要症状：身目俱黄，胁肋作痛，脘腹胀满，心中懊憹，恶心欲吐，不思纳谷，口舌干苦，小便短少或黄赤，大便溏软，舌苔黄腻，脉象弦数。

治法：疏肝运脾，清热祛湿。

方药：茵陈五苓散和甘露消毒丹加减。茵陈、茯苓、陈皮、藿香、栀子、苍术、半夏、八月札、白蔻仁、连翘、车前子、麦芽、六一散。

〔中成药〕

（1）鸡骨草胶囊，每次4粒，一日3次。温开水送服。

（2）溪黄草冲剂，每次1包，一日2～3次。温开水送服。

（3）茵陈五苓丸，每次6～9g，一日3次。温开水送服。

〔药茶〕

（1）茵陈20g，金银花15g，玫瑰花6g，红糖适量。加水煎煮，代茶饮用，不拘次数。

（2）溪黄草20g，薏苡仁30g，厚朴花8g，红枣10枚。加水煎煮，代茶饮用，不拘次数。

（3）金钱草20g，藿香15g，金桔饼12g。加水煎煮，代茶饮用，不拘次数。

〔膏滋〕

茵陈120g，金钱草100g，柴胡90g，白芍100g，枳实80g，木香80g，黄芩90g，蒲公英100g，郁金80g，香附90g，延胡索100g，陈皮80g，厚朴90g，车前子100g，麦芽120g，冰糖20g，蜂蜜1 000g。将茵陈等十五味药加水煎煮，取汁，浓缩，与冰糖、蜂蜜炼为膏。早晚各服30～50g，冲服。

〔药粥〕

（1）茵陈10g，芦根20g，佛手15g，红枣10枚，粳米50g。取茵陈、芦根、佛手和红枣加水煎煮，滤取煎液，煮粳米为粥，随量服用。

（2）鲜蒲公英20g，金桔饼15g，鲜茵蒿20g，粳米50g。将蒲公英、金桔饼、茵蒿切碎，和粳米同煮成粥，加红糖少许调味，随量食用。

〔病案〕

张某，男性，31岁。起病九天，病初有发热食欲缺乏，恶心呕吐，继则身目发黄，逐渐加深，今日上午突然神志不清，烦躁不安而住院。查体：神志恍惚，答非所问，拒绝检查，皮肤黄染，右肩皮肤有密集出血点，巩膜黄染明显，肝浊音界缩小，右肋下肝不能触及，脾未触及，腹部无移动性浊音，膝腱放射亢进。舌质绛，脉弦数。化验检查：总胆红素12.8mg，凝血酶原时间44.5 s，活动度15%，血胺110μg，谷丙转氨酶2 500单位。诊断为重症肝炎，急性重型肝炎。辨为急黄，因湿热内蕴，湿从火化，热毒攻心。拟清营解毒，初用清营汤合安宫牛黄丸1剂，仍烦躁不安，吵闹打人，改用犀羚镇痉汤加全蝎、地龙、僵蚕、大黄，另服安宫牛黄丸。药后神识稍清，较为安静，但反应迟钝，继服原方3剂，病人完全清醒，身目仍黄，脉弦不数，舌苔黄微腻，改用茵陈、栀子、金银花、连翘、黄芩、黄柏、茯苓、薏苡仁、泽泻、滑石等加减，2周后病势已减，黄疸减轻，脉缓苔白，改用扶脾化湿之剂，最后黄疸完全消失，肝功能正常而出院。（摘编自《当代名医临证精华·胃脘痛专辑·肝炎肝硬化专辑》）

七、肠腑湿热——便血

《灵枢·百病始生篇》指出"阴络伤则血内溢，血内溢则后血。""后血"，亦即便血。《金匮要略》"惊悸吐衄下血胸满瘀血病脉证并治篇"将数种血证并列一篇，并最早记载了治疗便血的有效良方黄土汤。《景岳全书》明言"便血之于肠澼，本非同类。盖便血者，大便多实，而血自下也；肠澼者，因泻痢而见脓血，即痢疾也。"并认为"湿热，结畜大肠"为病机所在。湿热蕴结，脉络受损，血溢肠道故而发病。肠腑湿热证通常见之于现代医学胃肠道的炎症、溃疡、肿瘤、息肉、憩室炎等疾病。

主要症状：便血色红，溏稀或行而不畅，或见腹痛，口干而苦，舌质红，苔黄腻，脉象濡数。

治法：清化湿热，凉血止血。

方药：大黄黄连泻心汤合槐花散加减。黄连、黄芩、熟大黄、槐花、地榆、茜草、仙鹤草、生地、水牛角、侧柏叶、防风。

〔中成药〕

（1）脏连丸，每次一丸，一日2~3次。温开水送服。

（2）槐角丸，每次一丸，一日2~3次。温开水送服。

（3）紫地宁血散，每次6 g，一日3次。温开水送服。

〔药茶〕

（1）茅根30 g，槐花15 g，生地20 g。加水煎煮，代茶饮用，不拘次数。

（2）水牛角片20 g，藕节30 g，山茶花12 g。加水煎煮，代茶饮用，不拘次数。

（3）侧柏叶20 g，荆芥15 g，蔷薇花12 g。加水煎煮，代茶饮用，不拘次数。

〔膏滋〕

生地100 g，黄连80 g，黄芩90 g，熟大黄60 g，槐花80 g，地榆90 g，荆芥炭90 g，仙鹤草100 g，旱莲草90 g，水牛角100 g，侧柏叶90 g，冰糖200 g，蜂蜜1 000 g。将生地等十一味药加水煎煮，取汁，浓缩，与冰糖、蜂蜜炼为膏。早晚各服30~50 g，冲服。

〔药粥〕

（1）仙鹤草20 g，荸荠50 g（切成丁状），高粱米50 g。将仙鹤草加水煎煮，滤取煎液，煮荸荠、高粱米为粥，随量服用。

（2）山茶花20 g，甘蔗150 g（切成小块），粳米50 g。将山茶花、甘蔗加水煎煮，滤取煎液，煮粳米为粥，随量服用。

（3）鲜藕（切成小丁）50 g，山药50 g，槐花20 g，粳米50 g。加水煎煮为粥，红糖适量调味，随量服用。

〔病案〕

洪某，肛门灼热稍退，然便血仍不止，脉象细数。生地炭五钱、丹皮炭二钱、黄柏炭一钱五分、炒白芍一钱五分、川连炭四分、地榆炭二钱、当归炭一钱五分、炒黑樗白皮三钱、阿胶二钱、炒槐花二钱。二诊：育阴泄热，便血递减，药既应手，当为扩充。炙生地四钱、丹皮炭二钱、炒槐花二钱、炒黑樗白皮三钱、阿胶二钱、黄柏炭二钱、当归炭二钱、炙元武版四钱（先煎）、泽泻一钱五分、白芍二钱、茯神三钱。三诊：便血递减，再养血育阴而固阴络。阿胶三钱、丹皮炭二钱、樗白皮一钱炒黑、炙龟甲心六钱、生地四钱、地榆炭二钱、泽泻一钱五分、酒炒白芍二钱、炒槐花二钱、蒲黄炭一钱、赤小豆二钱、藕节二枚。（摘编自《张聿青医案》）

八、湿热互结——关格

最早提出关格一词的，见于《内经》，并非病名。《伤寒论》正式将关格作为病名提出，认为"关则小便不利，格则吐逆。"《诸病源候论》则说"关格者，大小便不通也。大便不通，谓之'内关'；小便不通，谓之'外格'；二便俱不通，为关格也。"关格多见于水肿、淋证、癃闭的晚期。病延日久，导致脾肾虚损，脾的健运失司，肾的开合不利，湿浊羁留，最后出现脾肾衰败，浊邪壅塞三焦，瘀血阻滞经脉，以致清阳不升，浊阴不降，而表现出正虚邪实，寒热错杂，虚实互见的特点。湿热互结证通常见之于现代医学泌尿系统疾病及其他有关疾病引起的急、慢性肾功能衰竭而出现的关格表现。

主要症状：面色萎黄，头目昏眩，倦怠乏力，下肢浮肿，腰酸，纳呆，恶心呕吐，口有尿臭，或发热，小便短赤，大便秘结，舌苔黄腻而浊，脉象沉细。

治法：清热降浊，补益脾肾。

方药：温脾汤合黄连温胆汤加减。附片、人参、大黄、半夏、陈皮、竹茹、枳实、黄连、生姜、甘草。

〔中成药〕

（1）右归丸，每次 6~9 g，一日 2~3 次；搜风顺气丸，每次 6~9 g，一日 2~3 次。温开水送服。

（2）济生肾气丸，每次 9 g，一日 2~3 次；九制大黄丸，每次 9 g，一日 2~3 次。温开水送服。

〔药茶〕

生大黄 10 g，新会陈皮 15 g，红参 10 g，加水煎煮，代茶少量频饮，不拘次数，每天不多于 300~500 mL。

〔外治〕

（1）牡蛎 30 g，生大黄 15 g，附片 10 g。水煎去渣，取汁 300 mL 左右，保留灌肠，每

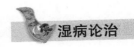

日1~2剂。

（2）生大黄20 g，蒲公英15 g，六月雪15 g，槐花10 g。水煎去渣，取汁300 mL左右，保留灌肠，每日1~2剂。

〔病案〕

郭某，男性，34岁。1975年9月10日就诊。患者因被制砖机绞伤左下肢，股骨及胫腓骨骨折，住院2天后突感头晕乏力，食少纳呆，恶心呕吐。诊见：面色晄白，精神萎靡，气短喘促，全身浮肿，两腿肿势按之没指，舌紫黯，边有瘀点，苔灰腻而干，脉沉涩。查体：体温36 ℃，脉搏115次/分，呼吸28次/分，血压11/7.8 kPa。血检：白细胞17.5×10⁹/L，中性0.86，淋巴0.14，血钾5.5 mmol/L，二氧化碳结合力15.8 mmol/L。肾功能：尿比重1.026，尿素氮29.5 mmol/L，肌酐4.2 mg/dL。尿量200 mL/d，尿常规：（++++），红细胞6~10/HP，白细胞4~8/HP，颗粒管型3~5个。诊断：急性肾功能衰竭。证属瘀血凝滞，败精阻塞之癃闭。治以逐瘀散结，通腑泄浊，清利水道。用血府逐瘀汤加减。即：当归20 g，茅根、桃仁各25 g，川芎8 g，赤芍、桔梗、红花、枳实、大黄各10 g，甘草5 g，丹参30 g，瞿麦15 g，大腹皮50 g，天麻10 g，半夏8 g。水煎服，服2剂，尿量达1 000~1 600 mL/d，浮肿减，呕吐止，喘促平。去天麻、半夏，黄芪加36 g，继服8剂。神清纳香寐安，面色红润，浮肿消退，尿量正常，经各项理化检查均无异常发现。病愈后3年未见复发。（摘编自《内科疾病名家验案评析·泌尿系统疾病》）

九、湿热壅盛——阳水

水肿一病，阴虚之体，或壮实之人，外感水湿，湿邪多从热化，变生湿热，形成湿热壅盛，三焦淤滞，气滞水停之证。《景岳全书》强调"为湿热所乘，元气尚强，脉实有力，而不便于温补者，此当逐去湿热。"湿热壅盛证通常见之于现代医学的肝硬化腹水、急慢性肾小球肾炎、肾病综合征等疾病。

主要症状：周身浮肿，皮肤绷急光亮，胸脘痞闷，烦热口渴，口中不爽，小便短赤，或大便干结，舌质红，苔黄腻，脉象濡数或沉数。

治法：分利湿热。

方药：疏凿饮子加减。羌活、秦艽、防风、猪苓、茯苓、泽泻、大腹皮、茯苓皮、赤小豆、黄柏、车前子、川椒目。

〔中成药〕

（1）中满分消丸，每次6 g，一日3次。温开水送服。

（2）五皮丸，每次6~9 g，一日2~3次。温开水送服。

（3）分清五淋丸，每次9 g，一日2~3次。温开水送服。

〔药茶〕

（1）黄芪 15 g，荠菜花 20 g，茅根 20 g，冬瓜皮 30 g。煎汤代茶饮，每天不多于 500 mL，不拘次数。

（2）车前草 30 g，茯苓皮 20 g，炒薏苡仁 50 g，白槿花 12 g。煎汤代茶饮，每天不多于 500 mL，不拘次数。

〔膏滋〕

黄芪 120 g，白术 100 g，陈皮 90 g，桑皮 100 g，腹皮 90 g，茯苓皮 100 g，猪苓 90 g，泽泻 100 g，车前子 100 g，黄芩 90 g，厚朴 80 g，冰糖 150 g，蜂蜜 1 000g。将黄芪等十一味药加水煎煮，取汁，浓缩，与冰糖、蜂蜜炼为膏。早中晚各服 50 g，冲服。

〔药粥〕

（1）茅根 100 g，白槿花 12 g，赤小豆 30 g，炒薏苡仁 30 g，粳米 50 g。将茅根、白槿花加水煎煮，滤取煎液，煮赤小豆、炒薏苡仁和粳米为粥，可放糖调味，随量服用。

（2）陈葫芦 250 g，木香花 10 g，山药 30 g，粳米 50 g。将陈葫芦打成粉，煮木香花、山药和粳米为粥，可放糖调味，食用时调入陈葫芦粉 20~30 g，随量服用。

〔药膳〕

鲤鱼一条（去内脏，不去鳞），赤小豆 60 g，生姜 10 g。共同炖汤，不放盐，可放糖调味，饮汤。

〔病案〕

水肿自下而起，腿足阴囊大腹胸膈咽喉无处不受其灾，水势泛滥，浩浩莫御矣。今先从上泻下，盖肺主一身之气，又曰水出高原，古人开鬼门洁净腑，虽曰从太阳着手，其实亦不离乎肺也。葶苈子、杏仁、川朴、陈皮、茯苓、椒目、姜、枣、另控涎丹每服七分，姜汤送下。（摘编自《柳选四家医案·爱庐医案》）

十、湿毒浸淫——阳水

水肿一病，《内经》称为"水"，《灵枢》称为"水胀"。《医学入门》在"阳兼食毒与疮痍"一节，再三提及"脓疮搽药，愈后发肿""干疮洗浴，水气入腹""疮久倦怠，嗜卧肿者"，首次论及疮毒可致水肿。并强调"脾病水流为湿，火炎为热，久则湿热郁滞，经络尽皆浊腐之气，津液与血亦化为水。"疮毒湿热初伤于脾，久必累及于肾，脾肾为湿毒所扰，发为水肿。湿毒浸淫证通常见之于现代医学的肝硬化腹水、急慢性肾小球肾炎、肾病综合征等疾病。

主要症状：眼睑或全身浮肿，皮肤光亮，身有疮痍，甚则溃破流水，喉核肿大，恶风发热，舌质红，舌苔薄黄，脉象浮数或滑数。

治法：宣肺解毒，清热利湿。

方药：麻黄连翘赤小豆汤合五味消毒饮加减。麻黄、杏仁、连翘、赤小豆、金银花、野菊花、蒲公英、黄芩、石韦、茅根。

〔中成药〕

（1）分清五淋丸，每次 6~9 g，一日 3 次。温开水送服。

（2）银翘颗粒冲剂，每次 1 袋，一日 3 次；知柏地黄丸，每次 8 粒，一日 3 次。温开水送服。

（3）防风通圣丸，每次 6~9 g，一日 3 次；知柏地黄丸，每次 8 粒，一日 3 次。温开水送服。

〔药茶〕

（1）金银花 15 g，野菊花 12 g，茅根 20 g，大枣 5 枚。煎汤代茶饮，每天不多于 500 mL，不拘次数。

（2）蒲公英 20 g，白槿花 12 g，陈皮 15 g，玉米须 20 g。煎汤代茶饮，每天不多于 500 mL，不拘次数。

〔膏滋〕

白术 100 g，茯苓 120 g，麻黄 90 g，杏仁 100 g，连翘 100 g，金银花 90 g，野菊花 100 g，蒲公英 100 g，黄芩 90 g，丹皮 90 g，炒薏苡仁 120 g，茅根 90 g，石韦 100 g，荠菜花 120 g，炙甘草 80 g，红糖 250 g，蜂蜜 1 000 g。将黄芪等十五味药加水煎煮，取汁，浓缩，与冰糖、蜂蜜炼为膏。早中晚各服 50 g，冲服。

〔药粥〕

（1）金银花 50 g，山茶花 12 g，炒薏苡仁 30 g，荞麦 50 g。将金银花、山茶花加水煎煮，滤取煎液，煮炒薏苡仁、荞麦为粥，可放糖调味，随量服用。

（2）流苏花 12 g，冬瓜皮 30 g，蒲公英 30 g，糯米 100 g。将流苏花、冬瓜皮和蒲公英加水煎煮，滤取煎液，煮糯米为粥，可放糖调味，随量服用。

〔药膳〕

冬瓜 100 g（连皮，切块），生姜 20 g，乌鱼一条（去肠杂及鳞，洗净）。加水适量，共炖为汤，可放糖调味，食鱼饮汤。

〔病案〕

徐某，女性，6 岁半。初诊：1965 年 12 月 25 日。3 个月前腹部生疮疖，继则面目浮肿，低热逗留。尿检有蛋白、红细胞，住某医院诊断为急性肾炎，治疗好转出院。不久症状复又出现，于 12 月 25 日来诊。当时食欲不振，小便黄赤。诊查：舌质偏绛，苔淡黄，脉细。尿检：红细胞（++）白细胞（++）。辨证：疮毒内攻，湿热蕴于肾经而发。治法：疏达清里，佐以渗利湿热。处方：麻黄 0.9 g，连翘 3 g，饭赤豆 12 g，青蒿 9 g，生地 4.5 g，茯苓 9 g，鲜芦根 90 g，玉米须 15 g，甘草 1.5 g，血余炭（包）4.5 g。二诊：12 月 30 日。

诸症减轻，纳谷得增。守原意，原方生地改 12 g。三诊：1966 年 1 月 8 日。精神好转，胃纳较香，小便转清，唯左侧乳蛾肿痛。尿检：红细胞少许，白细胞 0~2×10⁹/L。风热为患，治以清咽解毒，渗利湿热为法。处方：元参 4.5 g，麦冬 9 g，桔梗 2.4 g，牛蒡子 9 g，银花 4.5 g，生薏米 4.5 g，南沙参 9 g，鲜芦根 60 g，荷叶 4.5 g，玉米须 15 g，血余炭 4.5（包）g。上方调治半月，诸症消失，尿检正常。（摘编自《中医内科医案精选·肾膀胱病证》）

十一、膀胱湿热——淋证

《金匮要略》"消渴小便不利淋病脉证并治篇"对淋证的症状作了描述："淋之为病，小便如粟状，小腹弦急，痛引脐中。"。《冯氏锦囊秘录》说"《内经》言淋，无非湿与热而已。"淋病多由湿热而致，其湿热可源于外感，亦可因饮食不当而起。肾与膀胱相表里，湿热蕴结，累及于肾，变生为淋。其在肾为本，在膀胱为标。膀胱湿热证通常见之于现代医学的急、慢性尿路感染、尿路结石、慢性前列腺炎、乳糜尿、尿道综合征等疾病。

主要症状：尿频，尿急，尿少而痛，尿黄赤或尿血，或尿中夹有砂石，或小便混浊，状如米泔，少腹拘急，偶有腹痛，口苦口干，舌红苔黄腻，脉滑数等。

治法：清热利湿通淋。

方药：八正散合萆薢分清饮加减。瞿麦、萹蓄、车前子、滑石、生地、萆薢、石韦、海金沙、黄柏、蒲公英、石莲子。

〔中成药〕

（1）分清五淋丸，每次一袋，一日 3 次。温开水送服。

（2）石淋通片，每次 5 片，一日 2~3 次。温开水送服。

（3）八正合剂，每次一袋，一日 3 次。温开水送服。

〔药茶〕

（1）金钱草 30 g，薏苡仁 30 g，鸡内金 20 g。加水煎煮，代茶饮用，可放白糖适量调味，不拘次数。

（2）荠菜花 30 g，石莲子 20 g，山茶花 10 g。加水煎煮，代茶饮用，可放白糖适量调味，不拘次数。

（3）石韦 30 g，萹蓄 20 g，白槿花 10 g。加水煎煮，代茶饮用，可放白糖适量调味，不拘次数。

（4）金银花 15 g，蒲公英 20 g，琥珀 20 g。加水煎煮，代茶饮用，可放白糖适量调味，不拘次数。

〔膏滋〕

石莲子 120 g，山药 100 g，瞿麦 90 g，萹蓄 100 g，栀子 90 g，黄柏 90 g，丹皮 100 g，车前子 100 g，滑石 120 g，生地 90 g，萆薢 100 g，石韦 120 g，海金沙 100 g，琥珀 90 g，蒲

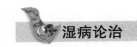

公英 120 g，冰糖 250 g，蜂蜜 1 000 g。将石莲子等药加水适量，浸泡半天，加热煎煮，先后三次滤取煎液，合并煎液，先武火后文火煎熬浓缩至稠粘状时，入冰糖、蜂蜜熬炼收膏，候凉，密闭贮存。早晚各服 250 mL，白开水冲服。

〔药粥〕

（1）甘蔗 30 g，茅根 20 g，山茶花 12 g，粳米 50 g。将甘蔗、茅根和山茶花加水煎煮，滤取煎液，煮粳米为粥，随量服用。

（2）萹蓄 50 g，白槿花 12 g，绿豆 30 g，小米 50 g。将萹蓄、白槿花加水煎煮，滤取煎液，煮绿豆、小米为粥，放糖调味，随量服用。

〔药膳〕

鲜车前草 50 g，流苏花 15 g，猪小肚 100 g。加水煲烂，饮汤食肚肉。

〔病案〕

刘某，女性 26 岁。1973 年 3 月 31 日初诊。小便淋沥从幼即发。近来症状加重，小便黄赤，尿频尿数，每尿时则尿道涩痛，淋漓不畅，连及两少腹及腰部抽痛。咽干口燥，渴欲饮冷，手足烦热，下午尤甚。舌尖红，苔黄厚腻，脉细数。此为湿热下注，蓄于膀胱。急当清热利水，佐以理气。方用五淋散合八正散加减。处方：当归、白芍、生栀子、赤茯苓、甘草、竹叶、滑石、萹蓄、瞿麦、木通、生地、香附、乌药。水煎服。二诊：服药 2 剂后，小便淋痛明显减轻。唯尿频尿数不减，腰部酸困不适。仍以清利湿热为主，补益肝肾为辅。处方：当归、白芍、炒栀子、赤茯苓、甘草、生地、竹叶、萹蓄、瞿麦、香附、乌药、枸杞、菟丝子、牛膝。水煎服。三诊：服上药 4 剂后，尿痛完全消失，尿频尿急亦显著减轻。唯下午仍手足发热，口干咽燥，腰困。乃嘱患者照二诊处方与六味地黄丸交替服用，坚持治疗半年余，未再复发。（摘编自《著名中医学家的学术经验》）

十二、湿热下注——尿浊

尿浊，又称白浊，《内经》称之为白淫。系指在排尿后或排尿时，从尿道口滴出白色浊物，亦可伴有小便涩痛的一种病症。《诸病源候论》认为病起于"胞冷肾损，故小便白而浊也"；《临证指南医案》强调该病"只在气虚与湿热推求。"或因酒色无度，败精瘀阻；或因肾精亏损，相火妄动，败精夹火而出；或因湿热流注精室而成。湿热下注证通常见之于现代医学的乳糜尿、精囊炎、前列腺炎等疾病。

主要症状：小便混浊，色白或黄或赤，或夹凝块，上有浮油，或伴有血块，或尿道有灼热感，口苦口干，舌质红，舌苔黄腻，脉象濡数。

治法：清热利湿，分清泌浊。

方药：苓术二陈煎合萆薢分清饮加减。猪苓、茯苓、泽泻、白术、萆薢、黄柏、滑石、甘草、莲子心、丹皮、石菖蒲、石韦、茅根。

〔中成药〕

（1）四妙丸，每次 6~9 g，一日 3 次。温开水送服。

（2）石淋通片，每次 4 片，一日 3 次。温开水送服。

（3）龙胆泻肝丸，每次 6~9 g，一日 2~3 次。温开水送服。

〔药茶〕

（1）苦瓜 20 g，冬瓜 30 g，白残花 8 g。加水煎煮，代茶饮用，不拘次数。

（2）石莲子 50 g，车前草 100 g，白槿花 12 g。加水煎煮，代茶饮用，不拘次数。

（3）茅根 20 g，生薏苡仁 30 g，萹蓄 20 g。加水煎煮，代茶饮用，不拘次数。

〔膏滋〕

石莲子 120 g，萆薢 100 g，石莲子 120 g，生地 100 g，石菖蒲 90 g，泽泻 100 g，车前子 120 g，茯苓 90 g，猪苓 100 g，莲须 90 g，薏苡仁 120 g，芋肉 100 g，六一散 120 g，冰糖 100 g，蜂蜜 1 500 g。将石莲子等十二味药加水煎煮，取汁，浓缩，与冰糖、蜂蜜炼为膏。早晚各服 100 g，冲服。

〔药粥〕

（1）薏苡仁 30 g，莲子 50 g，赤小豆 30 g。加水煎煮为粥，随量服用。

（2）山药 30 g，花生 15 g（打碎），白槿花 12 g，茅根 50 g，粳米 50 g。将茅根、白槿花加水煎煮，滤取煎液，煮山药、花生和粳米为粥，随量服用。

〔病案〕

夏某，男性。此下焦湿热，其热弛张起伏，小溲如浊涕，兼有红色，但不痛，舌红，脉细数。处方以猪苓汤为骨干。阿胶 24 g（烊冲），猪苓 9 g，赤茯苓 9 g，泽泻 9 g，滑石 12 g，马鞭草 9 g，瞿麦 9 g，冬青子 9 g，旱莲草 9 g，白芍 12 g，生侧柏叶 30 g。二诊：药后小溲之红白黏液，始则增多，继则减少，起伏之热亦不若往日之剧。再拟清利湿热之剂，亦尿道消毒之意。柴胡 9 g，生侧柏叶 30 g，苦参 6 g，黄柏 4.5 g，生苍术 9 g，怀牛膝 12 g，白芍 9 g，紫花地丁 12 g，马鞭草 15 g，凤尾草 15 g，荜澄茄 9 g，生甘草 3 g。（摘编自《章次公医案》）

十三、下焦湿热——尿血

《内经》早有尿血的记载，称之为"溺血""溲血"。尿血和血淋的区别在于，血淋是尿中带血且有疼痛感，属于淋证范畴，而尿血则无尿痛。《证治汇补》谓"或脾经湿热……或肝伤血枯……俱使热乘下焦，血随火溢。"还说"脾经湿热之邪，乘所胜而下传水府。"脾经统血不能，肝经藏血失约，三焦气化不利，壅湿生热，下焦膀胱受灼，迫血而溢则尿血。下焦湿热证通常见之于现代医学的肾小球肾炎、肾结核、泌尿系肿瘤，以及某些血液病等疾病。

主要症状：小便带血，血色鲜红或淡红，或有血块，腰膝酸楚，或伴有恶寒发热，口渴喜饮，面赤咽干，心烦，舌质红，脉象数。

治法：清热利湿，凉血止血。

方药：小蓟饮子加减。小蓟、蒲黄、生地、藕节、栀子、木通、竹叶、滑石、黄芩、灯芯、丹皮、茅根。

〔中成药〕

（1）景天三七糖浆，每次15~30 mL，一日3次。温开水冲服。

（2）云南白药胶囊，每次1~2粒，一日3次。温开水送服。

（3）紫地宁血散，每次8 g，一日2~3次。温开水送服。

〔药茶〕

（1）小蓟50 g，荠菜花30 g，山茶花12 g。加水煎煮，代茶饮用，不拘次数。

（2）生地30 g，流苏花12 g，槐花15 g。加水煎煮，代茶饮用，不拘次数。

（3）茅根20 g，甘蔗50 g，鲜藕30 g。加水煎煮，代茶饮用，不拘次数。

〔膏滋〕

女贞子100 g，旱莲草120 g，小蓟100 g，蒲黄100 g，生地120 g，荠菜花100 g，藕节120 g，栀子100 g，赤芍120 g，黄芩100 g，丹皮120 g，茅根100 g，滑石120 g，甘草90 g，阿胶150 g，红糖200 g，蜂蜜1 500 g。将女贞子等十四味药加水煎煮，取汁，浓缩，与阿胶、红糖和蜂蜜炼为膏。早晚各服50 g，冲服。

〔药粥〕

（1）赤小豆30 g，鲜藕（切碎）20 g，山药30 g，粳米50 g。加水煎煮为粥，红糖适量调味，随量服用。

（2）生地15 g，凌霄花12 g，茅根20 g，糯米50 g。将生地、凌霄花和茅根加水煎煮，滤取煎液，煮糯米为粥，随量服用。

（3）水牛角50 g，花生衣30 g，糯米50 g。将水牛角、花生衣加水煎煮，滤取煎液，煮糯米为粥，红糖适量调味，随量服用。

〔病案〕

倪某，小便混浊如泔，有时带有血条，却不作痛。此肾虚而湿热袭入肾与膀胱，宜泄热利湿。海金沙三钱、当归炭二钱、萆薢二钱、泽泻一钱五分、生地四钱、滑石三钱、丹皮炭二钱、赤白苓各二钱、鲜藕节三两、煎汤代水。二诊：尿血不止，尿管并不作痛，脉形细弱，肾虚湿热内袭，实多虚少之象也。生地四钱、当归炭、二钱、蒲黄六分、牛膝炭三钱、山萸肉一钱五分、生甘草三分、丹皮炭二钱、山药四钱、藕节炭三钱。三诊：膀胱湿热稍化，血稍减少，小便仍然混浊，前法再进一筹。生地四钱、当归炭二钱、蒲黄炭五分、沙苑子三钱、山药三钱、丹皮炭二钱、牛膝炭三钱、山萸肉一钱五分、淡秋石一钱、藕汁一杯温冲。四诊：尿血渐减，脉亦稍缓，痛者为火，不痛者为虚，再益肾之阴。生地三钱、丹皮一钱五分、白芍一钱五分、熟地二钱、山药三钱、旱莲草三钱、山萸肉一钱五分、泽泻一钱五分、沙苑子三钱、藕节二枚。先后五至八诊，诸症得平。（摘编自《张聿青医案》）

十四、湿热壅阻——癃闭

《素问·宣明五气论》谓"膀胱不利为癃"，《素问·标本病传论》则说"膀胱病，小便闭"。"癃者"，小便不利，点滴而短少，病势较缓；"闭者"，小便闭塞，点滴不通，病势较急，合称为癃闭。其病机为膀胱及三焦气化不利，病位在膀胱。病因乃湿热蕴结中焦，下注膀胱；或肾热移于膀胱，湿热阻滞，膀胱气化不利而发病。湿热壅阻证通常见之于现代医学各种原因引起的尿潴留，如前列腺增生症、尿路结石、尿路肿瘤、尿道狭窄，以及肾功能不全引起的少尿、无尿症等疾病。

主要症状：小便量少难出，点滴不下，甚或涓滴不畅，或短赤而灼热，小腹胀满，口干不欲饮，大便不畅，舌质红，舌苔黄腻，脉象滑数。

治法：清热利湿，通利膀胱。

方药：八正散加减。木通、车前子、栀子、生地、瞿麦、萹蓄、滑石、牛膝、茯苓、泽泻、黄柏、六一散、制大黄。

〔中成药〕

（1）滋肾通关丸，每次一丸，一日2~3次。温开水送服。

（2）分清五淋丸，每次9g，一日3次。温开水送服。

（3）前列通片，每次4片，一日2~3次。温开水送服。

〔药茶〕

（1）金银花20g，车前草30g，茅根20g。加水煎煮，代茶饮用，红糖调味，不拘次数。

（2）生薏苡仁30g，白残花8g，凌霄花10g。加水煎煮，代茶饮用，红糖调味，不拘次数。

〔膏滋〕

生地120g，皂角刺90g，车前子100g，栀子90g，瞿麦100g，萹蓄90g，滑石120g，牛膝100g，猪苓90g，泽泻100g，黄柏90g，甘草60g，石韦100g，冬葵子90g，冰糖200g，蜂蜜1 000g。将生地等十四味药加水煎煮，取汁，浓缩，与冰糖、蜂蜜炼为膏。早晚各服50g，冲服。

〔药粥〕

（1）栀子花12g，生地20g，萹蓄20g，粳米50g。将栀子花、生地和萹蓄加水煎煮，滤取煎液，煮粳米为粥，放红糖调味，随量服用。

（2）山茶花 15 g，琥珀 15 g，凌霄花 12 g，粳米 50 g。将山茶花、琥珀和凌霄花加水煎煮，滤取煎液，煮粳米为粥，放红糖调味，随量服用。

〔药膳〕

冬葵子 30 g，桃仁 20 g，流苏花 12 g，猪小肚 200 g。猪小肚洗净切块，和冬葵子、桃仁和流苏花一起煲汤，葱姜调味后随量饮汤食肚，连服两三周。

〔外治〕

（1）独头蒜 5 个，栀子 10 g，盐少许。捣烂后摊于纸上，贴敷于关元穴位。

（2）食盐 250 g，葱（切碎）50 g。放锅中炒热，布包熨脐腹，冷后再炒再熨。

〔病案〕

宋某，女，29 岁。会诊日期：1975 年 9 月 16 日。主诉产后不能自行排尿已 5 天。现病史：患者为第一胎（双胎）合并重度妊娠中毒症，于 9 月 11 日自然分娩。产后出血量较多，曾一度休克，输血治疗后，不能自行排尿。伴有低热。舌象：舌质淡红。脉象：细数。中医诊断：小肠热结，膀胱不利。治法：清小肠热，利湿通便。方药：瞿麦 12 g，萹蓄 12 g，木通 5 g，车前子 12 g，滑石 15 g，甘草梢 10 g，川军 3 g，竹叶 3 g，栀子 10 g，连翘 15 g，灯芯 6 g。药后小便已能自解，恶露不多，但仍感小腹憋闷，稍有恶心，舌质暗，脉弦滑。按上方加减继服。（摘编自《刘奉五妇科经验》）

十五、湿热痹阻——腰痛

腰痛，《杂病源流犀浊》说是"精气虚而邪客病也"。"精气虚"，或禀赋不足，或肾气亏损；"邪客"，或风、寒、湿、热诸邪痹阻经脉；亦或跌仆闪挫、劳力外伤等。《医学心悟》认为"若腰重疼痛，腰间发热，痿软无力，脉弦数者，湿热也。"《临证指南医案》说得好"湿郁生热者，用苦辛以胜湿通气。"湿热痹阻证通常见之于现代医学的肾脏疾患、风湿病、腰肌劳损、脊柱及脊髓疾病等疾病。

主要症状：腰痛处伴有热感，炎热季节或阴雨天加重，稍事活动则可减轻，过劳后加剧，小便黄赤，舌苔黄腻，脉象滑数。

治法：清热利湿，舒筋通络。

方药：四妙散合四妙勇安汤加减。苍术、黄柏、生薏苡仁、生地、忍冬藤、萆薢、木瓜、防己、海风藤、知母、蚕沙。

〔中成药〕

（1）小活络丹，每次一丸，一日两次。温开水送服。

（2）活络止痛丸，每次一丸，一日 2~3 次。温开水送服。

〔药茶〕

（1）生地 15 g，枸杞 15 g，生薏苡仁 20 g。加水煎煮，代茶饮用，不拘次数。

（2）白术 30 g，苍术 15 g，白槿花 12 g。加水煎煮，代茶饮用，不拘次数。

〔药酒〕

（1）防己 150 g，生地 30 g，土鳖虫 20 g，冰糖 30 g，白酒 1 500 mL。浸泡半个月后，每饮 30~50 mL，日饮一次。

（2）络石藤 150 g，生薏苡仁 100 g，蜈蚣 6 条，忍冬藤 100 g，白残花 60 g，冰糖 30 g，白酒 1 500 mL。浸泡半个月后，每饮 30~50 mL，晚餐饮一次。

〔膏滋〕

生地 120 g，生薏苡仁 100 g，山药 120 g，忍冬藤 100 g，土鳖虫 90 g，秦艽 100 g，萆薢 120 g，木瓜 100 g，杜仲 120 g，防己 100 g，蚕沙 90 g，冰糖 250 g，蜂蜜 1 500 g。将生地等十一味药加水煎煮，取汁，浓缩，与蜂蜜炼为膏。早晚各服 50 g，冲服。

〔外治〕

（1）红花 100 g，黄柏（打碎）50 g，赤芍（打碎）150 g，葱（切断）30 g，酒糟 500 g。一同放锅中炒热，布包趁热敷于腰痛处。

（2）络石藤 100 g，忍冬藤 90 g，防己 50 g，乳香 100 g，麦麸 500 g。将药物打碎，一同放锅中炒热，布包趁热敷于腰痛处。

〔病案〕

朱某，女性 45 岁。就诊前一个月状似感冒而出现腰痛如折，周身肌肉疼痛，双膝关节微红微肿，屈伸受阻，不能下蹲，以右膝关节为重，步履艰难，阴雨气候时加重，纳谷欠馨，小便短赤，舌苔淡黄，脉象濡数。既往有椎间盘突出病史。缘由湿热之邪，痹阻经络。心率 92 次/分，律齐，血沉 31 mL/h，抗链球菌溶血素 O 为 300 IU/mL，心电图正常。治宜清热祛湿，宣通经络。处方：防己 15 g，杏仁 12 g，滑石 15 g，连翘 12 g，栀子 10 g，薏苡仁 30 g，忍冬藤 20 g，黄芩 10 g，木瓜 15，晚蚕沙 10 g，怀牛膝 15 g，寄生 15 g，苍术 12 g，赤小豆 30 g。10 剂。二诊：药后腰痛减而未除，关节红肿消退，纳谷有增，小便转清，步履较前轻松，黄腻苔已退，脉象濡缓。原方去黄芩、滑石，加当归 15 g，生地 12 g。10 剂。三诊：腰痛十去七八，关节肌肉疼痛消失。守前方续服 20 余剂，恢复如初。

十六、湿热浸淫——痿证

痿证是手足痿软无力，百节缓纵不收的一类病证。究其病机，《素问·痿论》谓"肺热叶焦，则生痿躄。"究其病因，《素问·生气通天论》指出"因于湿，首如裹，湿热不攘，大筋软短，小筋弛长，软短为拘，弛长为痿。"认为湿热是痿证的重要成因之一。湿热相蒸，浸淫经脉，营卫运行受阻，气血行而不畅，筋脉失于濡养，酿而成痿。《素问·痿论》明言"治痿独取阳明"。湿热浸淫证通常见之于现代医学的多发性神经炎、运动神经元疾病、重症肌无力、脊髓病变、肌营养不良症等疾病。

主要症状：肢体困重，痿软无力，或麻木，微肿，尤以两下肢多见，或足胫热气上蒸，或发热，胸脘痞闷，小便短赤涩痛，舌苔黄腻，脉象细数。

治法：清热利湿，通利筋脉。

方药：四妙丸加减。苍术、黄柏、生薏苡仁、牛膝、龟板、萆薢、秦艽、防己、木瓜、蚕沙、忍冬藤、甘草。

〔中成药〕

（1）四妙丸，每次 6~9 g，一日 2~3 次，温开水送服。

（2）虎潜丸，每次一丸，一日 3 次，温开水送服。

〔药茶〕

（1）银花藤 30 g，老桑枝 20 g，凌霄花 12 g。加水煎煮，代茶饮用，放红糖调味，不拘次数。

（2）苍术 30 g，木瓜 20 g，薏苡仁 50 g。加水煎煮，代茶饮用，放红糖调味，不拘次数。

〔膏滋〕

龟板 200 g，苍术 150 g，黄柏 100 g，生薏苡仁 150 g，牛膝 120 g，萆薢 100 g，秦艽 100 g，防己 120 g，木瓜 150 g，蚕沙 90 g，忍冬藤 120 g，甘草 80 g，冰糖 250 g，蜂蜜 1 000 g。将龟板等十二味药加水煎煮，取汁，浓缩，与冰糖、蜂蜜炼为膏。早晚各服 30~50 g，冲服。

〔药粥〕

（1）大麦 50 g，白槿花 12 g，薏苡仁 30 g，赤小豆 50 g。加水煎煮为粥，随量服用。

（2）忍冬藤 30 g，流苏花 12 g，芡实 50 g，粳米 50 g，大枣 5 枚。将忍冬藤、流苏花加水煎煮，滤取煎液，煮芡实、粳米和大枣为粥，随量服用。

〔药膳〕

（1）牛骨髓粉 300 g，黑芝麻（略炒香，研为细末）250 g，加白糖适量拌匀，每服 9 g，日服两次。

（2）黄芪 30 g，防己 20 g，萆薢 15 g，猪脊骨适量。将黄芪、防己和萆薢加水煎煮，滤取煎液，煮猪脊骨，放葱姜盐调味饮用。

〔病案〕

邵某，大病之后，湿恋阳明，身热不退，腿足痿软，不能步履，有难复之虞。防己、大豆卷、泽泻、米仁、独活、桂枝、萆薢、赤白苓、半夏、杏仁、二妙丸。二诊：身热口渴俱减，步履略能自如，再祛湿泄热。大豆卷、生薏苡仁、秦艽、木瓜、桂枝、半夏、杏仁、独活、防己、萆薢、泽泻、炒桑枝、二妙丸。（摘编自《张聿青医案》）

十七、湿热下注——阳痿

阳痿，即阴茎痿弱不举，或临房举而不坚的病证。该病首载于《内经》，并认为，虚劳与邪热是引起阳痿的主要原因。《景岳全书》强调"湿热炽盛，以致宗筋弛纵。"《临证指南医案》亦说"湿热为患者，宗筋必弛纵而不坚举，治用苦味坚阴，淡渗去湿，湿去热清，而病退矣。"湿热壅滞，蕴结肝经，下注宗筋，宗筋所聚无能，乃成阳痿。湿热者清火可以坚肾。湿热下注证通常见之于现代医学中各种功能性及器质性疾病所造成的阳痿。

主要症状：阴茎萎软，阴囊潮湿，瘙痒腥臭，睾丸坠胀作痛，小便赤涩灼痛，胁胀腹闷。肢体困倦，咽干口苦，舌红苔黄腻，脉象滑数。

治法：清热利湿。

方药：龙胆泻肝丸加减。龙胆草、栀子、黄芩、柴胡、生地、车前子、泽泻、苦参、知母、黄柏、丹皮。

〔中成药〕

（1）龙胆泻肝丸，每次 9 g，一日 2~3 次。温开水送服。

（2）甘露消毒丹，每次 9 g，一日 2~3 次。温开水送服。

〔药茶〕

（1）栀子花 10 g，生地 15 g，莲子心 8 g。加水煎煮，代茶饮用，不拘次数。

（2）桑葚子 15 g，代代花 12 g，苦瓜 10 g。加水煎煮，代茶饮用，不拘次数。

〔膏滋〕

山药 120 g，生地 100 g，芡实 100 g，山萸肉 120 g，栀子 90 g，黄芩 100 g，柴胡 90 g，车前子 120 g，泽泻 100 g，女贞子 120 g，知母 90 g，丹皮 100 g，冰糖 250 g，蜂蜜 1 000 g。将山药等十二味药加水煎煮，取汁，浓缩，与冰糖、蜂蜜炼为膏。早晚各服 30 ~ 50 g，冲服。

〔药粥〕

韭子 20 g，芡实 30 g，莲肉 30 g，糯米 50 g。将韭子加水煎煮，滤取煎液，煮芡实、莲肉和糯米为粥，随量服用。

〔药膳〕

（1）薏苡仁 30 g，莲肉 50 g，莲子心 10 g，白槿花 12 g，猪小肚（洗净，切块）200 g。将猪小肚和薏苡仁、莲肉、莲子心等一起煲汤。调味后随量饮汤食肚，连服两三周。

（2）栀子花 15 g，白残花 10 g，佛手 20 g，鸡蛋 5 枚。加水同煮，蛋熟后，吃蛋饮汤，隔日一次，连服半个月。

〔病案〕

仲某，男性，42 岁，长途运输司机。2019 年 4 月 27 日就诊。主诉：阳痿年余。患者因从事长途运输，每于晚间常酗酒解乏，酒至半斤之多，酣睡不已。近半年阳事欠用，深感不安，酒事不断，故服用助阳类药物如三鞭参茸固本丸、龟龄集等，取效甚微。延中医诊治。刻诊：头发稀疏，精力不济，偶作耳鸣，腰膝酸软，面油色赤性燥，阳事欠用，举而不坚，坚而不久，晨勃不显，早泄，阴囊潮湿，口舌干苦，大便黏滞，小便黄赤，尿后有余滴臊气，舌苔黄厚而腻，脉象滑数。此乃肝疏不达，湿热下注，疏方疏达肝气，清化湿热。处方：龙胆草6 g，柴胡、黄芩、栀子、丹皮、菖蒲各10 g，生地、蛇床子、泽泻、沙苑子、夏枯草各12 g，木通8 g，车前子（布包）、六一散（布包）各20 g。水煎服。嘱其戒酒，以助药力。二诊：服前方10剂后，面赤性燥顿减，阴囊干燥，口舌干而不苦，小便清而爽，舌苔淡黄而腻，余症如旧。原方去六一散、菖蒲，加熟地15 g，砂仁（后下）6 g。水煎服，10剂。三诊：进服前方后，精力充沛，耳鸣消失，已见晨勃，大便已爽，阳事仍不满意，脉象转缓。前方去木通，加知母10 g。水煎服。四至六诊：药进二十余剂，阳事已甚满意，腰膝酸软已除，面部油脂渐少且面色如常，苔脉均平。效不更方，继服10剂。七诊：服前方后，性事如前，余症均安。再三叮嘱，少服助阳生火之品。追访半年未发复发。

十八、湿热蕴肾——遗精

遗精，《内经》称为"精自下"，《金匮要略》称为"失精"，《普济本事方》首提遗精病名。《临证指南医案》论及病因时指出："膏粱酒肉，饮醇厚味之人，久之脾胃酿生湿热，留伏阴中，而为梦泄。"《医林绳墨》认为"梦遗精滑，湿热之乘"。肾主封藏，肝脾湿热不化，扰动精室，致使肾失封藏，精关不固。治当遵循《景岳全书》"湿热相乘者，当分利。"湿热蕴肾证通常见之于现代医学的神经衰弱、神经官能症、前列腺炎、精囊炎等疾病。

主要症状：遗精时作，或尿时有精液外流，精神萎靡，心烦少寐，小便黄赤，热涩不畅，或见小腹及阴部作胀，口苦而腻，舌质红，舌苔黄腻，脉象滑数。

治法：清热利湿，泌浊宁精。

方药：萆薢分清饮加减。萆薢、黄柏、石菖蒲、茯苓、车前子、莲子心、薏苡仁、黄芩、丹皮、金樱子、六一散。

〔中成药〕

（1）龙胆泻肝丸，每次6~9 g，一日2~3次；知柏地黄丸，每次8粒，一日2~3次。同时口服。温开水送服。

（2）复方石淋通片，每次5片，一日3次。温开水送服。

〔药茶〕

（1）山药15 g，莲肉12 g，莲子心8 g。加水煎煮，代茶饮用，不拘次数。

（2）生地10 g，金樱子15 g，流苏花10 g，苦丁6 g。加水煎煮，代茶饮用，不拘次数。

（3）菟丝子15 g，桑葚子10 g，车前草20 g，茅根15 g。加水煎煮，代茶饮用，不拘次数。

〔膏滋〕

芡实 120 g，金樱子 100 g，山药 120 g，芋肉 100 g，泽泻 120 g，煅牡蛎 150 g，枸杞 120 g，萆薢 100 g，茯神 90 g，丹皮 100 g，黄柏 90 g，苦参 100 g，莲须 90 g，生地 100 g，石菖蒲 90 g，冰糖 200 g，蜂蜜 1 500 g。将芡实等十三味药加水煎煮，取汁，浓缩，与冰糖、蜂蜜炼为膏。早晚各服 50 g，冲服。

〔药粥〕

山药 30 g，莲子心 5 g，山茶花 12 g，粳米 50 g。将莲子心和山茶花加水煎煮，滤取煎液，煮山药、粳米为粥，可放糖调味，随量服用。

〔药膳〕

栀子花 8 g，茯苓 20 g，鱼鳔 30 g。将栀子花和茯苓用纱布包好，和鱼鳔加水煲汤，放糖适量调味，服食。

〔病案〕

遗精无梦，小劳即发，饥不能食，食多即胀，面白唇热，小便黄赤。此脾家湿热，流入肾中为遗精，不当徒用补涩之药；恐积热日增，致滋他族。萆薢、砂仁、茯苓、牡蛎、白术、黄柏、炙甘草、山药、生地、猪苓。再诊：服药后遗滑已止，唇热不除，脾家尚有余热故也。前方去砂仁黄柏，加川连苦参。（摘编自《增评柳选四家医案·静香楼医案》）

十九、湿热郁蒸——汗证

汗出，无论盗汗还是自汗，均为阴阳失调，腠里不固，而致汗液外泄失常。前贤谓自汗属阳虚，盗汗属阴虚。汗证总因阴阳失调，营卫不和，腠理开阖不利而成。汗出实证多因肝火或湿热郁蒸所致。湿热熏蒸胃中，脾阳被遏，运转失司，津液旁达外泄发为汗出。此《景岳全书》所言"湿气乘脾，亦能作汗。……热湿胜者，但去其火而湿自清。"湿热郁蒸证通常见之于现代医学的自主神经功能紊乱、甲状腺功能亢进、风湿热、结核病等疾病。

主要症状：时时蒸蒸汗出，汗液粘腻，或见腋下黄汗，颜面红赤，心烦，燥热，口中粘苦或口渴不欲饮，小便黄，舌苔薄黄或黄腻，脉象弦数。

治法：清肝泄热，化湿和营。

方药：龙胆泻肝汤合茵陈四苓散加减。龙胆草、栀子、黄芩、柴胡、生地、茵陈、丹皮、泽泻、车前子、糯稻根、碧桃干、麻黄根、泽泻。

〔中成药〕

（1）龙胆泻肝丸，每次 6~9 g，一日 2~3 次。温开水送服。

（2）四妙丸，每次 6~9 g，一日 3 次。温开水送服。

（3）清胃黄连丸，每次 6 g，一日 2 次。温开水送服。

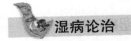

〔药茶〕

（1）浮小麦 30 g，麻黄根 50 g，流苏花 15 g。加水煎煮，代茶饮用，不拘次数。

（2）碧桃干 50 g，莲子心 5 g，生地 20 g。加水煎煮，代茶饮用，不拘次数。

〔膏滋〕

生地 120 g，炒白术 100 g，黄芩 100 g，黄柏 80 g，丹皮 90 g，黄连 60 g，碧桃干 120 g，煅牡蛎 150 g，煅龙骨 100 g，糯稻根 120 g，浮小麦 150 g，红糖 200 g，蜂蜜 1 000 g。将生地等十一味药加水煎煮，取汁，浓缩，与红糖、蜂蜜炼为膏。早晚各服 50~100 g，冲服。

〔药粥〕

（1）合欢花 15 g，碧桃干 30 g，赤小豆 20 g，小麦 50 g。将合欢花、碧桃干加水煎煮，滤取煎液，煮赤小豆、小麦为粥，随量服用。

（2）佛手花 15 g，浮小麦 30 g，百合 30 g，小米 30 g。将佛手花、浮小麦加水煎煮，滤取煎液，煮百合、小米为粥，随量服用。

〔药膳〕

牡蛎肉 30 g，豆腐 50 g。加水适量，葱姜盐调味，炖服。

〔外治〕

麻黄根 30 g，煅牡蛎 50 g，赤石脂 30 g，煅龙骨 50 g。共研细末，以绢袋盛贮，如扑粉时用之。

〔病案〕

周某，男性，36 岁。2012 年 5 月 10 日初诊。患者颈胸及背部汗出，汗液黏稠，偶尔淋漓不止，饮酒和熬夜后尤甚，面时烘热，烦躁，口舌干苦，大便秘结，小便色黄，舌苔厚腻而黄，脉象弦滑而数。此系肝经湿热郁蒸，迫津外泄而成，治宜清泄湿热，固表和营。处方：柴胡 10 g，栀子 10 g，黄芩 12 g，生地 15 g，泽泻 12 g，车前子 20 g，制军 10 g，丹皮 12 g，茵陈 15 g，麻黄根 20 g，浮小麦 15 g，碧桃干 20 g。水煎服，7 剂。二诊：药后面部烘热消退，汗出减半，肠腑通畅，小便清，苔淡黄，脉象弦滑。原方去制军车前子丹皮，加知母 10 g，糯稻根 20 g，地骨皮 15 g。连服半个月后，诸症悉平。嘱其服用知柏地黄丸和龙胆泻肝丸一周予以巩固。

二十、湿热下注——带下

带下量明显增多，色、质、臭气异常，或伴有阴部及全身症状者，称为带下病。《素问·玄机原病式》谓"下部任脉湿热甚者，津液涌溢而为带下也。"《妇科玉尺》亦认为"因胃中湿热及痰，流注于带脉"所致。肝郁不达，脾失健运，湿邪内踞化热，下元不能固守，任督二脉为湿热所困，故而带下绵绵不断，淋漓不休。湿热下注证通常见之于现代医学的滴虫性阴道炎、细菌性阴道炎、子宫内膜炎、雌激素缺乏等疾病。

主要症状：头昏困顿，带下淋漓不断，色黄或赤白相兼，黏稠腥臭，或色白如豆渣或凝乳状。或伴有阴痒、阴痛、灼热，阴唇红肿、溃烂，腰酸肢乏，口苦咽干，尿黄而少，舌红苔黄腻。

治法：清热利湿，固肾止带。

方药：易黄汤加减。山药、芡实、山萸肉、黄柏、黄芩、泽泻、土茯苓、苦参、猪苓、车前子、白果。

〔中成药〕

（1）白带丸，每次6~9 g，一日3次。温开水送服。

（2）盆炎净胶囊，每次4粒，一日2~3次。温开水送服。

（3）金鸡冲剂，每次一袋，一日3次。温开水送服。

〔药茶〕

（1）鸡冠花30 g，白芷10 g，苍术20 g。加水煎煮，代茶饮用，不拘次数。

（2）生薏苡仁30 g，车前草20 g，芡实30 g。加水煎煮，代茶饮用，不拘次数。

〔膏滋〕

山药120 g，芡实100 g，山萸肉100 g，黄柏90 g，黄芩80 g，泽泻100 g，车前子120 g，土茯苓90 g，苦参100 g，猪苓80 g，丹皮90 g，茵陈100 g，栀子90 g，怀牛膝120 g，败酱草120 g，冰糖250 g，蜂蜜1 000 g。将山药等十五味药加水煎煮，取汁，浓缩，与冰糖、蜂蜜炼为膏。早晚各服50 g，冲服。

〔药粥〕

（1）生薏苡仁20 g，莲肉20 g，白果20个（去心），荞麦20 g，糯米50 g。加水煎煮为粥，随量服用。

（2）鸡冠花30 g，芡实30 g，白槿花12 g，糯米50 g。将鸡冠花和白槿花加水煎煮，滤取煎液，煮芡实、糯米为粥，放糖调味，随量服用。

〔药膳〕

乌龟（去肠杂，洗净）1只，土茯苓150 g。先将土茯苓切片，加水煎煮约半小时，取药汁与乌龟同煮，文火煎煮两小时许，可放糖调味，随量饮用。2~3天一次，连用2~3次。

〔外治〕

野菊花15 g，土荆皮20 g，荆芥15 g，蛇床子20 g，苍术15 g，黄柏15 g，苦参20 g。加水适量煎煮，滤取煎液，熏洗盆浴。每晚一次，每次20分钟左右，连用一周。

〔病案〕

李某，女，27岁。初诊日期：1975年12月25日。主诉：阴道经常流血性黏液已数年。现病史：患者数年来阴道经常有血性黏液，自认为是带经日久，月经周期提前，经后血量少挟白带黏稠物，有时心慌气短，平时倦怠乏力，纳食不香，末次月经12月7日行经11天。

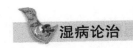

舌象：舌质淡红。脉象：细缓。中医辨证：脾虚湿盛，热蕴血分。（赤带）治法：健脾除湿，解热化带。方药：炒荆芥穗10 g，柴胡6 g，藁本10 g，山药15 g，焦白术12 g，川断12 g，乌贼骨12 g，牛膝10 g。治疗经过：12月30日本方服6剂后赤带已除，再给原方7剂以巩固疗效。（摘编自《刘奉五妇科经验》）

二十一、肝经湿热——阴痒

阴部瘙痒不堪，甚则痒痛难忍，或伴有带下增多等症，称为阴痒。阴部，包括外阴、阴道、肛周及股阴，以外阴为多。坐卧湿地，或洗澡污染，或性交不洁等为外因。肝失疏泄，郁而化热，脾虚湿盛，湿热互结，流注下焦，浸淫阴部为内因。《诸病源候论》谓"妇人阴痒，是虫蚀所为"。《济阴纲目》亦说病"乃七情郁火，伤损肝脾，湿热下注。"肝经湿热证通常见之于现代医学的外阴瘙痒症、外阴炎、阴道炎、阴囊湿疹等疾病。

主要症状：阴部作痒，甚则痒痛，灼热难忍；或阴茎、龟头、睾丸潮湿作痒；带下量多，色黄如脓，或黄白黄赤相兼，或呈腐渣样，多有臭气，心烦少寐，口苦口干，纳呆，舌质红，苔黄腻，脉弦数。

治法：清热祛湿，杀虫止痒。

方药：龙胆泻肝汤合萆薢渗湿汤加减。龙胆草、栀子、黄芩、柴胡、生地、萆薢、黄柏、丹皮、蛇床子、苦参、土荆皮。

〔中成药〕

（1）龙胆泻肝丸，每次6 g，一日2~3次；知柏地黄丸，每次8粒，一日2~3次。同时服用，温开水送服。

（2）湿毒清片，每次4片，一日2~3次。温开水送服。

（3）黄柏胶囊，每次3~5粒，一日2次。温开水送服。

〔药茶〕

（1）冬瓜皮30 g，西瓜皮50 g，苍术20 g，大枣5枚。加水煎煮，代茶饮用，不拘次数。

（2）玉米须30 g，山茶花15 g，荆芥20 g。加水煎煮，代茶饮用，不拘次数。

（3）野菊花20 g，黄瓜皮30 g，鸡冠花15 g。加水煎煮，代茶饮用，不拘次数。

〔膏滋〕

苍术120 g，荆芥100 g，防风90 g，苦参120 g，土茯苓120 g，黄柏100 g，蝉衣80 g，土荆皮120 g，何首乌100 g，野菊花120 g，浮萍90 g，冬瓜皮120 g，冰糖200 g，蜂蜜1 500 g。将苍术等十二味药加水煎煮，取汁，浓缩，与冰糖、蜂蜜炼为膏。早晚各服50 g，冲服。

〔药粥〕

（1）薏苡仁30 g，荞麦20 g，山茶花10 g，芡实30 g。加水同煮，酌加白糖调味，早晚分服。

（2）栀子花12 g，荆芥20 g，赤小豆50 g。将栀子花、荆芥加水煎煮，滤取煎液，煮赤小豆为粥，白糖调味，随量服用。

〔外治〕

（1）苦参15 g，野菊花12 g，生百部15 g。煎汤先熏洗，后坐浴。

（2）土荆皮12 g，土茯苓15 g，荆芥10 g，地肤子15 g。煎汤先熏洗，后坐浴。

〔病案〕

刘某，女性，32岁，工人。初诊日期：2014年2月19日。患者近半个月外阴作痒，痒不可耐，甚至痒痛，伴有白带量多而微黄，呈豆渣样，下体有臭气，心烦不寐，腰脊酸软，四肢无力，身倦困乏，口中苦涩，小便黄，舌红苔黄腻，脉象弦数。白带涂片见有霉菌，西医拟诊为霉菌性阴道炎。中医辨证为肝经湿热下注，治以清热利湿，杀虫止痒。处方：黄柏10 g，栀子10 g，黄芩10 g，生地12 g，车前子15 g，苦参10 g，丹皮10 g，苍术12 g，荆芥10 g，鸡冠花15 g，六一散12 g，白芷12 g。水煎服。外用坐浴方：野菊花15 g，苦参20 g，蛇床子15 g，土荆皮20 g，皮硝10 g，黄柏12 g，苍术20 g。加水煎煮，滤取煎液，每天晚上先熏洗后盆浴。每剂连用两天。二诊：药用7天后，阴痒已能耐受，疼痛消失，豆渣样减少，余症依然。原方去生地、黄芩，加女贞子15 g，沙苑子20 g，山药20 g。水煎服，10剂。三诊：药后诸症均见消失。嘱其服用龙胆泻肝丸和白带丸1周，以巩固疗效。同时嘱注意个人卫生。

二十二、脾肺湿热——湿疹

湿疹是一种常见的皮肤病，依据其发病部位的不同和皮疹的性质特点，中医文献中有不同的名称，泛发性的称为浸淫疮、血风疮、粟疮；局限性的分别称为旋耳疮、肾囊风、乳头风、脐疮等。《疡科心得集》认为其病因病机为"脾胃亏损，湿热下注，以致肌肉不仁而成，又或因暴风疾雨，寒湿暑热侵入肌肤所致。"脾主肌肉，肺主皮毛。脾失健运，酿而生湿，湿邪化热，湿热客于肌肤，发为湿疹。本病现代医学也称为湿疹。

主要症状：皮肤可见红斑、肿胀、丘疹、水疱、脓疱、糜烂，渗液较多，浸淫成片，瘙痒剧烈。亦可伴有发热，疲乏，或有腹痛，腹泻，或便秘，小便短赤，舌质红，舌苔黄腻，脉象滑数。

治法：清热利湿，佐以祛风。

方药：萆薢胜湿汤加减。萆薢、薏苡仁、土茯苓、滑石、防风、黄柏、浮萍、栀子、泽泻、蝉衣、地肤子。

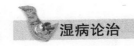
〔中成药〕

（1）湿毒清胶囊，每次 3~4 粒，一日 3 次。温开水送服。

（2）肤痒颗粒，每次一袋，一日 2~3 次。温开水送服。

（3）复方青黛丸，每次 6 g，一日 2~3 次。温开水送服。

〔药茶〕

（1）荆芥 20 g，薄荷 15 g，蝉衣 8 g。加水煎煮，代茶饮用，不拘次数。

（2）徐长卿 20 g，稽豆衣 15 g，冬瓜皮 30 g。加水煎煮，代茶饮用，不拘次数。

〔膏滋〕

生地 120 g，荆芥 100 g，防风 90 g，草薢 100 g，土茯苓 120 g，黄柏 90 g，蝉衣 80 g，牛子 90 g，何首乌 100 g，苍术 100 g，浮萍 90 g，当归 100 g，冰糖 200 g，蜂蜜 1 000 g。将生地等十二味药加水煎煮，取汁，浓缩，与冰糖、蜂蜜炼为膏。早晚各服 30 g，冲服。

〔药粥〕

（1）荆芥 15 g，白残花 10 g，荞麦 20 g，赤小豆 50 g。加水煎煮为粥，随量服用。

（2）鲜薄荷（洗净，切碎）30 g，山茶花 12 g，粳米 50 g。煮粳米为粥，撒入薄荷稍煮，放糖调味，随量服用。

（3）绿豆 30 g，水发海带（洗净，切丝）50 g，糯米适量。水煮绿豆、糯米成粥，调入海带丝，再煮 3 分钟，加入红糖调味，随量服用。

〔外治〕

（1）苍术 30 g，黄柏 10 g，苦参 15 g，野菊花 20 g。加水煎煮，待温或冷后，外洗或湿敷。

（2）鸡蛋 7 个，煮熟后取出蛋黄，锅内放麻油 50~100 g，文火将蛋黄内油熬出，待蛋黄呈焦糊状即可，取油频涂患处。

（3）乌贼骨适量，研细粉，散敷湿疹有渗出处，每日数次。

〔病案〕

张某，男性，46 岁。1971 年 4 月 7 日初诊。全身起红疹、流水、搔痒 2 周。喜冷饮，便干溲赤。脉弦数，舌尖红，苔薄白中黄。辨证：蕴湿化热兼感毒邪，热重于湿。治以清热解毒利湿止痒。方用：龙胆草、黄芩、大青叶、生地、苦参、防己、车前草。三剂。外用：马齿苋、黄柏、龙胆草煎水湿敷，每日 4 次，每次半小时，敷后，局部涂以祛湿药油。二诊：痒感大减，大部皮损渗出已止，红斑丘疹色转淡。前方去龙胆草，加茵陈、泽泻 3 剂。外用：湿敷后，涂黄连膏。三诊：痒止，红斑丘疹退，服丸药 1 周后，全身皮肤恢复正常。（摘编自《著名中医学家的学术经验》）

二十三、胃肠湿热——口臭

口臭是指口内出气臭秽，多为他觉，亦有自觉口臭者。口臭大多因为平素不注意口腔卫生，牙齿污秽残滞，牙体被龋蚀，秽毒郁结于龈肉及牙根；或因过食甘甜，膏粱厚味，辛辣炙烤，以致胃肠积热，湿气乘之，湿热相搏，上冲于口舌之中，郁蒸不散。口舌为脾胃之门户，湿热熏蒸脾胃，故而发病。胃肠湿热证通常见之于现代医学的牙周病、幽门螺杆菌感染、消化系统疾病等。

主要症状：口臭，口中粘腻，秽浊有味，口干不欲饮，食欲不振，脘腹胀满，大便秘结，小便黄赤，舌质红，舌苔黄腻，脉象滑数。

治法：清热化湿，芳化醒脾。

方药：泻黄散合三仁汤加减。藿香、栀子、生石膏、防风、杏仁、半夏、蔻仁、薏苡仁、厚朴、滑石、甘草。

〔中成药〕

（1）藿香清胃胶囊，每次3粒，一日2~3次。温开水送服。

（2）牛黄上清丸，每次6~9 g，一日2次。温开水送服。

（3）清火栀麦片，每次2片，一日2次。温开水送服。

〔药茶〕

（1）藿香12 g，栀子花10 g，芦根20 g。加水煎煮，代茶饮用，不拘次数。

（2）薄荷15 g，豆蔻花9 g，金银花12 g。加水煎煮，代茶饮用，不拘次数。

（3）佩兰15 g，蒲公英20 g，白芷12 g。加水煎煮，代茶饮用，不拘次数。

〔膏滋〕

黄连90 g，黄芩100 g，栀子90 g，藿香100 g，生石膏100 g，防风90 g，佩兰100 g，茯苓80 g，白芷100 g，白蔻仁60 g，薏苡仁100 g，厚朴花90 g，滑石100 g，甘草60 g，冰糖200 g，蜂蜜1 000 g。将黄连等十四味药加水煎煮，滤取煎液，浓缩，与冰糖、蜂蜜炼为膏。早中晚各服30 g，冲服。

〔药粥〕

（1）白残花6 g，豆蔻花9 g，粳米50 g。将粳米煎煮，粥熟后加入白残花、豆蔻花再煮二三沸，随量服用。

（2）金银花12 g，流苏花10 g，蒲公英20 g，小米50 g。将金银花、流苏花和蒲公英加水煎煮，滤取煎液，煮小米为粥，随量服用。

（3）藿香15 g，佩兰12 g，芦根20 g，粳米50 g。将藿香、佩兰和芦根加水煎煮，滤取煎液，煮粳米为粥，随量服用。

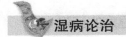

〔含漱〕

（1）金银花 12 g，白槿花 10 g，白芷 12 g。加水煎煮，滤取煎液，含漱口腔，每日 3~5 次。

（2）薄荷 12 g，黄芩 10 g，生石膏 20 g。加水煎煮，滤取煎液，含漱口腔，每日 3~5 次。

（3）栀子花 8 g，佩兰 15 g，白蔻 10 g。加水煎煮，滤取煎液，含漱口腔，每日 3~5 次。

〔病案〕

虞某，男性，38 岁，公务员，2012 年 5 月 19 日初诊。主诉：口臭两年余。患者于两年前发现口中不爽，干涩粘腻，偶尔有口臭，平素嗜食辛辣油炸食品，社会应酬较多，并且经常通宵上网，断续服用咽立口爽、藿香清胃胶囊、薄荷口香糖等未见明显效果。近一个月来口臭明显加重，难以与人交流，故延余诊治。刻诊：面部及后背油腻，体格健壮，口中臭秽难闻，脘肋饱胀，偶尔嗳气，消谷善饥，牙龈微见肿胀，口干思饮，咽苦舌燥，小便微黄，大便秘结，舌尖红，苔黄厚而腻，脉象弦数。查肝功能未见异常、彩超示胆囊壁粗糙，幽门螺杆菌（-）。此系胆胃壅滞，湿热不化，阴津受损，方宜利胆和胃，养阴清热，行气化湿。处方：生地、苦参、石斛各 12 g，天冬、黄芩、枳壳、佛手、栀子各 10 g，北沙参、佩兰各 15 g，白蔻（后下）、制军各 8 g，六一散（包）20 g。水煎服。另拟漱口剂，处方：藿香、薄荷、白芷、白蔻仁各 5 g，甘草 3 g，加热候冷备用，每日早中晚饭后含漱。并嘱饮食宜清淡为宜，规律作息。二诊：服前方 10 剂后，矢气颇多，脘肋饱胀嗳气顿减，大便畅通，口臭稍有改善，苔转淡黄。余症未消。前方去北沙参、制军，加藿香 10 g，生石膏 20 g。水煎服，10 剂。三诊：药后仍时有口臭但不甚，纳谷如常，牙龈肿胀及咽苦舌燥均消除，二便正常，舌红苔薄。前方去白蔻、六一散，加白芷 10 g。续服一周，水煎服。四诊：药进 20 余剂，口臭消失，余症均除。嘱断续服用藿香清胃胶囊合清火栀麦片，漱口剂经常使用。并嘱其多吃新鲜水果及蔬菜，少食辛辣油炸刺激食品以避免反复。

二十四、脾经湿热——口糜

所谓口糜，系指口腔内唇、舌、颊及上颚等处黏膜，发生单个或多个黄白色圆形或椭圆形的溃疡点，或呈白色形如苔藓状，有明显的疼痛，或受刺激时疼痛，常易反复发作。《素问·气厥论》谓"膀胱移热于小肠，鬲肠不便，上为口糜。"多因阳旺阴虚，膀胱水湿泛滥，脾经湿热郁滞，熏蒸胃口而成。脾经湿热证通常见之于现代医学的复发性口腔溃疡、口腔假膜型白色念珠菌病、扁平苔癣等。

主要症状：口疮糜溃，数目多且大小不等，多发于唇颊龈腭等部位，灼热疼痛，食欲不振，小便短赤，口干粘腻，舌质红，舌苔黄腻，脉象数。

治法：清热泻火利湿。

方药：凉膈散合清胃散加减。黄连、黄芩、栀子、生地、生石膏、升麻、丹皮、藿香、防风、桔梗、薄荷、甘草。

〔中成药〕

（1）清胃黄连丸，每次 9 g，一日 3 次。温开水送服。

（2）防风通圣丸，每次 6 g，一日 2 次；玉屏风口服液，每次 1 支，一日 2 次，温开水送服。

（3）导赤丸，每次 6 g，一日 2~3 次，温开水送服。

〔药茶〕

（1）栀子花 12 g，苏叶 15 g，蒲公英 20 g。加水煎煮，代茶饮用，不拘次数。

（2）桔梗 10 g，流苏花 15 g，栀子花 12 g。加水煎煮，代茶饮用，不拘次数。

（3）苦丁 10 g，白芷 12 g，甘草 6 g。加水煎煮，代茶饮用，不拘次数。

〔膏滋〕

黄连 90 g，黄芩 100 g，栀子 100 g，生地 80 g，茯苓 120 g，白芷 100 g，生石膏 120 g，升麻 80 g，丹皮 90 g，藿香 80 g，防风 100 g，桔梗 90 g，草蔻 80 g，甘草 60 g，冰糖 200 g，蜂蜜 1 000 g。将黄连等十四味药加水煎煮，滤取煎液，浓缩，与冰糖、蜂蜜炼为膏。早中晚各服 30 g，冲服。

〔药粥〕

（1）白残花 6 g，豆蔻花 9 g，荸荠 30 g，粳米 50 g。将白残花、豆蔻花加水煎煮，滤取煎液，煮荸荠、粳米为粥，随量服用。

（2）金银花 15 g，栀子花 12 g，竹叶 12 g，甘草 8 g，薏苡仁 30 g，小米 50 g。将金银花、栀子花、竹叶加水煎煮，滤取煎液，煮薏苡仁、小米为粥，随量服用。

〔病案〕

佟某，男性，41 岁，2021 年 7 月 13 日初诊。主诉：口舌糜溃反复发作 9 年。患者口舌糜溃断续发作，或见于口腔黏膜，或见于舌尖舌畔，每年大约发作五六次，每次发作均持续月余不见恢复。发则灼热疼痛，进食时疼痛加剧，苦不堪言。有反流性食管炎病史。西医诊为复发性口腔溃疡。复合维生素 B 合附子理中丸，以及牛黄解毒片，黄连上清丸等中西药治疗，仍复发不已，延中医诊治。刻诊：唇颊及舌尖舌畔糜溃，疮面小如针尖，大如绿豆，伴有胃脘嘈杂，不欲饮食，大便溏软，小便短赤，口干粘腻，且有秽浊之气，舌尖红，舌苔黄腻，脉象滑数。此心脾为湿热所扰，拟方清泄心脾，祛湿化浊。仿凉膈散合泻黄散加减。处方：黄连 6 g，黄芩 10 g，栀子 10 g，藿香 12 g，白蔻（后下）6 g，竹叶 10 g，生石膏 20 g，厚朴 10 g，连翘 12 g，茅根 15 g，桔梗 10 g，佩兰 15 g。水煎服，10 剂。另拟儿茶方：白芷 15 g，蒲公英 20 g，儿茶 8 g，煎取汤液，加冰片 3 g 溶化，每天饭后漱口三四次。

冰硼散吹口舌糜烂处。二诊：诸法并用，胃脘嘈杂有减，纳谷渐增，大便成形，口中较前为爽，糜溃处疼痛明显减轻，舌红苔淡黄，脉数。原方去连翘、桔梗，加升麻 8 g，苏叶 10 g。水煎服，10 剂。三诊：服前方后，口舌糜溃明显减轻，守方再服 10 剂。四诊后诸症均见消失，令其间断服用藿香清胃胶囊合导赤丸，并每日坚持仍用儿茶方漱口，追访半年未发。

二十五、脾胃湿热——唇风

唇风的病名，最早见之于《外科正宗》，又名唇瞤，驴嘴风等。是以唇部红肿发痒，破裂流水，痛如火灼，皲裂脱皮，状若无皮为主要特征的唇部疾病。病损尤以下唇多见，多见于青年妇女。病因有脾经血燥者；亦有温热病后，伤阴化燥者；更为常见的是过食辛辣厚味，脾胃湿热内生，复受风邪外袭，以致风火相搏，引动湿热之邪，循经上蒸，结于唇部，气血凝滞而成。脾胃湿热证通常见之于现代医学的慢性唇炎、剥脱性唇炎、继发感染性唇炎等疾病。

主要症状：唇部发痒，色红肿胀，日久破裂流水，糜烂，结黄色痂，灼热疼痛，或伴有口臭，大便秘结，小便黄赤，舌质红，舌苔黄腻，脉象濡数。

治法：疏风清热，祛湿解毒。

方药：双解通圣散加减。黄芩、栀子、生石膏、连翘、荆芥、防风、当归、薄荷、滑石、桔梗、甘草。

〔中成药〕

(1) 黄连上清丸，每次 6~9 g，一日 2~3 次。温开水送服。

(2) 防风通圣丸，每次 6 g，一日 3 次。温开水送服。

(3) 清火栀麦片，每次 2~3 片，一日 2 次。温开水送服。

〔药茶〕

(1) 栀子花 8 g，槐花 10 g，荸荠 30 g。加水煎煮，代茶饮用，不拘次数。

(2) 山茶花 12 g，麦冬 10 g，蒲公英 15 g。加水煎煮，代茶饮用，不拘次数。

(3) 北沙参 15 g，流苏花 9 g。加水煎煮，代茶饮用，不拘次数。

〔膏滋〕

北沙参 150 g，炒白术 100 g，黄连 80 g，白芍 120 g，黄芩 100 g，栀子 90 g，生石膏 120 g，连翘 90 g，荆芥 80 g，防风 80 g，薄荷 90 g，滑石 100 g，升麻 60 g，甘草 60 g，冰糖 200 g，蜂蜜 1 500 g。将北沙参等十四味药加水煎煮，滤取煎液，浓缩，与冰糖、蜂蜜炼为膏。早晚各服 50 g，冲服。

〔药粥〕

(1) 栀子花 8 g，薏苡仁 20 g，山药 50 g。加水煎煮为粥，随量服用。

(2) 芡实 30 g，流苏花 12 g，粳米 50 g。将芡实、粳米加水煎煮，粥成后加入流苏花，再煮三五沸，随量服用。

（3）白残花 12 g，扁豆花 15 g，绿豆 30 g，粳米 50 g。将绿豆、粳米加水煎煮，粥成后加入白残花、扁豆花，再煮三五沸，随量服用。

〔药膳〕

生薏苡仁 30 g，山茶花 12 g，荸荠 20 g，火龙果 30 g。加水煲汤服用，可放糖调味，每日一剂。

〔病案〕

冯某，男性，42 岁，司机。2010 年 2 月 18 日就诊。主诉：口唇红肿脱皮反复发作五年余。患者平素嗜食辛辣食品，五年前因频繁食用麻辣火锅而见口唇鲜红而肿，多日不见消退，继而干裂，脱皮，使用香油、唇膏等涂抹有所好转，日久又发。食用辛辣温热性食品或睡眠不好，及秋冬季节气候干燥时明显加重。曾服用牛黄解毒片、清火栀麦片及复合维生素等，外用阿昔洛韦软膏、红霉素软膏不见显著改善。延请中医求治。刻诊：颜面潮红，口唇红肿，艳如胭脂，干裂脱皮，偶尔干裂处有血迹，时有痛感，消谷善饥，咽干口燥，口气秽浊，大便燥结，两三日一行，小便黄浊，舌尖红苔黄厚而腻，脉象细数。此系辛辣伤及脾胃，阴分受损，湿热交蒸，蕴结不化所致，拟方滋阴清热，行气利湿，拟方仿甘露饮加减。处方：北沙参、茵陈、枇杷叶、生石膏各 15 g，生地、熟地、各 12 g，天冬、麦冬、石斛、黄芩、枳壳、知母各 10 g，白蔻 6 g（后下）。水煎服。二诊：服前方 10 剂后，口唇红肿减轻，痛感消失，口气转淡，大便畅行，黄厚腻苔变薄，余症未减。原方去枇杷叶、枳壳，加枳实 12 g，佩兰 10 g。水煎服。三诊：继服前药 20 余剂后，唇色转为淡红，未出现干裂脱皮现象，消谷善饥已除，口中清爽，小便清长，苔薄白脉细。效不更方，前方加升麻 10 g。水煎服。四至六诊：又间断服药 30 余剂，诸症悉平，令其服用藿香清胃胶囊和清火栀麦片半个月以巩固。并嘱其注意饮食健康，少食麻辣温燥食品，多食新鲜蔬菜及水果。追访一年未见复发。

二十六、肺胃湿热——鼻痔（鼻息肉）

鼻息肉的病名来自《灵枢·邪气脏腑病形篇》："肺脉……，微急为肺寒热，怠惰，咳唾血，引腰背痛，若鼻息肉不通。"鼻腔内赘生物，其状如葡萄籽，光滑柔软，带蒂可活动，因其形如痔，故又称之为"鼻痔"。多因嗜食肥甘厚味，或因素体肺脾虚弱，致使肺胃气虚，湿热蕴结，邪浊渐积鼻窍，留伏不散，凝滞而结成息肉之患。日久可出现嗅觉减退。本病现代医学也称为鼻息肉。

主要症状：持续鼻息不畅，脓涕多，时见头晕头痛，口中干涩，舌质红，舌苔淡黄或黄腻，脉象弦滑。检查可见鼻腔有脓涕，鼻息肉淡红或混浊。

治法：清宣肺气，除湿散结。

方药：辛夷清肺饮加减。黄芩、栀子、辛夷、升麻、枇杷叶、知母、防风、鹅不食草、浙贝母、鱼腥草、甘草。

〔中成药〕

（1）霍胆丸，每次9g，一日2次。温开水送服。

（2）鼻炎丸，每次6~9g，一日3次。温开水送服。

（3）千柏鼻炎片，每次3~4片，一日3次。温开水送服。

〔药茶〕

（1）鱼腥草20g，冬瓜子15g，辛夷花12g。加水煎煮，代茶饮用，不拘次数。

（2）香橼20g，流苏花8g，藁本12g。加水煎煮，代茶饮用，不拘次数。

（3）桃仁15g，白芷12g，凌霄花10g。加水煎煮，代茶饮用，不拘次数。

〔膏滋〕

辛夷120g，升麻90g，白芷80g，丹皮90g，黄芩100g，栀子90g，枇杷叶120g，知母100g，浙贝母90g，鱼腥草100g，凌霄花90g，白芷100g，蔓荆子90g，鹅不食草100g，甘草60g，冰糖200g，蜂蜜1000g。将黄芪等十五味药加水煎煮，滤取煎液，浓缩，与冰糖、蜂蜜炼为膏。早晚各服30~50g，冲服。

〔药粥〕

（1）辛夷12g，白芷10g，白残花8g，小米50g。将辛夷、白芷和白残花加水煎煮，滤取煎液，煮小米为粥，随量服用。

（2）辛夷12g，栀子花10g，枇杷叶12g，炒薏苡仁30g，粳米50g。将辛夷、栀子花和枇杷叶加水煎煮，滤取煎液，煮炒薏苡仁、粳米为粥，随量服用。

〔药膳〕

（1）鲜鱼腥草60g，猪肺（洗净，切块）200g，加清水适量煲汤，放食盐少许调味，饮汤食猪肺。

（2）辛夷花15g，鸡蛋2只，加清水适量同煮，蛋熟后去壳再煮片刻，饮汤食蛋。

〔外治〕

（1）辛夷8g，细辛6g，当归10g，川芎10g，苏叶12g，荆芥10g。边煎煮边蒸气吸入，或超声雾化吸入。

（2）白芷15g，藿香12g，苍耳子12g，藁本15g，薄荷8g，冰片2g。边煎煮边蒸气吸入，或超声雾化吸入。

〔病案〕

王某，女，67岁，1992年6月27日初诊。主诉：患鼻息肉10余年，两鼻孔皆有，初起较细小，近年来渐次长越复长，现已长出鼻孔。左侧息肉略长于鼻孔边缘，右侧息肉长出鼻孔约0.5cm，粗如箸头，色黯红，触之不痛，时有黄水从鼻孔流出。多年来，不能用鼻呼吸。因其暴露于外，患者自觉寒碜，不愿外出与人见。今由女儿陪同前来求治。舌红苔黄根厚，脉弦滑且数，心烦梦多。热郁日久，络脉不通，清窍为之壅塞，先用清宣，以观其效。处方：辛夷花（后下）10 g，苍耳子（后下）10 g，白芷（后下）6 g，防风6 g，生地榆10 g，黄芩10 g，大黄1 g，小蓟10 g，水红花子10 g，茅、芦根各10 g，大青叶10 g，沙参10 g。7剂。二至三诊，原方加减续服3周，鼻中黄水减少，触之鼻痔略软，舌红苔黄，脉仍弦滑，仍用清化方法。四诊：湿热久郁，深入血分，久而化瘀，化生有形，占居清窍，非旦夕可以成功。继用清宣化瘀方法。处方：辛夷花（后下）10 g，苍耳子（后下）10 g，白芷（后下）6 g，黄芩10 g，赤芍10 g，丹参10 g，茜草10 g，生地榆10 g，焦三仙各10 g，水红花子10 g，大黄2 g。14剂。五诊：患者服上方后自觉疗效明显，息肉有回缩之迹象，遂按方坚持服用一年半。现左侧息肉已完全消失，左鼻孔通畅，可自由呼吸。右侧息肉已缩入右鼻孔内，时有黄水流出，舌红且干，诊脉弦滑，仍带数意，仍用前法加减。（摘编自《赵绍琴临床经验辑要》）

（陈允旺）

第二节　寒湿

　　寒湿是中医名词术语。它既是一个病因学术语，又是中医证候名称。作为病因学术语，系指六淫之中寒与湿相合的病邪；作为病名，寒湿病邪侵袭人体所表现一系列寒湿的征象，亦即寒湿证。

　　寒湿证包括外感寒湿和内生寒湿两个方面。外感寒湿，《素问·调经论》说："寒湿之中人也，皮肤不收，肌肉坚紧，营血泣，卫气去。"起病于六淫邪气，寒与湿相合为患，则肺卫首当其冲，卫外的阳气不行，气血运行受阻；《临证指南医案》谓"其体属阴，若外感湿邪，不易化热；若内生湿邪，多因茶汤生冷太过，必患寒湿之症"。明确指出内生寒湿乃阳虚之体，肾之命火不足，脾之阳气不运，阴寒痼冷，寒湿内停而成。寒湿凝聚中焦，则脘痛腹痛；寒湿困滞脾肾，则臌胀浮肿；寒湿侵袭大肠，则五更泄泻；寒湿流注关节，则痛痹历节；寒湿淤滞冲任，则经闭痛经；寒湿蕴结下焦，则白带白浊等。

一、寒湿困表——感冒

　　感冒，最早见于《类证治裁》。书中在论及伤风时指出"其人卫气有疏密，感冒有浅深，故见症有轻重"。感冒系指感受触冒六淫之邪，邪犯卫表而导致的常见外感疾病。临床表现以鼻塞、流涕、喷嚏、咳嗽、头痛、恶寒、发热、周身不适、脉浮为其特征。寒湿感冒是由于风邪夹寒湿侵袭机体，导致肺失宣肃，胃失和降而成，故以肺卫症状为其主要表现。寒湿困表证通常见之于现代医学的感冒、流行性感冒、上呼吸道感染等疾病。

　　主要症状：恶寒发热，或无发热，无汗，头疼身重，肢节酸痛，鼻塞声重，流清涕，喉痒，喷嚏，胸闷咳嗽，痰多清稀，手足欠温，或见呕哕，便溏，舌苔白或腻，脉浮或浮紧。

治法：疏风解表，祛散寒湿。

方药：香苏散合止嗽散加减。香附、苏叶、桔梗、杏仁、荆芥、橘红、防风、羌活、紫苑、桂枝、神曲、生姜。

〔中成药〕

（1）荆防败毒丸，每次6~9g，一日2~3次。温开水送服。

（2）午时茶，每次6g，一日3次。温开水送服。

（3）藿香正气丸，每次6~9g，一日3次。温开水送服。

〔药茶〕

（1）苏叶10g，生姜12g，薄荷10g。加水煎煮，代茶饮用，不拘次数。

（2）生姜12g，葱白20g，白芷8g，防风10g。加水煎煮，代茶饮用，不拘次数。

（3）荆芥10g，藿香10g，陈皮10g，淡豆豉12g。放红糖少许，加水煎煮，代茶饮用，不拘次数。

〔药粥〕

（1）白芷10g，薏苡仁20g，生姜15g，金桔饼20g（切碎），粳米50g。取白芷、生姜加水煎煮，滤取煎液，煮薏苡仁、金桔饼、粳米为粥，随量服用。

（2）苏叶12g（切碎），薄荷叶12g（切碎），生姜20g，葱白15g，粳米50g。取生姜、葱白加水煎煮，滤取煎液，煮粳米为粥，加入苏叶、薄荷叶，放盐少许稍煮，随量服用。

〔病案〕

薛某，男性，60岁，1963年3月8日初诊。感冒两周，尚发烧，鼻塞流涕，咳嗽，咽痒且痛，大便干燥，小便正常。脉浮微数，舌淡，苔黄白腻。属感冒夹湿，治宜疏解。处方：苏叶4.5g，杏仁6g，桔梗3g，枳壳3g，前胡3g，香附3g，陈皮3g，荆芥3g，莱菔子4.5g，甘草1.5g，薄荷（后下）3g，葱白（后下）3寸。3剂。3月16日复诊：体温正常，咳嗽已止，咽已不痒痛，鼻塞减轻，流黄粘鼻涕，大便软，量少，脉浮滑，秽苔未净。病势虽减，外邪未尽，治宜疏解，兼理肠胃。处方：苏叶4.5g，杏仁6g，桔梗3g，枳壳4.5g，前胡3g，香附4.5g，陈皮3g，僵蚕4.5g，莱菔子4.5g，神曲6g，甘草1.5g，豆豉9g，葱白（后下）3寸。2剂。4月2日三诊：药后鼻塞减，不流涕，食纳尚可，腹胀，大便不畅，量少，脉沉滑，秽苔未尽。治宜和脾消滞，清利湿热。处方：苍术6g，厚朴4g，陈皮4.5g，炙甘草1.5g，法半夏6g，藿香梗6g，槟榔4.5g，枳实3g，神曲6g，大黄（分包后下）3g，生姜3片。2剂。继用香砂平胃丸3袋，早晚各服6g，白开水下，调理而愈。（摘编自《蒲辅周医疗经验》）

二、寒湿疫毒——瘟疫

疫疠与六淫同属于外感病因，是指具有传染或流行特征，且致伤亡较严重的一类疾病。具有发病急骤，传播迅速、传染性强、病情险恶、致病死率高的等特点。寒湿疫属于外感寒湿范畴，系感染非时寒湿戾气，起病于肺脾，流布三焦，阳气受遏，致肺卫不固，宣降失司，脾运不健，浊邪弥漫。寒湿疫毒证通常见于现代医学的流行性感冒、上呼吸道感染、肺炎、肠伤寒等。

主要症状：高热恶寒，头痛，肢节酸痛，鼻塞声重，或鼻流清涕，咽痒，咳嗽，痰吐稀薄色白；或腹泻，便溏，口不渴，舌苔薄白而润，脉象浮紧。

治法：疏散外邪，散寒除湿。

方药：荆防败毒散加减。荆芥、防风、羌活、独活、前胡、苍术、枳壳、茯苓、杏仁、白前、桔梗、川芎、神曲等。

〔中成药〕

（1）荆防败毒丸，每次 6 g，一日 3~4 次。温开水送服。

（2）通宣理肺丸，每次 6 g，一日 3~4 次。温开水送服。

（3）连花清瘟胶囊，每次 4 粒，一日 3~4 次。温开水送服。

〔药茶〕

（1）苏叶 10 g，荷叶 6 g，黄芩 15 g，扁豆 12 g。加水煎煮，放糖调味，代茶饮用，不拘次数。

（2）羌活 12 g，陈皮 10 g，薄荷 10 g，生姜 15 g，葱白 10 g。加水煎煮，代茶饮用，不拘次数。

〔药粥〕

藿香 15 g，苏叶 15 g，陈皮 12 g，白芷 10 g，粳米 50 g。将藿香、苏叶、陈皮和白芷加水煎煮，滤取煎液，煮粳米为粥，分顿食用。

〔病案〕

徐某，女，三日来恶寒发热，头痛骨楚，而温温欲吐，舌苔白腻。用此方辛温解表以退热，芳香化浊以镇吐。荆芥穗 5 g，紫苏叶 5 g，桂枝（后下）5 g，藁本 9 g，羌活 9 g，白芷 5 g，姜半夏 9 g，陈皮 5 g，六神曲 6 g，生姜 2 片。二诊：胃肠型感冒与肠伤寒，在难于肯定之际，用发汗剂可以得其梗概。今药后热已退净，两日未再升，非肠伤寒也。胃呆，大便难，食后有返恶现象，以此法调其肠胃。佩兰梗 5 g，薤白 9 g，姜半夏 9 g，陈皮 5 g，茯苓 9 g，生枳实 9 g，白豆蔻 5 g，六神曲 9 g，谷麦芽各 9 g，佛手 5 g。（摘编自《章次公医案》）

三、寒湿中阻——痞满

痞满系指以心下痞塞，胸膈胀满，触之无形，按之柔软，压之无痛为主要症状。按部位痞满可分为胸痞、心下痞等。或因外感寒湿之邪，留滞脾胃；或因饮食不节，脾胃功能失调，内生寒湿，以致中阳虚弱，升降失司，胃气壅滞，而出现脘腹满闷不舒，痞塞胀满。正如《素问·至真要大论》所云"太阳之复……心胃生寒，胸膈不利，心痛否满。"寒湿中阻证通常见之于现代医学的急、慢性胃炎，浅表性胃炎，慢性腹泻等疾病。

主要症状：胸脘痞满，嗳气不畅，喜食暖饮，恶心欲吐，不思纳谷，口中粘腻，大便不调，舌苔白腻，或见厚腻，脉象迟缓。

治法：温中散寒，和胃化湿。

方药：良附丸合半夏厚朴汤加减。高良姜、香附、半夏、厚朴、茯苓、苏梗、白术、木香、砂仁、佩兰、麦芽、莱菔子。

〔中成药〕

（1）良附丸，每次 6~9 g，一日 3 次。温开水送服。

（2）气滞胃痛颗粒，每次 1 袋，一日 3 次。温开水送服。

（3）暖胃舒乐，每次 6~9 g，一日 2~3 次。温开水送服。

〔药茶〕

（1）白芍 20 g，甘草 6 g，厚朴花 6 g，生姜 15 g。加水煎煮，代茶饮用，不拘次数。

（2）藿香 10 g，苏叶 10 g，陈皮 15 g，木香花 8 g。加水煎煮，代茶饮用，不拘次数。

〔膏滋〕

高良姜 100 g，香附 120 g，陈皮 90 g，木香 100 g，枳实 90 g，厚朴 100 g，半夏 90 g，干姜 60 g，麦芽 150 g，甘草 80 g，红糖 250 g，蜂蜜 1 000 g。将高良姜等十味药加水煎煮，取汁，浓缩，与红糖、蜂蜜炼为膏。早晚各服 30 g，冲服。

〔药粥〕

（1）生姜 15 g，砂仁 8 g，新会陈皮 10 g，粳米 50 g。将生姜、砂仁、陈皮加水煎煮，滤取煎液，煮粳米为粥，分顿食用。

（2）高良姜 5 g（研末），豆蔻花 10 g，香附 12 g，粳米 50 g。取豆蔻花、香附加水煎煮，滤取煎液，煮粳米为粥，粥成熟后，加入高良姜末及少许红糖调味，分顿食用。

（3）丁香花 6 g，白豆蔻 30 g，干姜 20 g，粳米 50 g，山药 50 g。将丁香、白豆蔻、干姜共研细末。煮粳米、山药为粥，食粥时调入药末 3~5 g，随量服用。

〔药膳〕

（1）猪肚（洗净）一个，砂仁 20 g，干姜 15 g。将砂仁、干姜用纱布包好，置于猪肚中，放葱姜盐调味，炖烂后，分顿服用。

（2）丁香5g，花椒5g，吴茱萸5g，陈皮10g，鸡蛋10个。将丁香、花椒、吴茱萸、陈皮用纱布包好，和鸡蛋同煮。早晚各食一个。

〔病案〕

中阳不足，寒湿有余，脘痞纳少，舌白便溏，脉细小。法当温化，即平为妙。茅术理苓汤、加大腹皮、鸡内金、葛花、川朴。再诊：温化不足以消胀满，阳之虚也甚矣。重其制以济之。茅术、附子、干姜、党参、肉桂、防风、茯苓、五加皮、陈皮。三诊：诸恙向安，仍守前法，以祛留湿。附子、桂枝、党参、白术、干姜、茯苓。（摘编自《增评柳选四家医案》）

四、寒湿内盛——泄泻

大便溏薄，时作时止，叫"泄"；大便直下，如水倾注，叫"泻"。临床上合称为泄泻。《素问·阴阳应象大论》谓"湿胜则濡泻"，《景岳全书》明言"泄泻之本，无不由于脾胃。"。泄泻病变主脏在脾胃，病因为湿，因而脾病湿盛是发病的主要关键。《临证指南医案》称"骛溏之澄清溺白，湿兼寒也。"寒湿之邪蕴积脾胃，下迫大肠，从而变生泄泻。寒湿内盛证通常见于现代医学的肠易激综合征、结肠炎、慢性腹泻、肠系膜淋巴结炎等疾病。

主要症状：泄泻清稀，甚则如水样，脘闷食少，腹痛肠鸣，脐腹寒冷，或兼外感风寒，恶寒，发热，头痛，肢体酸痛，舌苔白或白腻，脉象濡缓。

治法：温中散寒化湿。

方药：藿香正气散加减。藿香、苏叶、厚朴、苍术、茯苓、法半夏、防风、木香、大腹皮、陈皮、桔梗、焦楂、生姜。

〔中成药〕

（1）藿香正气丸，每次6~9g，一日3次。温开水送服。

（2）六合定中丸，每次6~9g，一日3次。温开水送服。

（3）香砂平胃丸，每次9g，一日3次。温开水送服。

〔药茶〕

（1）干姜10g，扁豆花6g，红茶8g。加水煎煮，代茶饮用，不拘次数。

（2）炒薏苡仁20g，干姜10g，炒扁豆15g。加水煎煮，代茶饮用，不拘次数。

（3）葱白10g，豆蔻花5g，大蒜12g，红茶适量。加水煎煮，代茶饮用，不拘次数。

〔膏滋〕

苍术120g，厚朴100g，木香100g，肉豆蔻90g，陈皮90g，山药100g，炮姜90g，桔梗80g，扁豆80g，茯苓100g，红糖250g，蜂蜜1 000g。将苍术等十味药加水煎煮，取汁，浓缩，与红糖、蜂蜜炼为膏。早晚各服30g，冲服。

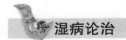

〔药粥〕

（1）炒扁豆20g，山药30g，陈皮15g，荞麦75g。加水煎煮，粥成后，取出陈皮，随量服用。

（2）干姜30g，肉豆蔻30g，炒薏苡仁25g，高粱米50g，糯米25g。将干姜和肉豆蔻研为细末，炒薏苡仁、高粱米、糯米加水煎煮，粥成后，放入药末10~15g，搅拌均匀，随量服用。

〔病案〕

韩某，男性，49岁。一诊：1973年5月10日。今年一月起，腹痛连绵，喜热喜按，怕冷殊剧，时已夏令，需重裘厚被始适，大便溏薄，日行一次，有暴注下迫现象，但无肛门灼热感觉，纳食减少，时有返恶，脉虚弦，苔白腻舌边红。阳虚恶寒，脾又失健，湿浊易生，下注则泻，脉证合参，太阴虚寒明显，湿邪郁久生热，拟连理汤加味。制附子9g（先煎），党参12g，白术9g，干姜4.5g，甘草3g，川连3g，木香6g，姜半夏9g，砂仁2.4g（后下），焦楂曲各9g。5剂。二诊：药后腹痛十减八九，大便成形，怕冷减轻，苔腻渐化，脉虚弦。阳虚之体，寒湿阻脾，虽有化机，仍应前法助以益阳之品。原方去木香、姜半夏，加肉桂3g（分吞），川椒9g。5剂。三诊：阳虚之体，肾阳必亏，肾阳式微则恶寒，脐中痛，便溏，脉苔如故，前投温阳化湿之剂，恶寒时轻时重。非药不对症，乃病重药轻也，因此宗前法而大其量。原方去川连、砂仁、焦楂曲，加茯苓12g。6剂。四诊：重投温振脾胃肾阳气之剂诸恙若失，惟饮食欠馨，食入作胀，脉虚弦，苔薄腻。治当前法参入和运之品，以期巩固。原方去党参、白术，加厚朴6g，陈皮6g，砂仁3g（后下），焦楂曲各9g。3剂。再用参苓白术散调理脾胃收功。（摘编自《张伯臾医案》）

五、寒湿蕴肠——下利

"大瘕泄者，里急后重，数至圊而不能便。"是《难经》对下利症候表现的精辟描述。《景岳全书》强调"泻浅而痢深，泻轻而痢重，泻由水谷不分，出于中焦，痢以脂血伤败，病在下焦。"感寒伤湿，寒湿之邪，伤于胃肠，中阳不振，气血壅滞，发为寒湿下利。寒湿蕴肠证通常见于现代医学的细菌性痢疾、溃疡性结肠炎、放射性结肠炎、食物中毒等疾病。

主要症状：腹痛拘急，脘腹胀满，利下红白相杂，白多红少，或纯为白胨，里急后重，频频登圊，口淡乏味，纳呆，舌质淡，舌苔白腻，脉象濡缓。

治法：温中燥湿，调气活血。

方药：不换金正气散加减。藿香、半夏、苍术、厚朴、炮姜、桂枝、陈皮、木香、槟榔、枳壳、焦楂、白芍。

〔中成药〕

（1）香砂平胃丸，每次6~9g，一日3次。温开水送服。

（2）附子理中丸，每次 6~9 g，一日 3 次。温开水送服。

（3）香砂枳术丸，每次 6~9 g，一日 3 次。温开水送服。

〔药茶〕

（1）凤尾草 30 g，干姜 15 g，绿萼梅 6 g，红糖适量。加水煎煮，代茶饮用，不拘次数。

（2）山楂 30 g，石榴皮 20 g，生姜 15 g，扁豆花 12 g，红糖适量。加水煎煮，代茶饮用，不拘次数。

（3）乌梅 15 g，山药 20 g，豆蔻花 6 g，红糖适量。加水煎煮，代茶饮用，不拘次数。

〔药粥〕

山楂肉 30 g，肉豆蔻 50 g，荞麦 20 g，高粱米 50 g。将山楂肉、肉豆蔻共研细末，荞麦和高粱米煮粥，食粥时，调入药末 10 g。

〔膏滋〕

附片 30 g，炮姜 80 g，肉豆蔻 90 g，黄连 50 g，槟榔 80 g，桔梗 60 g，木香 100 g，陈皮 90 g，苍术 100 g，厚朴 100 g，乌梅 90 g，地榆 90 g，茯苓 100 g，红糖 250 g，蜂蜜 1 000 g。将附片等十三味药加水煎煮，取汁，浓缩，与红糖、蜂蜜炼为膏。早晚各服 50 g，冲服。

〔药膳〕

鲜马齿苋 150 g，锅中焯水，切碎，放盐调味，生大蒜捣烂拌食。

〔病案〕

腹痛下痢，昼夜无度，汗冷肢冷，脉细舌白。暑湿热挟滞互结，病经五日不减，嗜酒中虚之体，邪不能化热外达，而见多汗伤阳，多痢伤阴之险。此证中阳先绥不能托化；邪滞未动，虚波已至，诚属棘手。姑拟温清并进，宗泻心汤意，参以疏泄化滞。制附子五分，厚朴七分，桂木五分，藿梗一钱五分，建曲一钱五分，赤苓三钱，木香三分，姜渣三分，酒炒黄连五分。再诊：下痢减半，赤白相杂，肢冷较和，汗亦稀少；舌白苔腻不化，里急后重已缓，诊脉沉细，腹中尤痛。究属中虚湿胜，暑积阻结，不能藉阳和运动。尚非坦途，再拟温中运邪一法。制附子五分，厚朴七分，黄连三分，白术一钱五分，淡干姜四分，防风一钱，木香三分，枳实七分，丹皮一钱，赤苓三钱。三诊：痢下大减，舌苔渐化，腹痛除而宿垢亦通，小溲赤而两三度，脉象起矣，谷食思矣。中阳既得运动，无虑邪滞不化也。尚当和中。白术一钱五分，佩兰一钱，青皮七分，藿梗一钱五分，建曲一钱五分，厚朴七分，扁豆三钱，桔梗五分，肉果四分，滑石三钱，薏苡仁三钱。（摘编自《增评柳选四家医案》）

六、寒湿犯胃——呕吐

呕吐作为病名最早见于《内经》。胃失和降，气逆于上，迫使胃中之物由口中吐出即为呕吐。《外台秘要》认为"素有冷病，年衰力弱，肤肉瘦悴，此则积冷在胃，生此呕逆。"《三因极一病证方论》谓"病者胃中有寒"亦见呕吐。脾胃为水谷之乡，为寒邪所扰，不能化生精微，而变生寒湿，胃失和降之常，水谷随逆气上出，发生呕吐。寒湿犯胃证通常见之于现代医学的胃肠型感冒、急性胃肠炎、食物中毒、幽门梗阻等疾病。

主要症状：发热恶寒，身痛酸楚，呕吐频作，胸脘满闷，喜食热饮，不思纳谷，舌苔白腻，脉象浮。

治法：疏邪解表，化浊和中。

方药：藿香正气散加减。藿香、苏叶、白芷、防风、白术、厚朴、半夏、陈皮、茯苓、大腹皮、神曲、生姜。

〔中成药〕

（1）藿香正气丸，每次6~9g，一日3次。温开水送服。

（2）六合定中丸，每次9g，一日3次。温开水送服。

（3）香砂六君丸，每次6~9g，一日3次。温开水送服。

〔药茶〕

（1）带根葱白一段，生姜10g，苏叶10g。加水煎煮，代茶饮用，不拘次数。

（2）炒麦芽20g，山楂15g，藿香12g，红糖适量。加水煎煮，代茶饮用，不拘次数。

（3）陈皮15g，生姜10g，丁香花8g。加水煎煮，代茶饮用，不拘次数。

〔药粥〕

（1）生姜15g，陈皮20g，粳米50g。取生姜、陈皮加水煎煮，滤取煎液，煮粳米为粥，随量服用。

（2）鲜藿香20g，鲜苏叶20g，金桔饼30g，粳米50g。将鲜藿香、鲜苏叶、金桔饼切碎，煮粳米为粥，放入切碎的鲜藿香等，放盐调味，随量服用。

（3）陈皮梅5个，木香花12g，小米50g。加水煎煮成粥，随量服用。

〔病案〕

恼怒伤肝，木火犯胃入膈，支撑胸背，呕吐血块痰涎，不纳不便，舌白苔腻。胃为水谷之海，多气多血之腑，性喜通降，所畏倒逆。经此火气冲激，湿浊乘机错乱，倘肆其猖狂，厥势立至。若再侮脾土，胀满必增。左脉弦硬，右脉细软，谷不沾唇者已五日，胃气惫矣。而呕尚甚，中无砥柱，何恃而不恐。诸先生所进苦寒沉降，盖欲止其呕而顺其气，诚是理也。然《内经》云：百病皆以胃气为本。苦寒性味，又属伐胃；胃不能安，药力何藉？人参一钱，吴萸二分，旋复花一钱五分，川楝子七分，川椒二分，法半夏一钱五分，茯苓二钱，川连三分。另肉桂四分，酒炒龙胆草三分，二味同研，饭丸，煎药送下。再诊：呕逆已止，胀痛亦缓，左脉弦硬固平，右脉歇止渐见。土德大残，中气已竭。急进补中立中，仍参约脾制肝之法，惟望胃纳能醒是幸。人参一钱五分，肉桂三分，炙甘草三分，白术一钱五分，茯苓三钱，白芍一钱五分。三诊：胀痛大减，呕逆未平，稍能纳粥，脉俱濡细，胃气渐有来复之机。经曰：纳谷则昌。信不诬也。人参一钱，煨肉果三分，白芍一钱五分，橘白七

分，白术一钱五分，炙甘草三分，煨木香三分，茯神三钱，谷芽一两。（摘编自《增评柳选四家医案》）

七、寒湿阻遏——黄疸

黄疸有阴黄、阳黄之分，病理表现有湿热、寒湿两端。《圣济总录》首提"阴黄"一证。《临证指南医案》指出"阴黄之作，湿从寒化，脾阳不能化热，胆液为湿所阻，渍于脾，浸注肌肉，溢于皮肤，色如熏黄。"《类证治裁》也说"阴黄系脾脏寒湿不运"。或因寒湿伤人，或素体脾胃虚寒，或久病脾阳受损，则湿从寒化。寒湿郁滞，中阳不振，脾虚失运，胆液为寒湿所阻而发病。寒湿阻遏证通常见之于现代医学的肝细胞性、黄疸阻塞性黄疸、溶血性黄疸等疾病。

主要症状：身目俱黄，黄色晦暗，或如烟熏，精神萎靡，身时恶寒，腹胀脘痞，纳谷欠馨，大便不实口淡不和，舌淡苔薄白，脉象迟缓或濡缓。

治法：温中化湿，健脾和胃。

方药：茵陈术附汤加减。茵陈、白术、附片、干姜、茯苓、半夏、陈皮、木香、厚朴、猪苓、麦芽。

〔中成药〕

（1）鳖甲煎丸，每次 6~9 g，一日 2~3 次。温开水送服。

（2）茵陈五苓丸，每次 6 g，一日 3 次；附子理中丸，每次 6 g，一日 3 次。同时口服。温开水送服。

〔药茶〕

（1）鸡骨草 50 g，生姜 15 g，大枣 8 枚。加水煎煮，代茶饮用，不拘次数。

（2）茵陈 30 g，干姜 10 g，玫瑰花 8 g，大枣 10 枚。加水煎煮，代茶饮用，不拘次数。

（3）灵芝 30 g，佛手 20 g，丹参 20 g，豆蔻花 10 g，大枣 10 枚。加水煎煮，代茶饮用，不拘次数。

〔膏滋〕

茵陈 100 g，生晒参 80 g，黄芪 100 g，茯苓 90 g，附子 50 g，干姜 90 g，白术 100 g，鸡内金 100 g，女贞子 80 g，猪苓 90 g，陈皮 90 g，香附 100 g，车前子 120 g，泽泻 90 g，麦芽 100 g，冰糖 250 g，蜂蜜 1 000 g。将茵陈等十五味药加水煎煮，取汁，浓缩，与冰糖、蜂蜜炼为膏。早中晚各服 50 g，开水冲服。

〔药粥〕

茵陈苗 30 g（切碎），厚朴花 10 g，大枣 10 枚，粳米 50 g。将茵陈苗锅中微炒，和厚朴花、大枣、粳米煎煮为粥，放盐调味，随量服用。

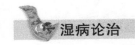
〔病案〕

胆证多种，黑者属肾。今肌肤舌质尽黑，手指映日俱黯，强壮之年，肾阳早已不举，体虽丰腴，腰软不耐久坐，脉弱神疲，纳减足冷，显属肾脏伤残太甚，宗湿热流入肾经主治。血余4两，猪油1斤，熬至发枯，取油盛贮，一切食物中可以用油者，俱用之。煎方：制附子七分，枸杞一钱五分，黄柏一钱，菟丝子一钱五分，茯苓三钱，牡蛎七钱，茵陈一钱五分，杜仲三钱，熟地六钱。再诊：前方已服20余剂，肌肤之黑半化，其势渐转阴黄。形神大振，胃纳加餐，且可耐劳理事矣。再拟补养脾肾，耐性摄养为嘱。人参一钱，沙苑三钱，山药三钱，杜仲三钱，熟地一两，茯苓三钱，白术一钱五分，茵陈一钱五分，枸杞一钱五分，续断三钱，菟丝二钱，泽泻一钱五分。三诊：肤色花斑，证转阴黄，较之黑疸，浅一层矣。培植脾肾之药，已进40余剂，形神色脉，俱属平善。节令将交惊蛰，春暖之气已和。治当开泄腠理，以涤肤斑。《内经》云：必先岁气，毋伐天和。拟宗仲景茵陈四逆汤加减。制附子五分，白术一钱五分，赤小豆三钱，麻黄五分，黄柏一钱，茵陈一钱五分，连皮苓五钱。（摘编自《柳选四家医案·爱庐医案》）

八、寒湿困脾——臌胀

臌胀，是以腹胀大，皮色苍黄，脉络暴露，四肢瘦削为特征的一种病证。由于患者腹部膨胀如鼓，故又称鼓胀。鼓胀一病主要由于酒食不节，情志不遂，劳欲过度，蛊毒感染以及黄疸、积聚失治等因素，导致肝、脾、肾三脏功能障碍，气、血、水积聚腹内而成。寒湿之邪蕴阻，致使肝瘀血滞，脾失健运，肾水不化，故而形成臌胀。寒湿困脾证通常见之于现代医学的肝硬化腹水、腹腔肿瘤、结核性腹膜炎等疾病。

主要症状：腹大胀满，按之如囊裹水，胸脘胀闷，得热则适，精神困倦，怯寒懒动，小便少，大便溏薄，舌苔白腻，脉象缓。

治法：温中健脾，行气利水。

方药：实脾饮加减。白术、附子、干姜、腹皮、木瓜、陈皮、茯苓、厚朴、草果、猪苓、砂仁、防己。

〔中成药〕

（1）参桂理中丸，每次1丸，一日3次。温开水送服。

（2）济生肾气丸，每次6~9，一日3次。温开水送服。

（3）桂附理中丸，每次6~9，一日2~3次。温开水送服。

〔药茶〕

（1）党参20 g，白术15 g，干姜10 g，大枣5枚。煎汤代茶饮，每天不多于500 mL，不拘次数。

（2）黄芪20 g，木香花10 g，稽豆衣15 g。煎汤代茶饮，每天不多于500 mL，不拘次数。

（3）冬瓜皮 20 g，茯苓皮 15 g，肉桂 6 g。煎汤代茶饮，每天不多于 500 mL，不拘次数。

〔膏滋〕

黄芪 120 g，白术 100 g，附子 60 g，干姜 80 g，腹皮 100 g，木瓜 90 g，茯苓皮 100 g，厚朴 90 g，草果 60 g，猪苓 90 g，砂仁 80 g，防己 90 g，甘草 60 g，冰糖 250 g，蜂蜜 1 000 g。将黄芪等十三味药加水煎煮，滤取煎液，浓缩，与冰糖、蜂蜜炼为膏。早晚各服 50 g，冲服。

〔药粥〕

（1）黄芪 50 g，新会陈皮 12 g，大枣 10 枚，粳米 50 g。将黄芪、新会陈皮加水煎煮，滤取煎液，煮大枣、粳米为粥，随量服用。

（2）冬瓜皮 30 g，木香花 10 g，赤小豆 20 g，山药 20 g，粳米 50 g。将冬瓜皮、木香花加水煎煮，滤取煎液，煮赤小豆、山药和粳米为粥，随量服用。

（3）稽豆衣 20 g，豆蔻花 10 g，茯苓皮 30 g，糯米 50 g，将稽豆衣、豆蔻花和茯苓皮加水煎煮，滤取煎液，煮糯米为粥，随量服用。

〔药膳〕

红参 10 g，冬虫夏草 3 g，大蒜 20 g，大枣 10 枚，老鳖（去肠杂，洗净）一只。共煲为汤，不放盐，随量服用。

〔病案〕

痢后阳虚，水湿不化，腹满面浮足肿，而色青黄，脉细，虑延臌胀重证；拟温通脾肾之阳，疏利决渎之气，冀其胀消肿退为妙。川附、肉桂、白术、泽泻、茯苓、猪苓、川朴、陈皮、通草（摘编自《柳选四家医案·环溪草堂医案》）。

九、寒湿困脾——霍乱

霍乱系指感受时行疫疠之邪而发病急骤，病变在顷刻之间挥霍缭乱的疾病。多见于夏秋雨湿较盛的季节。以发热，剧烈腹痛，频繁呕吐，水样腹泻等证候表现为重要特点。本病多因饮食不慎，或感受时行疫疠之邪，损伤脾胃，而致寒湿阻遏中焦，气机逆乱，升降失司，清浊想混，乱于胃肠。寒湿困脾证通常见之于现代医学霍乱、副霍乱、急性胃肠炎、细菌性食物中毒等疾病。

主要症状：恶寒发热，骤发吐泻交作，吐出物如米泔水，泻下清稀如水，腹部冷痛，喜温喜按，口不渴或渴喜热饮，头身疼痛胸脘痞闷，四肢厥冷，舌淡红苔白浊腻，脉象濡缓。

治法：芳香化湿，暖中散寒。

方药：纯阳正气丸加减。陈皮、丁香、茯苓、苍术、白术、霍香、姜半夏、肉桂、木

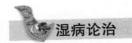

香、吴芋。

〔中成药〕

（1）藿香正气丸，每次6~9 g，一日3次。温开水送服。

（2）理中丸，每次9 g，一日3次。温开水送服。

（3）丁蔻理中丸，每次9 g，一日3次。温开水送服。

〔药粥〕

（1）藿香15 g，无花果12 g，厚朴花10 g，高粱米30 g，粳米50 g。将藿香、无花果和厚朴花加水煎煮，滤取煎液，煮高粱米、粳米为粥，随量服用。

（2）白芷12 g，陈皮15 g，豆蔻花10 g，粳米50 g。将白芷、陈皮和豆蔻花加水煎煮，滤取煎液，煮粳米为粥，随量服用。

（3）扁豆花10 g，茯苓15 g，炒薏苡仁30 g，高粱米50 g。将扁豆花、茯苓加水煎煮，滤取煎液，煮炒薏苡仁、高粱米为粥，随量服用。

〔病案〕

初诊：起即呕吐腹泻，四肢厥逆，上至肩，下至胯。脉伏，眼珠红，裸体畏热，挥扇躁甚，医者认为热证。脉全伏，舌不干，口不苦，渴饮热汤，尚云不热，所谓"热之不热，是无火也。"此沉寒之证，非大辛大热，不能收耗散之阳，仿伤寒四逆加猪胆汁意。熟附片四钱，干姜三钱，丁香五分，荜茇一钱，草果一钱，花椒川连各一钱。是方配两贴，先服头煎，再服二煎，合并至下午一点钟已完。二诊：病不减如此峻剂不对证，津已涸矣。照原方去熟附，用生附子三钱，别直参三钱。服后下如西瓜瓤浊粪一团，吐泻全止矣。三诊：仍温脾肾，用归芍异功散加姜、附。别直参一钱，白术二钱，茯苓三钱，陈皮一钱五分，炙甘草五分，当归一钱五分，杭白芍二钱，淡干姜一钱，熟附片一钱五分。（摘编自《全国名医验案续编·方正逸治褚华嵩案》）。

十、寒湿闭阻——痹病

痹之为病，赖因"风寒湿三气杂至"而成，各有侧重。《素问·六元正纪大论》指出"感于寒，则病关节禁固，腰椎（此乃月字旁）痛，寒湿推于气交而为疾。"《心统》说"寒湿多侵乎下，脚腿木重。"虽为寒湿所伤，但风邪必为先导。故御寒利湿，祛风不可偏废。寒湿痹阻证通常见之于现代医学的风湿性关节炎、老年性关节炎、增生性关节病等疾病。

主要症状：肢体关节，肌肉酸楚、重着、疼痛，肿胀散漫，遇寒加重，关节活动不利，肌肤麻木不仁，舌质淡，舌苔白腻，脉象濡缓。

治法：除湿散寒，祛风通络。

方药：薏苡仁汤合乌头汤加减。当归、附子、桂枝、细辛、制川乌、炙麻黄、苍术、薏苡仁、羌活、独活、防风、白芍、甘草。

〔中成药〕

（1）疏风定痛丸，每次1丸，一日2次。温开水送服。

（2）木瓜丸，每次30粒，一日2~3次。温开水送服。

（3）小活络丹，每次1丸，一日2~3次。温开水送服。

〔药酒〕

（1）黄芪50 g，当归50 g，桂枝30 g，威灵仙60 g，透骨草30 g，伸筋草30 g，羌活40 g，独活30 g，乌梢蛇30 g，雪莲花40 g，肉桂30 g，干姜30 g，冰糖20 g，白酒1 500 mL。浸泡半个月后饮用，每次30 mL，一日一次。

（2）全虫一条，藏红花2 g，干姜6 g，黄酒100 mL。加热炖煮饮用。

〔膏滋〕

黄芪120 g，杜仲100 g，红花100 g，当归120 g，桂枝90 g，雪莲花40 g，干姜80 g，海风藤90 g，防风90 g，威灵仙100 g，白芍100 g，秦艽90 g，生地100 g，冰糖200 g，蜂蜜1 500 g。将黄芪等十三味药加水煎煮，取汁，浓缩，与冰糖、蜂蜜炼为膏。早晚各服30 g，冲服。

〔外治〕

（1）威灵仙60 g，葱白50 g。切碎，捣烂，用白酒调和成糊状，外敷于患处。

（2）乳香30 g，没药30 g，桂枝20 g，鲜凤仙花秸30 g。捣烂，用白酒调拌，外敷贴于痛处。

（3）生草乌30 g，生南星20 g，生半夏20 g，乳香40 g，白酒1 000 mL。将生草乌、生南星、生半夏和乳香置白酒中浸泡，取药酒外擦患处。（不可内服）

〔病案〕

王某，女性，35岁，初诊日期：1977年9月20日。患者面色苍白，形态虚胖，精神萎靡，三年前右骶部及右大腿上部疼痛，肢体关节疼痛重着，活动不便，肌肤常用麻木感，口淡不渴，饮食、睡眠、大小便尚可，月经往往延期，白带多，舌苔白腻，脉濡弱。诊断为痹病（风湿性关节炎）。辨证为寒湿痹阻，络滞气虚。治以祛湿散寒，益气通络。方用《类证治裁》薏苡仁汤加减。处方：薏苡仁30 g，川芎7 g，当归10 g，桂枝7 g，独活7 g，党参20 g，黄芪20 g，川乌7 g，苍术10 g，木瓜10 g，秦艽10 g，水煎服，每日一剂。配服小活络丹，并酌情加减。调治二月，诸证均见好转。（摘编自《痹病论治学》）

十一、寒湿痹阻——腰痛

腰痛一病，《金匮要略》最早对寒湿腰痛作出了明确的诊治，指出"肾着之病，其人身体重，腰中冷，如坐水中。"《景岳全书》也说"腰痛证凡悠悠戚戚，屡发不已者，肾之虚也；遇阴雨或久坐痛而重者，湿也；遇诸寒而痛，或喜暖而恶寒者，寒也。"寒邪凝滞收引，湿性粘腻不化，寒湿之邪交织，气血运行不畅引发腰痛。寒湿痹阻证通常见之于现代医学的肾脏疾患风湿病腰肌劳损脊柱及脊髓疾病等疾病。

主要症状：腰痛，冷重如坐水中，如带重物，转侧不利，遇寒愈剧，得热较舒，口不渴，小便利，大便溏，舌淡苔白腻，脉象沉紧。

治法：散寒祛湿，温经通络。

方药：肾着汤加减。茯苓、白术、干姜、附片、杜仲、续断、寄生、淫羊藿、仙茅、红花、牛膝、狗脊。

〔中成药〕

（1）独活寄生丸，每次6~9 g，一日2~3次。温开水送服。

（2）腰椎痹痛丸，每次1丸，一日2~3次。温开水送服。

（3）壮腰健肾丸，每次6~9 g，一日3次。温开水送服。

〔药茶〕

（1）枸杞15 g，干姜5 g，肉桂6 g。加水煎煮，代茶饮用，不拘次数。

（2）杜仲20 g，熟地30 g，炒薏苡仁20 g。加水煎煮，代茶饮用，不拘次数。

〔药酒〕

淫羊藿50 g，仙茅30 g，枸杞50 g，杜仲30 g，续断50 g，威灵仙50 g，苍术30 g，乌梢蛇30 g，冰糖30 g，白酒1 500 mL。浸泡半个月后饮用，每次30~50 mL，一日一次。

〔膏滋〕

黄芪120 g，熟地100 g，当归100 g，川芎90 g，威灵仙90 g，杜仲100 g，沙苑子100 g，桂枝90 g，透骨草100 g，桑寄生90 g，狗脊120 g，续断100 g，砂仁60 g，红糖200 g，蜂蜜1 000 g。将黄芪等十三味药加水煎煮，取汁，浓缩，与红糖、蜂蜜炼为膏。早晚各服30~50 g，冲服。

〔药膳〕

（1）杜仲50 g，干姜20 g，猪腰2~3个。加水适量及葱姜盐调味，煲汤服用。

（2）枸杞30 g，山药50 g，小茴香10 g，肉桂8 g，羊蝎子250 g。加水适量及葱姜盐调味，煲汤服用。

〔外治〕

（1）制草乌40 g，干姜30 g，透骨草50 g，盐少许。共捣成粗末，加酒适量炒热，布包外敷腰痛处。

（2）生苍术10 g，干姜12 g，乳香10 g，没药10 g，细辛6 g，当归10 g，醋500 mL。先将生苍术等药浸入醋中浸泡5小时，再置于锅中加热数十沸，然后以纱布放入药液中浸透，趁热敷贴于腰痛处，冷则更换。每日一次。

〔病案〕

杨某，男性，50岁。1972年10月5日初诊。患者腰酸脚软，肌肤麻木，骨节屈伸不利，难以行走已1年多，并见两胁刺痛，大便时有溏泄，每日2~10次不等，小便频数而长。拟用苓桂术甘汤加味。处方：桂枝15 g，白术15 g，茯苓21 g，甘草6 g，白芍15 g，黄芪15 g，生姜21 g。三剂。二诊：10月14日。泄泻次数减少，两胁刺痛及两腿麻木酸软俱稍减，惟腰胁麻木紧束双膝怕冷。脉细濡，舌淡红。此寒湿之邪，着于腰肾也。拟用温肾驱寒之法。方用《金匮要略》之肾着汤加味。处方干姜12 g，茯苓30 g，甘草6 g，白术30 g，桂枝30 g，黄芪30 g。三剂。三诊：10月18日。服前方后，腰麻、膝冷明显减少，下肢麻木、酸软无力俱逐消解，脉濡转缓，舌淡红苔净。再守上法，加半夏、防风、附子、萆薢等品，连服50余剂。症状逐日减轻，腰膝活动转灵。其后，虑其沉寒积冷，着于腰肾，阻滞关节，转用甘草附子汤近30剂而各症俱愈。（摘编自《著名中医学家的学术经验》）

十二、寒湿下注——脚气

脚气是以两腿足酸楚、麻木、软弱无力，或见脚胫肿满为特征的一种疾病。因病从脚起，故名为脚气。又称为"缓风""脚弱"。《千金要方》指出"此病发，初得先从脚起，因即胫肿，时人号为脚气。"发病多因久居卑湿秽浊之地，或异地而居，水土不服，或饮食偏嗜太过，长期进食精米白面等。临床证候主要有湿脚气和干脚气两种。病变主要在脾胃，病理变化乃寒湿毒邪壅滞经脉所致。寒湿下注证通常见之于现代医学的维生素B_1缺乏、营养不良、多发性神经炎等疾病。

主要症状：足胫肿大重着，软弱麻木无力，行动不便，小便不利，形寒胫冷，或恶寒发热，舌苔白腻，脉象濡缓。

治法：宣壅散寒，祛湿舒筋。

方药：鸡鸣散加减。厚朴、槟榔、苍术、木瓜、吴萸、苏叶、薏苡仁、川椒目、车前子。

〔中成药〕

（1）香砂六君丸，每次6~9 g，一日3次。温开水送服。

（2）丁蔻理中丸，每次9 g，一日3次。温开水送服。

〔药茶〕

（1）党参20 g，苍术15 g，陈皮12 g，甘草8 g。加水煎煮，代茶饮用，不拘次数。

（2）木瓜15 g，苏叶12 g，炒薏苡仁30 g。加水煎煮，代茶饮用，不拘次数。

（3）稽豆衣15 g，豆蔻花12 g，生姜10片。加水煎煮，代茶饮用，不拘次数。

〔膏滋〕

党参120 g，白术100 g，厚朴80 g，干姜60 g，槟榔90 g，苍术100 g，木瓜90 g，吴萸

50 g，苏叶 80 g，薏苡仁 120 g，川椒目 90 g，车前子 100 g，黑豆 100 g，红糖 250 g，蜂蜜 1 000 g。将党参等十二味药加水煎煮，滤取煎液，浓缩，与红糖、蜂蜜炼为膏。早晚各服 50 g，冲服。

〔药粥〕

（1）花生米 30 g，黑豆 50 g，大蒜 20 g，红枣 10 枚。加水煎煮，随量服用。

（2）赤小豆 30 g，薏苡仁 30 g，荞麦 50 g。加水煎煮，随量服用。

〔药膳〕

甲鱼（去内脏，洗净）一只，黑豆 50 g，葱姜盐适量，加水炖煮，食肉及豆饮汤。

〔病案〕

彭某，女，两腿麻木不仁，为时岁仅一月，但既往曾两足浮肿，不良于行者已久。其为脚气，已无所讳。炮附块 6 g，生苍术 6 g，生薏米 30 g，当归 9 g，细辛 2.4 g，葫芦瓢 30 g，秦艽 9 g，带皮苓 12 g，赤小豆 30 g。（摘编自《章次公医案》）

十三、寒湿瘀滞——痛经

痛经是"因经而痛"，故痛经的发生在月经期或其前后，出现周期性的小腹疼痛。《金匮要略》指出"经水不利，少腹满痛。"亦即痛经。寒湿痛经乃因久居潮湿之地，或经期冒雨涉水，或过食生冷，寒湿之邪克于胞宫，血得寒则凝，以致经行不畅，"不通则痛"而发病。寒湿凝滞证通常见于现代医学的痛经、子宫内膜异位症、慢性盆腔炎等疾病。

主要症状：经前及经行时，小腹疼痛而冷，按之痛甚，经水量少，色黯有块，或如黑豆汁，舌边紫苔白腻，脉象沉紧。

治法：温经散寒，行气利湿。

方药：温经汤加减。人参、当归、白芍、川芎、桂枝、吴茱萸、丹皮、苍术、炮姜、乌药、半夏、甘草。

〔中成药〕

（1）少腹逐瘀片，每次 4 片，一日 2~3 次。温开水送服。

（2）艾附暖宫丸，每次 6~9 g，一日 3 次。温开水送服。

（3）痛经片，每次 4 片，一日 2~3 次。温开水送服。

〔药茶〕

（1）玫瑰花 5 g，藏红花 3 g，大枣 5 枚。加水煎煮，代茶饮用，不拘次数。

（2）凌霄花 5 g，厚朴花 8 g，月季花 8 g。开水冲泡代茶饮，不拘次数。

〔药酒〕

（1）红花 80 g，肉桂 6 g，白芷 15 g，玫瑰花 30 g，红糖一食匙，低度白酒 500 mL，浸泡半个月后饮用，每次 30 mL，一日 1~2 次。月经前三天及行经时饮用。

（2）花椒 3 g，白芍 6 g，川芎 5 g，白芷 6 g，红糖一食匙，黄酒 60 mL。加热炖煮，行经时饮用。

〔膏滋〕

艾叶 120 g，香附 90 g，当归 100 g，续断 90 g，吴茱萸 80 g，川芎 90 g，白芍 100 g，黄芪 100 g，苍术 90 g，肉桂 60 g，益母草 90 g，鸡血藤 100 g，红糖 150 g，蜂蜜 1 000 g。将艾叶等十二味药加水煎煮，取汁，浓缩，与红糖、蜂蜜炼为膏。早晚各服 30 g，冲服。

〔药粥〕

（1）当归 15 g，白芷 12 g，干姜 9 g，粳米 50 g。将当归、白芷和干姜加水煎煮，滤取煎液，煮粳米为粥，随量服用。

（2）白芍 20 g，甘草 8 g，玫瑰花 12 g，粳米 50 g。将白芍、甘草和玫瑰花加水煎煮，滤取煎液，煮粳米为粥，随量服用。

〔药膳〕

（1）当归 50 g，生姜 20 g，羊肉适量。共同做汤，放盐调味，食肉饮汤。

（2）益母草 50 g，干姜 20 g，鸡蛋 6 个，红糖适量。加水同煮，去药渣，食蛋饮汤。月经前三天及行经时饮用。一日一次。

〔外治〕

艾叶 100 g，益母草 80 g，当归 100 g，乳香 90 g，乌药 60 g，干姜 60 g，桂枝 50 g。将艾叶等加水少许使之潮润，锅中炒热，布包熨少腹部。经痛时使用。

〔病案〕

钟某，女性，22 岁，未婚。经漏年余，日日不断，小腹疼痛，先后进服健脾益肾补气固涩清热凉血养阴摄冲等方未瘥。淋漓日久，气血两虚，渐现口干，夜寐不安，瘀下色黑如胶液，脉微细，舌红，苔黄腻少津液。详询病由，13 岁初潮，经汛始调。15 岁时临经游泳，经淋半月方净。此后，每逢月经来临，则量少淋漓，腹痛。21 岁参加工作，看守仓库，阴暗不见阳光，下半身发冷，经水绵绵不净。审本证由寒湿引起，下焦虚寒，经水凝结不畅，瘀血不去，新血难生，乃拟活血化瘀，以动攻动，冀瘀去血止。处方：丹参 12 g，丹皮 9 g，赤芍 12 g，刘寄奴 12 g，焦楂炭 12 g，生蒲黄（包）12 g，炒五灵脂 12 g，益母草 12 g，仙鹤草 15 g，炮姜炭 6 g。服 5 剂后经量渐多，瘀块骤下，漏下即止。继以调补冲任，以复其常。（摘编自《碥石集》第三集）

十四、寒湿凝滞——经闭

经云"二七而天癸至，任脉通，太冲脉盛，月事以时下。"月经不能应时来潮称为经闭。经闭之因，不外虚实两端。虚者多为阴血不足，甚至枯竭，血海空虚，无血可下；实者多为实邪阻隔，脉道不通，经血不得下行。除脾虚、血虚、气滞血瘀等因外，寒湿淤滞是其

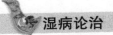

重要因素之一。素体阳虚，突受风寒外袭，或生冷内伤，水湿运化失司，寒湿流注下焦，滞于冲任，壅塞胞脉，而致经闭不行。寒湿淤滞证通常见之于现代医学的原发性闭经、继发性闭经、多囊卵巢等疾病。

主要症状：经闭迟至，小腹冷痛，四肢不温，神倦乏力，胸闷恶心，大便不实，白带量多，舌苔薄白，脉象濡缓。

治法：温经散寒，燥湿化浊。

方药：二术丸合温经汤加减。苍术、白术、半夏、茯苓、当归、香附、川芎、红花、鸡血藤、海藻。

〔中成药〕

(1) 八珍益母丸，每次6~9 g，一日3次。温开水送服。

(2) 妇科调经丸，每次6~9 g，一日2~3次。温开水送服。

(3) 乌金丸，每次9 g，一日2次。温开水送服。

〔药茶〕

(1) 玫瑰花8 g，厚朴花10 g，凌霄花6 g。加水煎煮，代茶饮用，不拘次数。

(2) 当归15 g，月季花10 g，红花12 g。加水煎煮，代茶饮用，不拘次数。

〔药酒〕

艾叶50 g，干姜20 g，凌霄花30 g，玫瑰花30 g，桃仁30 g，白酒500 mL，浸泡半个月后饮用，每次30 mL，一日1~2次。月经前三天及行经时饮用。

〔膏滋〕

紫河车90 g，白术100 g，当归100 g，仙灵脾100 g，菟丝子90 g，红花100 g，肉桂80 g，干姜60 g，川芎90 g，鸡血藤100 g，香附100 g，厚朴90 g，红糖150 g，蜂蜜1 000 g。将紫河车等十二味药加水煎煮，取汁，浓缩，与红糖、蜂蜜炼为膏。早晚各服30 g，冲服。

〔药粥〕

(1) 当归15 g，苍术12 g，凌霄花10 g，粳米50 g。将当归、苍术和凌霄花加水煎煮，滤取煎液，煮粳米为粥，随量服用。

(2) 红花20 g，桂枝12 g，月季花10 g，炒薏苡仁30 g，粳米50 g。将红花、桂枝和月季花加水煎煮，滤取煎液，煮炒薏苡仁、粳米为粥，随量服用。

〔药膳〕

紫河车30 g，瘦猪肉适量，山药50 g，花椒3 g，红枣10 枚，生姜5 片。煲汤，每周服食2~3次。

〔病案〕

陈某，女，室女停经，多能引起胃障碍，古人用平胃散通经，即是此理。春柴胡6 g，陈皮 6 g，官桂皮 6 g，制香附 9 g，青皮 6 g，生艾叶 4.5 g，淡吴芋 4.5 g，薤白头 9 g，小茴香 6 g，乌药 6 g。另：平胃丸 60 g。分十次吞服。（摘编自《章次公医案》）

十五、寒湿下注——带下

所谓带下，系指带下量增多，色、质、臭气异常，或伴有阴痒者。《史记·扁鹊仓公列传》称妇科医生为"带下医"，足见带下为妇科常见病。《傅青主女科》云"带下俱是湿证，而以带名者，因带脉不能约束而有此病。……白带乃湿甚而火衰。"素体脾肾阳虚，下元不固，任督二脉为寒湿所困而发病。寒湿下注证通常见之于现代医学的滴虫性阴道炎、细菌性阴道炎、子宫内膜炎、雌激素缺乏等疾病。

主要症状：肢冷身乏，带下量多，色白清冷，质稀而薄，腰脊酸冷，尿频清长，大便溏软，舌苔薄白，脉象沉迟。

治法：温补脾肾，散寒除湿。

方药：桂附止带汤加减。肉桂、附子、续断、焦艾、茯苓、芡实、金樱子、山药、山萸肉、炮姜、煨姜、乌贼骨。

〔中成药〕

（1）参苓白术丸，每次 6~9 g，一日 3 次。温开水送服。

（2）附子理中丸，每次 9 g，一日 3 次。温开水送服。

〔药茶〕

（1）山药 30 g，白芷 10 g，陈皮 10 g。加水煎煮，代茶饮用，不拘次数。

（2）芡实 30 g，炒薏苡仁 50 g，鸡冠花 20 g。加水煎煮，代茶饮用，不拘次数。

〔膏滋〕

白术 120 g，山药 100 g，党参 90 g，车前子 100 g，苍术 100 g，陈皮 90 g，柴胡 80 g，荆芥炭 90 g，炙甘草 60 g，白芷 90 g，茯苓 100 g，冰糖 250 g，蜂蜜 1 000 g。将白术等十一味药加水煎煮，取汁，浓缩，与冰糖、蜂蜜炼为膏。早晚各服 30 g，冲服。

〔药粥〕

（1）白果 10 g，炒薏苡仁 15 g，莲子 20 g，山茶花 10 g，荞麦 20 g，粳米 50 g。加水煎煮为粥，随量服用。

（2）白芷 15 g，干姜 10 g，白槿花 20 g，山药 50 g，粳米 50 g。取白芷、干姜、白槿花加水煎煮，滤取煎液，煮山药、粳米为粥，随量服用。

〔外治〕

（1）百部 30 g，蛇床子 20 g，苦参 20 g，黄柏 15 g，土荆皮 20 g，荆芥 30 g。加水煎煮，滤取煎液，候温，冲洗阴道，或熏洗坐浴。每日一次，连用一周。

（2）野菊花 50 g，黄连 10 g，皮硝 30 g，地肤子 50 g。加水煎煮，滤取煎液，候温，冲

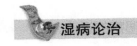

洗阴道，或熏洗坐浴。每日一次，连用一周。

〔病案〕

曾某，女，46岁，初诊日期：1974年3月29日。主诉：腰痛，白带量多2年余。现病史：两年来腰痛绵绵，遇冷加重，少腹发胀，白带量多，色如蛋清。近几个月来腰痛加重，少腹发凉，纳少便溏。曾经妇科检查称两侧附件增厚，其余正常。舌象：舌淡质胖，苔薄白。脉象：沉缓。西医诊断：慢性盆腔炎，阴道滴虫？腰骶韧带劳损？中医辨证：脾虚湿滞，寒湿带下。治法：健脾益气，温化寒湿。方药：党参10 g，白术10 g，山药15 g，荆芥穗5 g，白芍10 g，车前子10 g，柴胡5 g，川断10 g，桑寄生15 g，鹿角霜15 g，木香5 g，干姜5 g。治疗经过：4月23日，服药6剂后腰痛缓解，白带明显减少仍感腹胀，上方去柴胡、荆芥穗、干姜、鹿角霜，加乌药、制香附各10 g，继服。4月29日，服上方6剂后，症状已除，继服剂以巩固疗效。（摘编自《刘奉五妇科经验》）

（陈允旺）

第三节　痰湿·痰饮

痰湿与痰饮既为病因，又为病名。湿浊内生，日久聚而为痰，成为湿痰，又称"痰湿"。痰湿偏于厚浊，故又称为"痰浊"；痰饮则较痰湿偏于清稀。《素问·至真要大论篇》谓"太阴在泉……湿淫所胜……民病饮积"。《锦囊秘录》认为"岁土太过，雨湿流行，甚则饮发。……水湿，其本也"。

痰湿和痰饮之变生与脾肾肺胃有关，肺脏是水湿的上源，肾脏是水湿的下源，脾胃是水湿的中焦枢纽，若肺脾肾的功能失调，阳气衰微，津液不能正常输布，水液代谢紊乱，聚而为湿，化而为饮，而出现痰湿或痰饮的证候。

痰湿与痰饮，状不同而质同。痰湿多积于肺与脾胃，致使肺的肃降功能失调，而变生咳喘；脾胃的出入升降功能失和，而出现痞塞胀满。痰饮则无处不在，留于胃肠则为痰饮（狭义），流于胁下则为悬饮，停于胸肺则为支饮，溢于四肢则为溢饮等。

一、痰湿上扰——头痛

头为诸阳之会，清阳之府，又为髓海之所在。头居于人体之最高位，五脏精华之血，六腑清阳之气皆上注于头。《临证指南医案》说"阳虚浊邪阻塞"为头痛病因之一，《丹溪心法》认为"肥人头痛，是湿痰。"痰湿之邪，上犯清空，阻遏清阳，痹阻经络，壅遏经气，令头痛发作。痰湿上扰证通常见之于现代医学内科的血管性头痛、紧张性头痛、三叉神经痛，神经、精神、五官科等疾病，以及外科和某些感染性疾病。

主要症状：头痛头胀，昏蒙沉重，周身重着，或形体肥胖，纳谷不香，胃中泛泛欲吐，舌体胖大，舌苔白腻，脉象濡。

治法：健脾燥湿，化痰降逆。

方药：半夏白术天麻汤加减。半夏、天麻、白术、枳实、竹茹、厚朴、橘红、苍术、桑叶、泽泻、白蔻仁、生姜。

〔中成药〕

（1）复方天麻片，每次4片，一日3次。温开水送服。

（2）川芎茶调丸，每次6~9 g，一日3次。温开水送服。

〔药茶〕

（1）白芷12 g，新会陈皮10 g，天麻12 g。加水煎煮，代茶饮用，不拘次数。

（2）川芎12 g，茯苓20 g，金桔15 g。加水煎煮，代茶饮用，不拘次数。

〔药酒〕

川芎15 g，天麻12 g，白芷10 g，红糖适量，黄酒150 mL。隔水炖沸，候温饮用。

〔膏滋〕

川芎150 g，半夏100 g，苍术120 g，白术100 g，天麻100 g，枳实90 g，竹茹90 g，厚朴100 g，橘红90 g，白蒺藜100 g，泽泻120 g，生姜60 g，冰糖200 g，蜂蜜1 000 g。将川芎等十二味药加水煎煮，取汁，浓缩，与冰糖、蜂蜜炼为膏。早晚各服50 g，冲服。

〔药膳〕

（1）川芎10 g，天麻20 g，白芷15 g，茯苓20 g，老母鸡（去毛及肠杂，洗净）一只。葱姜盐适量，纱布包裹川芎等药物，和老母鸡共同加水炖煮，分顿食肉饮汤。

（2）桑叶20 g，钩藤30 g，陈皮20 g，草鱼头（洗净）一个。葱姜盐适量，纱布包裹桑叶等药物，和草鱼头共同加水炖煮，分顿饮汤。

〔病案〕

魏某，男性，32岁，警察。2009年9月8日就诊。主诉：头痛断续发作。患者去年秋天因淋雨后用冷水洗头，未及干透又外出受风，此后经常头疼，昏蒙欲睡，痛势绵绵，精神困乏，影响工作和休息，但受寒凉或阴湿天气则见加重。起初自行服用芬必得、元胡止痛片等均能缓解，日久则无效。曾做CT检查未见明显异常。近因工作劳累而作，延请中医治疗。刻诊：形体丰腴，头痛昏胀，如蒙如裹，神倦乏力，周身重着，纳呆，寐艰，口中粘腻，舌体胖大苔白腻，脉象濡。此系寒湿之邪，伤及脾阳，痰湿内蕴，上扰清空所致，疏方健脾燥湿，化痰降逆，半夏白术天麻汤化裁。处方：半夏12 g，白术12 g，茯苓15 g，桑叶10 g，川芎12 g，天麻10 g，枳实12 g，竹茹10 g，厚朴10 g，白蒺藜12 g，苍术10 g，泽泻12 g，陈皮10 g。水煎服，7剂。二诊：药后头痛缓解，昏蒙胀感减轻，精神好转，余症如故。原方去竹茹、苍术，加山药20 g，白蔻（后下）6 g。水煎服。三诊：服前方10剂后，头痛昏胀未见复发，精神大振，纳谷渐香，夜寐尚安，脉证均平。嘱服用天麻白芷炖鱼头汤善后。

二、痰湿中阻——眩晕

眩晕，最早见于《内经》，称之为"眩冒"。张仲景认为，痰饮是眩晕的重要致病因素之一。《金匮要略》"痰饮咳嗽病脉证并治篇"指出"心下有支饮，其人苦冒眩。""无痰不作眩"之说。若脾虚失运，水湿不化，湿聚为痰，痰湿中阻，上蒙清窍，致使清阳不升而眩晕发作。痰湿中阻证通常见之于现代医学的梅尼埃综合征、高血压病、脑动脉硬化、椎基底动脉供血不足、贫血等疾病。

主要症状：头晕目眩，昏蒙沉重，或伴有视物旋转，不能瞑目，恶心呕吐，痰涎清稀，耳鸣如蝉，纳谷不馨，舌苔白腻，脉象濡滑。

治法：化痰熄风，健脾祛湿。

方药：半夏白术天麻汤合半夏茯苓汤加减。半夏、白术、天麻、茯苓、橘红、钩藤、薏苡仁、竹茹、代赭石、旋复花、砂仁、磁石。

〔中成药〕

（1）陈夏六君子丸，每次 9 g，一日 3 次。温开水送服。

（2）晕可平糖浆，每次 20~30 mL，一日 3 次。白开水冲服。

〔药茶〕

（1）泽泻 20 g，白术 15 g。加水煎煮，代茶饮用，不拘次数。

（2）天麻 15 g，茯苓 20 g，车前草 30 g。加水煎煮，代茶饮用，不拘次数。

（3）香橼 12 g，钩藤 15 g，桑叶 15 g，陈皮梅 12 g。加水煎煮，代茶饮用，不拘次数。

〔膏滋〕

白术 120 g，天麻 100 g，山药 120 g，半夏 100 g，橘红 100 g，茯苓 120 g，钩藤 100 g，桑叶 100 g，竹茹 90 g，代赭石 120 g，石决明 150 g，白蒺藜 100 g，砂仁 80 g，泽泻 100 g，冰糖 200 g，蜂蜜 1 000 g。将白术等十四味药加水煎煮，取汁，浓缩，与冰糖、蜂蜜炼为膏。早中晚各服 30 g，冲服。

〔药粥〕

（1）天麻 12 g，茯苓 15 g，金桔饼（切碎）20 g，小麦 50 g。将天麻、茯苓加水煎煮，滤取煎液，煮金桔饼、小麦为粥，随量服用。

（2）白蒺藜 15 g，厚朴花 10 g，车前子 20 g，钩藤 15 g，荞麦 60 g。将白蒺藜等药物用纱布包好，加水煎煮，滤取煎液，煮荞麦为粥，放红糖调味，随量服用。

〔病案〕

张路玉治董某之妻，体虽不甚丰，而恒有眩晕之疾。诊其六脉皆带微弦，而气口尤甚，盖缘性多郁怒，怒则饮食不思，而为眩晕矣。岂平常体肥多湿之痰可比例乎！为疏六君子方，水泛为丸，服之以培中土，中土健运，当无敷化不及，留结为痰而成眩晕之虑，所谓治

病必求其本也。（摘编自《续名医类案》）

三、痰浊上扰——健忘

健忘一病，首见于《圣济总录》。《类证治裁》说"人之神，宅于心，心之精，依于肾，而脑为元神之府，精髓之海，实记性所凭也。"健忘，就病理而言，《丹溪心法》说"健忘精神短少者多，亦有痰者。"《寿世保元》亦认为"停饮而气郁以生痰"，把痰浊弥留不化，上扰清空作为发病原因之一。痰浊上扰证通常见之于现代医学的神经衰弱、脑动脉硬化、腔隙性脑梗死等疾病。

主要症状：健忘，嗜睡，哈欠连连，神思欠敏，头晕胸闷，气短，呕恶，咳吐黏涎，舌苔腻，脉象弦滑。

治法：化痰宁心醒脑。

方药：温胆汤加减。陈皮、半夏、茯苓、枳实、石菖蒲、郁金、天麻、葛根、白蒺藜、沙苑子。

〔中成药〕

（1）还少丹，每次6~9 g，一日3次。温开水送服。

（2）枕中丹，每次6 g，一日3次。温开水送服。

（3）健脑丸，每次3~5 g，一日2~3次。温开水送服。

〔药茶〕

（1）天麻12 g，陈皮15 g，茯苓20 g，海带（切丝）30 g。加水煎煮，代茶饮用，不拘次数。

（2）杜仲20 g，枸杞15 g，橘红12 g。加水煎煮，代茶饮用，不拘次数。

（3）柿树叶20 g，鲜竹沥100 mL，银杏叶15 g。加水适量煎煮，代茶饮用，不拘次数。

〔膏滋〕

橘红100 g，半夏90 g，茯苓100 g，龟板120 g，杜仲100 g，枳实120 g，石菖蒲90 g，天麻100 g，郁金90 g，白蒺藜100 g，川芎100 g，沙苑子120 g，红糖200 g，蜂蜜1 500 g。将橘红等十二味药加水煎煮，取汁，浓缩，与红糖、蜂蜜炼为膏。早中晚各服30 g，冲服。

〔药粥〕

（1）枸杞30 g，核桃仁（切碎）50 g，粳米50 g。共同加水煎煮成粥，随量服用。

（2）金桔饼（切碎）20 g，山药30 g，松子20 g，粳米50 g。共同加水煎煮成粥，随量服用。

（3）灵芝20 g，天麻20 g，荞麦50 g。将灵芝、天麻加水煎煮，滤取煎液，煮荞麦为粥，放糖调味，随量服用。

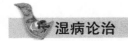

〔病案〕

魏某，男性，62 岁。初诊日期：2017 年 9 月 17 日。患者年轻时工作繁忙，心神交瘁，往往终宵不得安眠，加之烟酒过度，年过六旬每每忘事，反映较前迟钝，平素嗜睡，寐则鼾声如雷，头昏倦怠，神疲乏力，胸闷返恶，晨间必咳吐痰涎，咳之不净，舌苔腻，脉象弦滑。曾作健康体检，示腔隙性脑梗死，两颈动脉斑块。总胆固醇 6.8 mmol/L，甘油三酯 3.2 mmol/L，高密度脂蛋白 0.98 mmol/L，低密度脂蛋白 4.19 mmol/L。此痰湿内阻，清阳被蒙，治以健脾祛湿，化痰醒脑。处方：橘红 10 g，清半夏 10 g，茯苓神各 15 g，枳实 15 g，石菖蒲 12 g，郁金 10 g，川芎 15 g，天麻 12 g，葛根 15 g，白蒺藜 12 g，杜仲 15 g，沙苑子 15 g。水煎服，10 剂。二诊：嗜睡减轻，倦怠返恶减而未除，余症余脉依然。原方去川芎，加瓜蒌 10 g，冬花 12 g。三诊：连服前方半个月，健忘似有减轻，精神转佳，头昏嗜睡大减，咳痰渐少，舌苔薄白，脉弦。其后，二诊方加红花 15 g，炒白术 15 g，3 剂量合一，炼蜜为膏，每服 30 g，日服两次。连服两料膏剂，配合有氧锻炼及饮食调理，健忘明显缓解，血脂趋于正常，余症亦安。

四、脾虚痰湿——多寐

多寐，又称"嗜睡""多眠"。是指不分昼夜，昏昏欲睡，呼之即醒，醒后复又入睡。《伤寒论》有"少阴之为病，脉细微，但欲寐。"明言阳虚阴盛是多寐的重要病机。《脾胃论》谓"脾胃之虚，怠惰嗜卧。"《丹溪心法》则说"脾胃受湿，沉困无力，怠惰好卧。"湿浊困扰，心脾阳气不振，心神失于荣养，多寐即起。脾虚湿盛证通常见之于现代医学的神经官能症、脑动脉硬化症、发作性嗜睡病等疾病。

主要症状：头蒙如裹，昏昏欲睡，肢体沉重，胸闷气短，不耐疲劳，纳谷不馨，泛恶，舌苔厚腻，脉象濡缓。

治法：燥湿健脾，醒神开窍。

方药：平胃散加减。苍术、厚朴、陈皮、茯苓、藿香、菖蒲、白术、木香、葛根、川芎。

〔中成药〕

（1）香砂平胃丸，每次 6 g，一日 3 次。温开水送服。

（2）补中益气丸，每次 6~9 g，一日 3 次；二陈丸，每次 6 g，一日 3 次。同时服用，温开水送服。

（3）香砂六君丸，每次 6~9 g，一日两次。温开水送服。

〔药茶〕

（1）藿香 15 g，葛根 20 g，天麻 12 g。加水煎煮，代茶饮用，不拘次数。

（2）佩兰 15 g，豆蔻花 12 g，新会陈皮 20 g。加水煎煮，代茶饮用，不拘次数。

〔膏滋〕

葛根120 g，川芎90 g，党参100 g，苍术80 g，厚朴100 g，陈皮80 g，桑叶80 g，茯苓100 g，藿香80 g，菖蒲100 g，白术100 g，木香80 g，核桃仁120 g，砂仁60 g，冰糖200 g，蜂蜜1 000 g。将黄芪等十三味药加水煎煮，滤取煎液，浓缩，与冰糖、蜂蜜炼为膏。早晚各服50 g，冲服。

〔药粥〕

（1）菖蒲12 g，天麻15 g，代代花10 g，枸杞30 g，小米50 g。将菖蒲、天麻和代代花加水煎煮，滤取煎液，煮枸杞、小米为粥，随量服用。

（2）杜仲20 g，葛根12 g，白术12 g，桂圆10个，粳米50 g。将杜仲、葛根和白术加水煎煮，滤取煎液，煮桂圆、粳米为粥，随量服用。

〔药膳〕

黄芪30 g，白术20 g，新会陈皮15 g，木香花12 g，老鸭（去肠杂，洗净）一只，入葱姜盐调味，加水适量，煲汤随量食用。

〔病案〕

寐中常坐起而不自如，日间静则瞌睡。此浊痰迷闭清阳，阳气郁而不宣也。胆星、川贝、茯苓、陈皮、枳实、半夏、党参、远志、菖蒲。再诊：体肥多湿之人，湿热蒸痰，阻塞肺胃，喉中气粗，呼吸如喘，卧寐之中，常欲坐起，仍然酣睡，而不自知。所以起坐之故，盖痰阻气滞，蒙闭清阳，阳气郁极则郁伸，故寐中欲坐起也。病属痰与火为患。兹拟煎方开其肺痹，另用丸药化其痰火；痰火一退，清阳得升，病自愈矣。射干、橘红、冬瓜子、杏仁、桔梗、贝母、竹沥、姜汁、葶苈子、苏子、枇杷叶。另黑丑三钱，莱菔子三钱，槟榔三钱，大黄三钱。研末蜜丸，作12粒，每午后1丸，临卧1丸，嚼化咽下。（摘编自《增评柳选四家医案》）

五、痰浊郁闭——中风

中风是以猝然昏仆，不省人事，半身不遂，口眼歪斜，言语不利为主症的病证。《素问·风论》谓"风之伤人……发为偏枯。"《丹溪心法》指出"东南之人，多是湿土生痰，痰生热，热生风也。"《赤水玄珠》则说"中风偏枯麻木等症，以血虚瘀血痰饮为言，是论其致病之源。……皆湿生痰，痰生热，热生风也。"痰浊瘀滞阻闭经络，上壅清窍，内蒙心神，神机闭塞，终致中风偏枯。痰浊瘀闭证通常见之于现代医学的急性脑血管疾病，如短暂性脑缺血、局限性脑梗死、蛛网膜下腔出血等疾病。

主要症状：突然昏仆，不省人事，牙关紧闭，静卧不烦，肢体强痉，双手握固，痰涎壅盛，喉中痰鸣，舌苔白腻，脉象沉滑缓。

治法：化痰熄风，宣郁开窍。

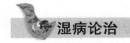

方药：涤痰汤加减。半夏、茯神、橘红、竹茹、郁金、胆南星、石菖蒲、天麻、钩藤、僵蚕、黄芩、制军。

〔中成药〕

（1）益脑复健胶囊，每次 4 粒，一日 3 次。温开水送服。

（2）脑血康口服液，每次 10 mL，一日 3 次。温开水送服。

〔药茶〕

（1）菊花 15 g，天麻 12 g，凌霄花 10 g，陈皮 12 g。加水煎煮，代茶饮用，不拘次数。

（2）杜仲 15 g，灵芝 20 g，红花 15 g，金桔饼 20 g。加水煎煮，代茶饮用，不拘次数。

（3）桑叶 15 g，柿树叶 20 g，银杏叶 15 g。加水煎煮，代茶饮用，不拘次数。

〔膏滋〕

石决明 150 g，天麻 120 g，钩藤 100 g，僵蚕 90 g，半夏 100 g，茯神 90 g，橘红 90 g，瓜蒌 100 g，郁金 90 g，胆南星 80 g，红花 100 g，石菖蒲 90 g，鲜竹沥 200 mL，制军 80 g，冰糖 250 g，蜂蜜 1 000 g。将石决明等十四味药加水煎煮，取汁，浓缩，与冰糖、蜂蜜炼为膏。早中晚各服 30 g，冲服。

〔药粥〕

（1）丝瓜络 30 g，海带 20 g，粳米 50 g。将丝瓜络、海带加水煎煮，滤取煎液，煮粳米为粥，放盐调味，随量服用。

（2）新会陈皮 20 g，凌霄花 15 g，枸杞 30 g，小米 50 g。将新会陈皮、凌霄花加水煎煮，滤取煎液，煮枸杞、小米为粥，放糖调味，随量服用。

〔病案〕

黎某，气虚多湿之体，加以劳顿掣动阳气，致阳气挟痰上升，清旷之区灵明之府，悉为湿痰所弥漫，以致神情呆钝，迷沉多睡，右手足运行不利，口眼歪斜，脉滑而数，苔薄质腻。此由肝气挟痰，阻于心脾之络，为类中之证。刻在鸱张之际，恐阳气复上而不语神昏，痰从内闭。姑先开窍涤痰，以备商进。半夏二钱，枳实一钱五分，橘红一钱，郁金一钱五分，菖蒲七分，赤白苓各二钱，远志五分，僵蚕二钱，白蒺藜三钱，制南星七分，人参再造丸 1 丸，先化服。二诊：神情略为灵爽，沉迷多寐之象亦觉稍退，脉象柔和，未始不为起色；但右手足不能运用自如，口眼歪斜，舌强言謇，不饥不纳，时见嗳噫，似呃非呃，右关脉沉滑有力，舌苔白腻，中心焦黄，浊痰之弥漫，心窍之闭阻，故得稍开，而火风鼓旋之势，尚在炽盛，总期药能续效，风火庶可平耳。方草商之。半夏一钱五分，瓜蒌仁六钱，远志肉甘草汤炒之七分，枳实一钱五分，制南星七分，陈皮一钱，风化霜一钱五分，菖蒲七分，郁金用明矾三分化水磨冲七分，人参再造丸一丸。三诊至七诊均以前方加减变通。八诊谓湿痰渐化，则以养血补气之品，收效于后。（摘编自《张聿青医案》）

六、痰浊闭阻——胸痹

胸痹一病，《内经》称为"真心痛"，《金匮要略》正式提出"胸痹"的名称。"胸痹心痛短气病脉证并治篇"谓"胸痹不得卧，心痛彻背"。恣食肥甘，贪杯豪饮，伤及脾胃，脾运失司，湿郁痰滞，留踞心胸，痰性粘腻，易滞阳气，阻滞血运，致使气虚湿浊痰阻心脉，"不通则痛"。非健脾通阳不能治其本，非消痰化浊不能治其标。痰浊闭阻通常见之于现代医学的心绞痛、心肌梗死、心包炎、心肌病、慢性阻塞性肺气肿等疾病。

主要症状：胸部憋闷，胸痛时作，肢体沉重，形体肥胖，痰多气短，阴雨天加重，纳呆便溏，咯吐黏涎，舌体胖大边有齿痕，舌苔浊腻或白滑，脉象弦滑。

治法：通阳泄浊，豁痰宣痹。

方药：瓜蒌薤白半夏汤合涤痰汤加减。瓜蒌、薤白、半夏、胆南星、陈皮、石菖蒲、枳实、梭罗子、竹茹、桂枝、甘松。

〔中成药〕

（1）苏冰滴丸，每次2~4粒，一日3次。发病时立即吞服或舌下含服。

（2）愈风宁心片，每次5片，一日2~3次。温开水送服。

（3）心可舒片，每次4片，一日3次。温开水送服。

〔药茶〕

（1）瓜蒌15 g，薤白20 g，新会陈皮12 g。加水煎煮，代茶饮用，不拘次数。

（2）厚朴花12 g，金桔12 g，瓜蒌15 g，佛手10 g。加水煎煮，代茶饮用，不拘次数。

（3）菖蒲12 g，枳实10 g，红花15 g。加水煎煮，代茶饮用，不拘次数。

〔药酒〕

瓜蒌15 g，金桔饼20 g，藏红花3 g，黄酒200 mL。隔水炖沸，每次趁温饮酒30 mL，一日1次。

〔膏滋〕

瓜蒌120 g，薤白120 g，半夏100 g，陈皮100 g，石菖蒲90 g，枳实100 g，梭罗子90 g，川芎100 g，延胡索120 g，桂枝100 g，红花100 g，厚朴90 g，冰糖200 g，蜂蜜1 000 g。将瓜蒌等十二味药加水煎煮，取汁，浓缩，与冰糖、蜂蜜炼为膏。早晚各服30~50 g，冲服。

〔药粥〕

薤白15 g，金桔饼（切碎）20 g，陈皮10 g，粳米50 g。共同加水煎煮成粥，放糖调味，随量服用。

〔药膳〕

瓜蒌20 g，金桔饼30 g，丹参20 g，瘦猪肉150 g。共放炖盅内，加葱姜盐调味，炖熟

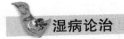

后，食肉饮汤。

〔病案〕

胸中为阳之位，清阳失控旷，则胸痹而痛，下午属阴，故痛甚也。用苓桂术甘汤加味。茯苓、甘草、桂枝、白术、瓜蒌、薤白、半夏、陈皮、干姜、白蔻。再诊：胸痹痰饮，脘痛，甚则呕酸，脉细。胃阳不布，先以通畅。吴芋、干姜、白蔻、甘草、桂木、瓜蒌、薤白、枳实、半夏、茯苓、陈皮。三诊：胸痹腹痛，夜甚昼安，清阳不振，浊阴僭逆，法必通阳。党参、茯苓、白术、甘草、陈皮、半夏、桂木、川椒、干姜、附子。（摘编自《临证指南医案》）

七、痰湿中阻——痞满

所谓痞满，《景岳全书》说得好："痞者，痞塞不开之谓；满者，胀满不行之谓。"痞满的基本病位在胃。与肝、脾的关系密切。中焦气机不利，脾胃升降失职，为导致本病发生的病机关键。病理性质不外虚实两端，痰湿阻遏即为实证的病因之一。脾胃升降失和，湿浊不化，酿生痰湿，发为痞满《张氏医通》说"肥人心下痞闷，内有痰湿也。"痰湿中阻证通常见于现代医学的慢性胃炎、功能性消化不良、胃下垂等疾病。

主要症状：脘腹痞满，嗳气不畅，胸膈满闷，头目眩晕，身重困倦，呕恶纳呆，口渴不思饮，舌苔白厚腻，脉象迟滑。

治法：除湿化痰，理气和中。

方药：平陈汤加减。苍术、陈皮、厚朴、半夏、木香、藿香、茯苓、枳壳、苏梗、香附、桔梗。

〔中成药〕

(1) 香砂平胃丸，每次 6~9 g，一日 3 次。温开水送服。

(2) 二陈丸，每次 9 g，一日 3 次。温开水送服。

(3) 不换金正气散，每次 6~9 g，一日 3 次。温开水送服。

〔药茶〕

(1) 陈皮 15 g，豆蔻花 8 g，苏叶 10 g，佛手片 15 g。加水煎煮，代茶饮用，不拘次数。

(2) 香橼 20 g，厚朴花 8 g，生姜 10 g。加水煎煮，代茶饮用，不拘次数。

(3) 金桔 15 g，枳壳 15 g，干姜 8 g，茯苓 20 g。加水煎煮，代茶饮用，不拘次数。

〔药酒〕

陈皮 30 g，枳壳 20 g，茯苓 50 g，佛手片 30 g，黄酒 200 mL。隔水炖沸，每次趁温饮酒 30 mL，一日一次。

〔膏滋〕

陈皮 100 g，清半夏 90 g，炒苍术 100 g，炒白术 120 g，茯苓 120 g，厚朴 100 g，木香

90 g, 砂仁 80 g, 香附 100 g, 苏梗 90 g, 干姜 80 g, 麦芽 120 g, 枳壳 100 g, 冰糖 200 g, 蜂蜜 1 500 g。将炒陈皮等十三味药加水煎煮，取汁，浓缩，与冰糖、蜂蜜炼为膏。早晚各服 50 g，冲服。

〔药粥〕

（1）金桔饼（切碎）20 g, 山药 30 g, 厚朴花 12 g。将山药、厚朴花加水煎煮成粥，趁热加入金桔饼，再煮两三沸，候温随量服用。

（2）新会陈皮 50 g, 干姜 30 g, 荞麦 15 g, 粳米 50 g。将新会陈皮、干姜加工成末，荞麦、粳米加水煎煮为粥，粥成后调入药末 5～10 g，随量服用。

〔病案〕

陈某，女性，33 岁。患者胃脘胀痛，腹胀，嗳气，恶心，便溏，苔黄厚腻，脉弦滑。诊为痰湿淤滞偏热，治以温胆汤加味：黄连 10 g, 竹茹 20 g, 枳实 10 g, 法半夏 10 g, 陈皮 10 g, 茯苓 6 g, 甘草 10 g, 槟榔 10 g, 厚朴 10 g。服药 4 剂后痛止，稍胀，以进食后明显，原方继进 4 剂而收全功。（摘编自《当代名医临证精华·胃脘痛专辑》）

八、痰湿下注——泄泻

泄泻一病，明代李中梓提出了著名的治泻九法，全面系统地论述了泄泻的治法，是泄泻治疗学上的里程碑。《医学入门》首倡"痰泻"一证，认为"痰泻，或泻不泻，或多或少，此因痰流肺中，以致大肠不固。"盖脾为生痰之源，肺为贮痰之器，肺与大肠相表里。脾蕴痰湿，由肺流注大肠，而成痰泻。痰湿下注证通常见之于现代医学的慢性结肠炎、肠功能紊乱、消化不良性腹泻、肠道菌群失调等疾病。

主要症状：大便溏泄，便次增多，白色黏胨如稠涕状，黏附便次，神疲，倦怠，腹胀，不思纳谷，舌苔白腻舌质胖，脉象濡滑。

治法：燥湿化痰，运脾止泻。

方药：平陈汤和六君子汤加减。党参、苍术、厚朴、陈皮、半夏、茯苓、扁豆、木香、薏苡仁、白蔻仁、白术、神曲。

〔中成药〕

（1）二陈丸，每次 9 g, 一日 3 次。温开水送服。

（2）参苓白术丸，每次 6～9 g, 一日 3 次。温开水送服。

（3）香砂六君丸，每次 9 g, 一日 2～3 次。温开水送服。

〔药茶〕

（1）陈皮 20 g, 扁豆花 5 g, 豆蔻花 8 g。加水煎煮，代茶饮用，不拘次数。

（2）炒薏苡仁 20 g, 茯苓 15 g, 厚朴花 6 g。加水煎煮，代茶饮用，不拘次数。

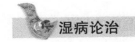
〔膏滋〕

党参 120 g，炒苍术 100 g，炒白术 100 g，木香 90 g，陈皮 100 g，法半夏 90 g，茯苓 100 g，车前子 120 g，厚朴 90 g，炒薏苡仁 100 g，白豆蔻 90 g，焦楂 100 g，红糖 200 g，蜂蜜 1 000 g。将党参等十二味药加水煎煮，取汁，浓缩，与红糖、蜂蜜炼为膏。早晚各服 30~50 g，冲服。

〔药粥〕

（1）陈皮 20 g，干姜 15 g，山药 30 g，荞麦 20 g。将陈皮、干姜加水适量煎煮，滤取煎液，煮山药、荞麦为粥，随量服用。

（2）无花果 20 g，高粱米 50 g，芡实 30 g，金桔饼（切碎）15 g。加水适量煎煮为粥，粥成后放入金桔饼，稍煮，随量服用。

（3）木香花 15 g，豆蔻花 12 g，糯米 50 g。将糯米加水适量煎煮成粥，粥成后放入木香花、豆蔻花稍煮，放糖调味，随量服用。

〔病案〕

何某，男性，43 岁。初诊 2006 年 2 月 16 日。主诉：娘液鱼陈样便 7 个月余。病史：患者于去年 7 月无明显诱因出现少腹隐痛，腹部怕冷，腹鸣，受寒则甚，大便日行一次，有黏胨，如鱼冻，有泡沫，查大便常规示黏液（++），白细胞（-），脓细胞（-），予抗菌药、调整肠道菌群等治疗后可以改善，但停药则发。肠镜检查未见明显异常。刻诊：大便日行一次，质溏，黏液较多，甚则如鱼冻，色白，五脓血，腹鸣，稍有腹部隐痛，受寒后诸症加重，纳谷欠馨，体重未减。患者平素工作压力较大，应酬频繁。诊查：小腹轻度压痛，肠鸣音无亢进。苔薄白微腻，舌淡红，脉细弦。治当标本兼顾，予抑肝健脾，温化痰湿。处方：焦白术 10 g，炒白芍 15 g，茯苓 15 g，甘草 3 g，藿香 15 g，防风 6 g，陈皮 10 g，法半夏 10 g，薏苡仁 30 g，冬瓜子 30 g，黄连 2 g，焦楂曲各 15 g，高良姜 5 g，莱菔子 15 g。复诊：服药 10 剂，大便未见黏液，日行一次，腹鸣，少腹痛稍减轻。舌质淡红，舌苔薄黄，中有裂，诊脉濡。治从原法，佐以养脾阴。服药半个月，大便正常，无腹痛肠鸣等，在此基础上，稍事加减，中药 2 天服药一剂，症情平稳。（摘编自《国医大师徐景藩临证百案按》）

九、痰湿郁热——发热

除外感发热以外的发热证，有阳虚、阴虚、血虚、瘀血等不同，痰湿亦可引致发热。《医碥》谓"痰饮所在之处，气被阻滞，郁而成热。……水湿由外感者，理同风寒；由内伤者，理同痰饮。"若饮食失调，劳倦过度，使脾胃受损，运化失职，水谷精微变生痰湿，郁而化热，进而引起痰湿发热。痰湿郁热证通常见之于现代医学的功能性发热、血液病结缔组织病、内分泌疾病等引起的发热。

主要症状：低热缠绵，午后热甚，心烦，胸闷，气短，脘痞，呕恶，纳呆，口渴不思饮，大便溏薄，或粘腻不爽，舌苔腻，脉象濡。

治法：燥湿化痰，清热和中。

方药：十味温胆汤加减。黄连、陈皮、半夏、茯苓、竹茹、枳壳、厚朴、青蒿、白薇、南沙参、五味子。

〔中成药〕

（1）二陈丸，每次6~9 g，一日3次。温开水送服。

（2）甘露消毒丹，每次6 g，一日3次。温开水送服。

（3）不换金正气散，每次9 g，一日3次。温开水送服。

〔药茶〕

（1）藿香12 g，白蔻6 g，佩兰15 g，陈皮12 g。加水煎煮，代茶饮用，不拘次数。

（2）竹叶12 g，苏叶15 g，香橼15 g，厚朴花10 g。加水煎煮，代茶饮用，不拘次数。

〔膏滋〕

黄芩100 g，胡黄连90 g，橘红100 g，半夏90 g，茯苓100 g，砂仁60 g，枳实100 g，厚朴100 g，青蒿90 g，白薇90 g，白术100 g，五味子60 g，冰糖200 g，蜂蜜1 000 g。将黄芩等十二味药加水煎煮，取汁，浓缩，与冰糖、蜂蜜炼为膏。早中晚各服30 g，冲服。

〔药粥〕

（1）陈皮12 g，茯苓15 g，竹叶10 g，荞麦50 g。将陈皮、茯苓和竹叶加水煎煮，滤取煎液，煮荞麦为粥，随量服用。

（2）青蒿15 g，香橼12 g，豆蔻花12 g，山药20 g，粳米50 g。将青蒿、香橼和豆蔻花加水煎煮，滤取煎液，煮山药粳米为粥，随量服

〔病案〕

王某，女，用麻桂发汗，其热依然不下挫；舌苔厚腻，胸闷返恶，湿阻中焦，当疏邪化湿。凡邪之挟湿者，其热往往不能迅速下挫，大攻其表无益也。桂枝5 g，生苍术3 g，陈皮3 g，姜竹茹6 g，带叶佩兰6 g，炒枳壳6 g，姜半夏3 g，生姜1片，六神曲9 g，晚蚕沙（包）12 g。（摘编自《章次公医案》）

十、痰饮内阻——呕吐

呕吐的病名最早见于《内经》。《景岳全书》认为呕吐之因"以痰饮水气聚于胸中"而成。《锦囊秘录》说"津液受病，化为痰饮，或吐咯上出……其为病也，为喘咳、恶心呕吐、痞膈壅塞。"如若脾阳素虚，水谷不归正化，痰饮内生，阻碍胃阳，升降失常，则形成痰饮内阻呕吐。痰饮内阻证通常见之于现代医学的神经性呕吐、幽门梗阻、贲门痉挛、十二指肠壅积症、肠梗阻等疾病。

主要症状：呕吐清水痰涎，头晕目眩，胸脘不畅，心悸，不欲纳谷，口干不思饮，舌苔

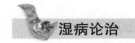

白腻，脉细弦滑。

治法：温中化饮，和降胃气。

方药：小半夏汤合苓桂术甘汤加减。半夏、桂枝、茯苓、白术、陈皮、生姜、厚朴、砂仁、苏梗、木香、白蔻仁、旋复花。

〔中成药〕

（1）平胃丸，每次6~9 g，一日3次。温开水送服。

（2）藿香正气丸，每次9 g，一日3次。温开水送服。

（3）不换金正气散，每次6~9 g，一日3次。温开水送服。

〔药茶〕

（1）陈皮10 g，丁香花12 g，生姜5片。加水煎煮，代茶饮用，不拘次数。

（2）木香花8 g，厚朴花10 g，竹茹15 g。加水煎煮，代茶饮用，不拘次数。

（3）鲜生姜100 g。将生姜切碎，捣烂取汁，每次服用一汤匙，白开水冲服。

（4）陈皮梅3~5个，生姜12 g。加水煎煮，代茶饮用，不拘次数。

〔药粥〕

（1）陈皮20 g，豆蔻花10 g，生姜15 g，小米50 g。将陈皮、豆蔻花和生姜加水煎煮，滤取煎液，煮小米为粥，随量服用。

（2）清半夏12 g，茯苓15 g，丁香花12 g，生姜8 g，炒薏苡仁30 g，粳米50 g。将清半夏、茯苓、丁香花和生姜加水煎煮，滤取煎液，煮炒薏苡仁、粳米为粥，随量服用。

〔病案〕

黄某，女性，39岁。初诊日期：2006年3月29日。主诉：呕吐反复4月伴消瘦。病史：患者2005年10月感冒后皮肤出现红色出血点，在省级人民医院就诊，疑为白血病，予罗希达治疗，共计21天，用药过程中出现呕吐，化疗结束后复查白细胞正常，然呕吐未止，以致消瘦明显，2006年2月24日入住本院消化科。入院时恶心，呕吐未止，食后即吐，中上腹作胀，夜间脘腹隐痛嗳气肠鸣，口苦无味，食欲不振，厌食油腻，夜间出汗。经输液、制酸等治疗未见好转。诊查：精神疲惫，面色无华，形体消瘦，腹软，全腹无压痛，肝脾未触及肿大。舌质淡红，舌苔薄白，脉细。方拟小半夏加茯苓汤合干姜苓术汤化裁。处方：姜半夏10 g，干姜3 g，茯苓20 g，炒白术10 g，橘皮10 g，姜竹茹10 g，刀豆壳20 g，太子参15 g，藿香10 g，佩兰15 g，山药15 g，炒谷芽30 g，鸡内金10 g，神曲15 g。二诊：服用7剂，呕吐显著改善，继服7剂，呕吐基本消失，仍恶闻食臭，口苦而干，胃脘隐痛，夜间尤甚，腹鸣，食少，大便日行1次，大便夹有不消化食物。察舌质微红，舌苔薄净，脉细。方拟小半夏加茯苓汤、黄鹤丹化裁。三诊：呕吐又见反复，大便少，体重下降。舌质红，舌苔薄白而干，脉细数。仍从化饮和胃降逆。方拟小半夏加茯苓汤、干姜苓术汤、大黄甘草汤化裁。服药4剂，呕吐即止，继用上方巩固1周，后去大黄，加太子参善后，调治1月，呕吐

未发。（摘编自《国医大师徐景藩临证百案按》）

十一、痰湿蕴肺——咳嗽

咳嗽病名最早见于《内经》，该书对咳嗽的成因、症状、证候分类、病理转归及治疗等问题均做了较为系统的论述。《素问·生气通天论宣明五气论》说"五气所病……肺为咳"。或因外感，或因嗜好烟酒，熏蒸肺胃；或因过食肥甘辛辣炙（火加傅），酿湿生痰；或因平素脾运不健，饮食精微不归正化，变生痰浊，上干犯肺，引起肺失宣肃，肺气上逆而作咳嗽。《素问·生气通天论》说"秋伤于湿，上逆而咳"；《景岳全书》亦称"湿痰本脾家之病。"痰湿蕴肺证通常见之于现代医学的慢性支气管炎，支气管哮喘等疾病。

主要症状：咳嗽反复发作，咳声重浊，多痰，痰出咳平，痰粘腻或稠厚难咯，胸闷脘痞，大便溏软，体倦纳少，舌苔白腻，脉象濡滑。

治法：燥湿化痰，理肺降气。

方药：平陈散加减。陈皮、半夏、茯苓、苏子、苍术、厚朴、杏仁、干姜、冬花、白芥子、金荞麦、甘草。

〔中成药〕

（1）复方紫花杜鹃片，每次6片，一日3次。温开水送服。

（2）二陈丸，每次6~9 g，一日3次。温开水送服。

（3）半夏曲，每次4~6 g，一日3次。温开水送服。

〔药茶〕

（1）生姜50 g，蜂蜜适量。先将生姜捣烂取汁1份。再加蜂蜜4份，混匀于碗中，再置锅内隔水蒸热约10分钟，早晚两次分服，连用5天。

（2）款冬花20 g，新会陈皮10 g，金荞麦15 g。加水煎煮，代茶饮用，不拘次数。

（3）香橼（切碎）1个，厚朴花12 g，杏仁10 g，冰糖10 g。加水煎煮，代茶饮用，不拘次数。

〔膏滋〕

黄芪120 g，山药100 g，补骨脂120 g，陈皮100 g，半夏90 g，茯苓120 g，厚朴100 g，干姜80 g，紫菀120 g，冬花100 g，白芥子90 g，苏子100 g，莱菔子80 g，甘草60 g，冰糖250 g，蜂蜜1 000 g。将黄芪等十四味药加水煎煮，取汁，浓缩，与冰糖、蜂蜜炼为膏。早中晚各服30 g，冲服。

〔药粥〕

（1）冬花20 g，生姜5片，梨50 g，冰糖适量，小米30 g。先将冬花、生姜加水煎煮，滤取煎液，煮梨、小米为粥，放冰糖调味，随量服用。

（2）山药（切块）30 g，新会陈皮（切丁）10 g，荸荠（切块）20 g，粳米30 g。加水

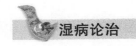

煎煮成粥，随量服用。

（3）紫菀15 g，南沙参20 g，金桔饼（切碎）1个，百合30 g，粳米50 g。先将紫菀、南沙参加水煎煮，滤取煎液，煮金桔饼、百合、粳米为粥，放冰糖调味，随量服用。

〔病案〕

叶某，女，听其呛，乃急性气管炎。痰白而粘，白是寒，粘是湿。生麻黄1.2 g，苏芥子各9 g，白前6 g，炙紫菀9 g，生苍术3 g，橘皮6 g，炙冬花9 g，射干3 g，甘草2.4 g，桔梗6 g，山慈菇片3 g（研末分二次调入）。（摘编自《章次公医案》）

十二、饮留胁下——悬饮

悬饮是指水饮之留于胁肋部者。因其上不在胸中、下不及腹中，故而得名。《金匮要略》认为"饮后水流在胁下，咳唾引痛，谓之悬饮。"证见胁下胀满，咳嗽或垂涎时两胁引痛，甚则转身及呼吸均牵引作痛，或兼有干呕、短气等。多因肺气郁滞，气不布津，停而为饮，肺络受阻所致。饮留胁下证通常见之于现代医学的渗出性胸膜炎等。

主要症状：病侧胁间胀满刺痛，转侧及咳唾时尤甚，气短息促，舌苔薄白，脉象沉弦。

治法：宣利逐饮。

方药：葶苈大枣泻肺汤合柴枳半夏汤加减。柴胡、黄芩、枳实、半夏、葶苈子、桑皮、白芥子、瓜蒌仁、川椒目、泽泻、苏子、八月札。

〔中成药〕

（1）十枣丸，每次1~2 g，一日2次。温开水送服。

（2）舟车丸，每次3~6 g，一日2次。温开水送服。

（3）控涎丹，每次3 g，一日1~2次。温开水送服。

〔膏滋〕

葶苈子120 g，八月札100 g，白芥子100 g，茯苓120 g，柴胡80 g，防己100 g，青皮80 g，枳实90 g，半夏90 g，桑皮80 g，瓜蒌仁90 g，川椒目100 g，泽泻80 g，苏子90 g，冰糖250 g，蜂蜜1 000 g。将葶苈子等十四味药加水煎煮，取汁，浓缩，与冰糖、蜂蜜炼为膏。早中晚各服50 g，冲服。

〔药粥〕

（1）黄芪30 g，葶苈子20 g，流苏花15 g，粳米50 g。将黄芪、葶苈子和流苏花15 g加水煎煮，滤取煎液，煮粳米为粥，放糖调味，随量服用。

（2）葫芦50 g，陈皮20 g，玫瑰花10 g，赤小豆30 g，山药50 g。将葫芦、陈皮和玫瑰花加水煎煮，滤取煎液，煮赤小豆、山药为粥，放糖调味，随量服用。

〔药膳〕

（1）乌鱼（去肠杂及鳞，洗净）一条，葶苈子30 g，生姜12 g，生姜皮8 g。将葶苈子等用纱布包好，塞入鱼腹内，加水适量，放盐少许，炖煮饮用。

（2）老母鸡（去毛及肠杂，洗净）一只，玫瑰花 20 g，凌霄花 20 g，将黄芪等药用纱布包好，塞入鸡腹内，加水适量，放葱姜盐少许，炖煮食用。

〔病案〕

王某，女性，28 岁，住院号 75/8801。一诊：左胁痛一周，近 2 日来畏寒发热伴咳嗽，咯痰不爽，气短胸闷，苔白腻，脉细弦。X 线证实为渗出性胸膜炎。外邪袭肺，挟痰湿入络，肺失肃降，营卫不和，拟祛邪宣肺化痰通络。桑叶 9 g，杏仁 12 g，桂枝 3 g，茯苓 12 g，白术 9 g，甘草 3 g，半夏 9 g，川朴 4.5 g，米仁 15 g，白芥子 9 g。二诊：恶寒罢，咳嗽少痰气急得减，左胸时痛，纳少，苔薄腻，脉细滑。外邪虽解未清，痰浊渐化，络有留瘀，再拟解肌祛邪，活血通络。桂枝 4.5 g，炒赤白芍各 4.5 g，甘草 3 g，桃仁 12 g，红花 9 g，当归 9 g，百部 15 g，黄芩 12 g，丝瓜络 9 g，白芥子 9 g，丹参 18 g，茯苓 12 g。药后症状已得好转，体温正常，咳嗽胁痛亦止，纳食增加，苔薄白，脉细，此乃外邪痰瘀渐化，但病后正气虚弱，络脉未和，后经扶正活血通络而收功。（摘编自《张伯臾医案》）

十三、饮停胸肺——支饮

支饮是指痰饮、水气停留于胸膈胃脘部位的病症。《金匮要略》强调"咳逆倚息，短气不得卧，其形如肿，谓之支饮。"由于中阳虚弱，复加外感寒湿、饮食、劳倦所伤，三焦气化失宣，以致水饮内停。痰饮水气之邪，上迫肺气，肺失清肃，气机升降受阻而出现胸膈不利，浮肿的病证。饮停胸肺通常见之于现代医学的慢性支气管炎、支气管哮喘、渗出性胸膜炎、胃扩张、幽门梗阻等。

主要症状：咳逆喘满不得卧，痰吐白沫而量多，咯之不爽，颜面浮肿，舌苔白腻，脉象弦紧。

治法：温肺化饮，降气平喘。

方药：苓甘五味姜辛汤加减。茯苓、干姜、五味子、细辛、炙甘草、紫菀、冬花、厚朴、杏仁、半夏、橘红。

〔中成药〕

（1）苏葶丸，每次 6 g，一日 1~2 次。温开水送服。

（2）痰喘半夏曲，每次 3 g，一日 2 次。温开水送服。

〔膏滋〕

黄芪 120 g，山药 100 g，南沙参 90 g，芋肉 80 g，茯苓 100 g，干姜 60 g，五味子 50 g，细辛 30 g，炙甘草 50 g，紫菀 100 g，冬花 90 g，厚朴 90 g，半夏 80 g，橘红 90 g，核桃仁 200 g，冰糖 500 g，蜂蜜 1 000 g。将黄芪等十五味药加水煎煮，取汁，浓缩，与冰糖、蜂蜜炼为膏。早中晚各服 50 g，冲服。

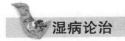
〔药粥〕

（1）杏仁 15 g，干姜 12 g，冬花 20 g，山药 30 g，粳米 50 g。将杏仁、干姜和冬花加水煎煮，滤取煎液，煮山药、粳米为粥，随量服用。

（2）新会陈皮 15 g，白槿花 12 g，核桃仁（切碎）30 g，白果 30 g，粳米 50 g。将新会陈皮、白槿花加水煎煮，滤取煎液，煮核桃仁、白果和粳米为粥，随量服用。

（3）厚朴花 12 g，茯苓 20 g，大枣 30 g，薤白（切碎）30 g，粳米 50 g。将厚朴花、茯苓加水煎煮，滤取煎液，煮大枣、薤白和粳米为粥，放盐适量调味，随量服用。

〔药膳〕

（1）红参 20 g，黄芪 30 g，南沙参 15 g，五味子 10 g，猪肚 100 g（洗净，切块），猪肺（洗净，切块）200 g。将红参等用纱布包好，和猪肚、猪肺一同加水煎煮，放葱姜盐调味，熟后食用。

（2）冬虫夏草 5 g，山药 100 g，老鸭（去毛及肠杂，洗净，切块）一只。加水煎煮，放葱姜盐调味，熟后食用。

〔病案〕

痰饮阻于胸中，咳而短气，心悸。用四君补气，二陈化痰，桂枝通阳，款冬止咳，加减成方，仍不越苓桂术甘之制；若舍仲景而别求良法，是犹废规矩而成方圆也，讵可得哉。桂枝、茯苓、白术、甘草、半夏、陈皮、党参、款冬花。再诊：用补气化痰，通阳蠲饮，咳而短气俱减，但心仍悸，参以益智。茯苓、白术、甘草、党参、陈皮、半夏、桂木、款冬花、益智仁、枣仁。（摘编自《柳选四家医案·环溪草堂医案》）

十四、饮溢四肢——溢饮

溢饮系四饮之一，是指水液滞留于体表及皮下组织，与一般水气病相同。《金匮要略》"痰饮咳嗽病脉证并治篇"指出"饮水流行，归于四肢，当汗出而不汗出，身体疼痛，谓之溢饮。"病因饮食不节，或情志失调，年高体弱，阳气素虚，致使脾失健运，气机郁滞，水湿内停。以头面、下肢或全身浮肿，畏冷乏力为主要表现。饮溢四肢证通常见之于现代医学的心源性水肿，肾脏水肿等。

主要症状：四肢沉重，或关节重着，甚至微肿，恶寒，无汗，间有咳喘，胸闷，气短，痰多泡沫，干呕，口不思饮，舌苔薄白，脉象弦紧。

治法：健脾渗湿，化气行水。

方药：桂苓神术汤加减。桂枝、茯苓、白术、苍术、陈皮、半夏、厚朴、薏苡仁、杏仁、紫菀、砂仁、生姜。

〔中成药〕

（1）橘红痰咳液，每次 20~30 mL，一日 2~3 次。温开水送服。

（2）痰喘半夏曲，每次 3 g，一日 2 次。温开水送服。

（3）气管炎丸，每次 6~9 g，一日 2~3 次。温开水送服。

〔膏滋〕

黄芪 120 g，生晒参 100 g，桂枝 90 g，茯苓皮 100 g，泽泻 90 g，白术 100 g，苍术 80 g，陈皮 90 g，半夏 80 g，厚朴 90 g，薏苡仁 100 g，五味子 80 g，葶苈子 100 g，苏子 90 g，紫菀 80 g，砂仁 60 g，生姜 90 g，冰糖 250 g，蜂蜜 1 500 g。将黄芪等十七味药加水煎煮，取汁，浓缩，与冰糖、蜂蜜炼为膏。早中晚各服 50 g，冲服。

〔药粥〕

（1）生晒参 12 g，白槿花 10 g，葶苈子 20 g，山药 30 g，粳米 50 g。将生晒参、白槿花、葶苈子加水煎煮，滤取煎液，煮山药、粳米为粥，随量服用。

（2）茯苓皮 30 g，厚朴花 12 g，核桃仁（切碎）50 g，白果 30 g，粳米 50 g。将茯苓皮、厚朴花加水煎煮，滤取煎液，煮核桃仁、白果和粳米为粥，随量服用。

〔病案〕

王某，女，一诊：1976 年 2 月 27 日。遍体浮肿已十余年，皮肤板紧，按之无凹陷，毛发脱落，一周来尿量减少，肤胀突然加剧，卧床不起，口臭便秘，言语欠清，声音低微，面红肢冷畏寒，脉弦滑，舌质红，苔白腻。肾脏阴阳两虚，水湿积聚皮肤，肠夹湿滞郁热，治本宜调肾，治标宜导滞泄水。仙茅 24 g，淫羊藿 15 g，知母 6 g，当归 15 g，净麻黄 6 g，生石膏 3 g，炙甘草 3 g，猪茯苓各 15 g，泽泻 18 g，肉桂 3 g，生大黄（后下）9 g。14 剂。二诊：1976 年 3 月 12 日。前方连服两周，遍体浮肿明显消退已能起床自由活动，步履轻快，肢体温暖，口臭已除，腑气通畅，小便量多，语清音响，皮肤已由板紧转为皱软脱发如前，脉沉弦，苔薄白质淡。水湿积聚与湿滞郁热已见清化，肾脏阴阳两亏亦有好转之势，依然调补肾脏以治本。仙茅 24 g，仙灵脾 15 g，炒知柏各 9 g，当归 15 g，巴戟天 12 g，炙龟板（先煎）30 g，炙鳖甲（先煎）30 g，熟地 15 g，桂枝 6 g，猪茯苓各 15 g，泽泻 18 g，济生肾气丸（包煎）12 g。14 剂。出院带回服用。（摘编自《张伯臾医案》）

十五、痰饮伏肺——喘证

喘即喘息、气喘。临床表现以呼吸困难，甚至张口抬肩，鼻翼煽动，不能平卧为特征者谓之喘证。《医阶辩证》谓"饮留于中，喘不得卧，卧则喘，胸满。"；《锦囊秘录》说，痰饮"其为病也，为喘咳"。实喘在肺，肺主气，司呼吸，为五脏之华盖，为气机出入升降之枢纽。脾虚失运，湿浊不化，痰饮内生，致使肺失肃降，肺气壅塞，呼吸不利而为喘。仲景强调"病痰饮者，当以温药和之"乃为治饮之大法。通痰饮伏肺证常见之于现代医学的慢性支气管炎、支气管哮喘、肺部感染等疾病。

主要症状：或咳或喘，气短，胸满不得卧，痰多清稀，或呈泡沫状，咯吐不利，背有恶

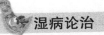

寒或冷感，纳少，呕恶，口不渴，小便不利，舌苔白腻，脉象濡。

治法：温肺化饮，止咳平喘。

方药：小青龙汤加减。炙麻黄、杏仁、干姜、细辛、五味子、厚朴、半夏、桂枝、白芍、橘红、苏子、甘草。

〔中成药〕

（1）牡荆油胶丸，每次1~2丸，一日两次。温开水送服。

（2）珠贝定喘丸，每次6丸，一日3次。温开水送服。

（3）杏苏二陈丸，每次6~9丸，一日3次。温开水送服。

〔药茶〕

（1）干姜15 g，萝卜（切丝）50 g，新会陈皮15 g。加水煎煮，代茶饮用，不拘次数。

（2）橘红15 g，鱼腥草20 g，五味子8 g。加水煎煮，代茶饮用，不拘次数。

（3）杏仁12 g，冬花15 g，厚朴花10 g。加水煎煮，代茶饮用，不拘次数。

〔膏滋〕

炙麻黄100 g，杏仁120 g，厚朴100 g，紫苑100 g，冬花100 g，干姜90 g，细辛60 g，五味子80 g，半夏90 g，桂枝80 g，白芍100 g，苏子100 g，甘草60 g，核桃仁120 g，冰糖200 g，蜂蜜1 500 g。将炙麻黄等十四味药加水煎煮，取汁，浓缩，与冰糖、蜂蜜炼为膏。早晚各服50 g，冲服。

〔药粥〕

（1）陈皮12 g，干姜10 g，百合30 g，豌豆20 g，粳米30 g。将陈皮、干姜加水煎煮，滤取煎液，煮百合、豌豆和粳米为粥，随量服用。

（2）紫苑15 g，冬花20 g，核桃仁30 g（切碎），荞麦50 g。将紫苑、冬花加水煎煮，滤取煎液，煮核桃仁、荞麦为粥，随量服用。

〔药膳〕

杏仁12 g，厚朴花15 g，姜汁2~3汤匙，猪肺（洗净，切块）200 g。杏仁、猪肺一同煲汤，汤将好时加入姜汁，并加盐调味，饮汤食猪肺。

〔病案〕

咳嗽口不渴，当脐痛，而脉细，头常眩晕。此乃手足太阴二经，有寒饮积滞，阻遏清阳之气，不能通达，故一月之中必发寒热数次，乃郁极则欲达也。病将四月，元气渐虚，寒饮仍恋而不化。先以小青龙汤蠲除寒饮、宣通阳气，再议。麻黄、桂枝、白芍、细辛、干姜、半夏、五味子、甘草。（摘编自《增评柳选四家医案·环溪草堂医案》）

十六、痰浊壅肺——肺胀

《内经》早有肺胀病名的记载。《灵枢·胀论》说"肺胀者，虚满而喘咳。"《灵枢·经脉》亦说"肺手太阴之脉……是动则病肺胀满膨膨而喘咳。"其病理因素主要为痰浊、水饮与瘀血三者互为影响，兼见同病。痰湿困于中焦，久留不散，肺气壅浊，心脉失畅，则血郁为瘀，终致痰浊、血瘀、水饮错杂为患。痰浊壅肺证常见之于现代医学的慢性支气管炎合并肺气肿、肺源性心脏病等疾病。

主要症状：胸脘痞满，气短喘息，稍劳即喘，咳嗽多痰，痰涎粘腻或有泡沫，恶风易汗，倦怠乏力，舌质暗，舌苔薄腻或浊腻，脉象滑。

治法：化痰降气，健脾益肺。

方药：三子养亲汤合六君子汤加减。苏子、前胡、半夏、陈皮、党参、茯苓、白术、白芥子、桃仁、杏仁、丹参、莱菔子。

〔中成药〕

（1）三蛇胆半夏末，每次 1~2 支，一日 2 次。温开水送服。

（2）猴枣散，每次 1 支，一日 2 次。温开水送服。

（3）苏葶丸，每次 6 g，一日 1 次。温开水送服。

〔药茶〕

（1）黄芪 20 g，茯苓 15 g，橘红 12 g。加水煎煮，代茶饮用，不拘次数。

（2）紫菀 15 g，冬花 15 g，柿饼（切碎）50 g。加水煎煮，代茶饮用，不拘次数。

（3）苏子 15 g，白芥子 12 g，莱菔子 15 g。加水煎煮，代茶饮用，不拘次数。

〔药酒〕

紫菀 15 g，苏子 15 g，金桔饼 20 g，白芥子 12 g，黄酒 300 mL。隔水炖沸，每次趁温饮酒 30 mL，一日 1 次。

〔膏滋〕

党参 120 g，茯苓 100 g，白术 100 g，紫菀 120 g，冬花 100 g，苏子 100 g，半夏 90 g，陈皮 90 g，白芥子 100 g，杏仁 120 g，五味子 80 g，浙贝母 100 g，莱菔子 90 g，核桃仁 150 g，蛤蚧一对，冰糖 250 g，蜂蜜 1 500 g。将党参等十五味药加水煎煮，取汁，浓缩，与冰糖、蜂蜜炼为膏。早中晚各服 50 g，冲服。

〔药粥〕

（1）陈皮 20 g，冬花 15 g，茯苓 20 g，核桃仁（切碎）30 g，粳米 50 g。将陈皮、冬花和茯苓加水煎煮，滤取煎汁，煮核桃仁、粳米为粥，随量服用。

（2）山药 50 g，百合 30 g，金桔饼（切碎）20 g，梨（切碎）50 g。加水煎煮成粥，随量服用。

〔药膳〕

（1）杏仁 12 g，核桃仁 30 g，猪肺 250 g。加葱姜盐适量，共煲为汤，食肺饮汤。

（2）蛤蚧一对，新会陈皮 30 g，猪瘦肉 200 g。加葱姜盐调味，共煲为汤，食肉饮汤，

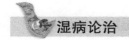

每周一次。

（3）冬虫夏草 5 g，红参 30 g，川贝母 15 g，新会陈皮 30 g，老鸭（去肠杂，洗净）一只。将冬虫夏草等药用纱布包好，和老鸭一起，加葱姜盐调味，共煲为汤，食肉饮汤，每周一次。

〔病案〕

肺为五脏之华盖，肾为元气之根本，肺气不降，肾气不纳，痰饮随气上泛，咳喘多年，近来尤甚，气喘难于平卧，面浮肢肿。脉沉细，苔淡白。痰饮盘踞，水湿泛滥。经云"诸气膹郁，皆属于肺；诸湿肿满，皆属于脾。"肺脾两虚，喘满重症。勉拟扶土化痰，降气纳气。炒党参，制半夏，橘红，炙甘草，五味子，桂枝，苏子，旋复花，连皮苓，冬瓜子皮，杜仲，煅鹅管石，济生肾气丸（包煎）。（摘编自《近代中医流派经验选集》）

十七、痰浊瘀阻——痹证

风、寒、湿、热、痰、瘀等邪气滞留肢体筋脉、关节、肌肉，筋脉闭阻，不通则痛，是痹证的基本病机。痰浊、水湿、瘀血在疾病的发生发展过程中起着重要作用。《丹溪心法》在论痹时指出："肥人肢节痛，多是风湿与痰饮流注经络而痛……如倦怠无力而肢节痛，此是气虚，有痰饮流注……手足木者有湿痰死血。"痰浊为水湿津液停聚而生，聚散无常，流注不定，伤及津血，血液瘀滞，痰浊瘀闭，阻滞经络，外损肌肉，深入骨骱，而致病程缠绵，顽固不愈。痰浊瘀阻证通常见之于现代医学的类风湿关节炎、强直性脊柱炎、痛风、肌纤维炎等疾病。

主要症状：关节肿胀，顽麻疼痛，头晕目眩，首重如裹，局部可见痰核结节，按之柔软而微痛，舌体胖而质黯，舌苔白腻，脉象沉弦滑。

治法：化痰通络，祛瘀蠲痹。

方药：阳和汤合导痰汤加减。熟地、鹿角胶、炙麻黄、白芥子、桂枝、橘红、天麻、红花、川芎、制南星、姜黄。

〔中成药〕

（1）活络止痛丹，每次 1 丸，一日 3 次。温开水送服。

（2）小活络丹，每次 1 丸，一日 2 次。温开水送服。

（3）豨桐丸，每次 30 粒，一日 2~3 次。温开水送服。

〔药茶〕

（1）木瓜 20 g，红花 12 g，橘红 10 g，炒薏苡仁 30 g。加水煎煮，代茶饮用，不拘次数。

（2）威灵仙 20 g，透骨草 15 g，凌霄花 10 g。加水煎煮，代茶饮用，不拘次数。

〔药酒〕

（1）橘红 12 g，当归 15 g，藏红花 2 g，黄酒 200 mL。隔水炖沸，每次趁温饮酒 30 mL，一日 1 次。

（2）蚕沙 12 g，全蝎一条，川芎 15 g，黄酒 200 mL。隔水炖沸，每次趁温饮酒 30 mL，一日 1 次。

（3）熟地 120 g，当归 100 g，鹿角胶 120 g，炙麻黄 90 g，白芥子 90 g，威灵仙 120 g，桂枝 80 g，橘红 90 g，天麻 100 g，红花 90 g，川芎 80 g，制南星 90 g，姜黄 100 g，冰糖 20 g，白酒 1 500 mL。浸泡半个月后饮用，每次 30～50 mL，一日一次。

〔膏滋〕

鹿角胶 120 g，熟地 120 g，天麻 100 g，炙麻黄 90 g，桂枝 100 g，橘红 80 g，川芎 100 g，白芥子 90 g，制南星 80 g，威灵仙 120 g，乌梢蛇 90 g，姜黄 80 g，生地 100 g，红糖 200 g，蜂蜜 1 000 g。将鹿角胶等十二味药加水煎煮，取汁，浓缩，与红糖、鹿角胶和蜂蜜炼为膏。早晚各服 50 g，冲服。

〔药膳〕

（1）天麻 50 g，新会陈皮 20 g，蛇肉 250 g。共煲为汤，随量服食。

（2）白芥子 20 g，红花 20 g，老桑枝 30 g，老母鸡（去毛及内脏）一只。将白芥子、红花和老桑枝用纱布包好，放葱姜盐调味，加水共煲为汤，食肉饮汤。

〔外治〕

（1）威灵仙（研末）80 g，葱白 30 g。捣烂，用醋适量共调成糊状，外敷于痛处。

（2）乳香 10 g，没药 10 g，伸筋草 20 g，透骨草 30 g。共捣烂，用白酒调拌，外敷于痛处。

（3）威灵仙 500 g，松树针 100 g，姜黄 50 g。加水煎煮，趁热熏蒸并热敷痛处。

〔病案〕

王某，女性，50 岁，农民。1981 年 11 月 2 日初诊。自述双膝疼痛年余，症见双膝关节微肿，屈伸障碍，不能下蹲，以右腿为甚，步履艰难。其症与天气变化无关。查舌质淡，苔白腻，脉沉濡。纵观诸症，缘由血虚血瘀，寒湿阻络，久而成痰，凝结两膝，发为此疾。治宜养血活血，祛痰除湿，温经止痛。方用阳和汤：熟地 30 g，麻黄 3 g，鹿角霜 10 g，肉桂 5 g，白芥子 10 g，附子 5 g，干姜 5 g，皂刺 10 g，鸡血藤 10 g，牛膝 15 g。5 剂。二诊时诸症大减，继服 3 剂而愈。（摘编自《痹病论治学》）

十八、痰湿内盛——肥胖

肥胖是由于多种原因导致体内膏脂堆积过多，体重异常增加，并伴有头晕乏力、神疲、懒言懒动、气短等症状的一类病证。中医认为肥胖与气虚、痰湿、湿热、膏脂等因素有关，

《女科切要》指出："肥白妇人，经闭而不通者，必是痰湿与脂膜壅塞之故也。"脾气虚弱则运化转输无力，水谷精微失于输布，化为脂膏和痰湿，留滞体内而致肥胖。痰湿内盛证通常见之于现代医学的单纯性肥胖、继发性肥胖等疾病。

主要症状：形体丰腴，身体重量，精神疲乏，倦怠懒动，不耐疲劳，胸闷脘痞，头目昏眩，食欲旺盛，嗜食肥甘醇酒，舌苔白腻或白滑，脉象沉缓。

治法：燥湿化痰，运脾行气。

方药：导痰汤加减。陈皮、清夏、茯苓、白术、炒薏苡仁、制南星、枳实、苍术、泽泻、冬瓜皮、蛇六谷、瓜蒌、赤小豆。

〔中成药〕

(1) 枳实导滞丸，每次6~9 g，一日2~3次。温开水送服。

(2) 木香大安丸，每次3 g，一日3次。温开水送服。

(3) 参苓白术丸，每次6~9 g，一日2~3次。温开水送服。

〔药茶〕

(1) 新会陈皮10 g，茯苓20 g，泽泻15 g。加水煎煮，代茶饮用，不拘次数。

(2) 枸杞30 g，荷叶15 g，薏苡仁20 g。加水煎煮，代茶饮用，不拘次数。

(3) 决明子12 g，海藻20 g，玉米须10 g。加水煎煮，代茶饮用，不拘次数。

〔膏滋〕

山药120 g，陈皮90 g，清夏90 g，茯苓120 g，白术100 g，炒薏苡仁120 g，制南星80 g，枳实100 g，泽泻120 g，荷叶90 g，海藻100 g，蛇六谷120 g，莱菔子100 g，决明子100 g，莱菔子90 g，蜂蜜1 500 g。将山药等十四味药加水煎煮，取汁，浓缩，与蜂蜜炼为膏。早晚各服30~50 g，冲服。

〔药粥〕

(1) 蛇六谷20 g，陈皮15 g，炒薏苡仁30 g，荞麦50 g。将蛇六谷、陈皮加水煎煮，滤取煎液，煮炒薏苡仁、荞麦为粥，随量服用。

(2) 海藻30 g，山楂20 g，粳米50 g。将海藻、山楂加水煎煮，滤取煎液，煮粳米为粥，随量服用。

〔病案〕

谈某，女，18岁，未婚。月经14岁初潮后，周期惯常落后，经量涩少，渐至闭经，现已8个月未转。体胖（69 kg），神疲嗜睡，头眩，痰多纳呆，腰酸带下，全身肌肉胀痛，皮肤瘙痒，下肢大腿内侧及腋下有紫纹，脉沉细，苔白腻。经内分泌检查，排除"库欣综合征"。辨证为脾阳不振，体丰湿盛，湿碍脾运，则上泛为痰，下注为带。治先解凝制静，方以涤痰汤加减：制南星6 g，姜半夏6 g，陈皮6 g，石菖蒲9 g，香附9 g，丹皮9 g，赤芍9 g，川柏6 g。12剂，水煎服。二诊：服药后精神略振，并用腹胀感，乃因势利导，养血补血，除湿通经。处方：当归 15 g，丹参 15 g，川芎 6 g，鸡血藤 12 g，马鞭草 18 g，鬼箭羽 12 g，威灵仙 12 g，仙灵脾 12 g，川牛膝 12 g。10 余剂后，果使经转，但经量甚少，如此按月调治约七八月，痰湿渐化，体重亦降，下肢发胀及皮肤瘙痒消失。以后经水虽不准时，但能自转。后服参苓白术丸加味以收功。（摘编自《砭石集》第三辑）

十九、痰湿内蕴——不孕

肾气旺盛，真阴充足，任脉通，太冲脉盛，月事以时下，而后两精相搏，方能受孕。不孕之因，多因肾气不足，或冲任气血失调所致。《医宗金鉴》认为"体盛痰多，脂膜壅塞胞中而不孕"，《傅青主女科》亦认为"妇人有身体肥胖，痰涎甚多，不能受孕"，《女科指掌》诗云："痰滞胞门气不清，久而食少热寒生，肥人血海偏脂满，去积消痰经自行。"痰湿内蕴致冲任失调，则不能摄精受孕。痰湿内蕴证通常见之于现代医学的多囊卵巢、甲状腺功能低下等疾病。

主要症状：婚后多年未孕，形体肥胖，或经水衍期而形体渐丰，面色晄白，头晕心悸，大便溏软，白带黏稠而多，舌苔白腻，脉细滑。

治法：燥湿化痰，行气调经。

方药：苍莎导痰汤加减。苍术、香附、陈皮、半夏、茯苓、枳壳、胆南星、白芥子、木香、当归、白术、女贞子。

〔中成药〕

（1）二陈丸，每次 6 g，一日 3 次。温开水送服。

（2）香砂六君丸，每次 6~9 g，一日 3 次。温开水送服。

（3）消食化痰丸，每次 9 g，一日 3 次。温开水送服。

〔药茶〕

（1）陈皮 15 g，白术 20 g，荷叶 15 g。加水煎煮，代茶饮用，不拘次数。

（2）蛇六谷 20 g，佛手 30 g，香橼 20 g。加水煎煮，代茶饮用，不拘次数。

〔膏滋〕

苍术 120 g，香附 100 g，陈皮 90 g，半夏 90 g，茯苓 120 g，荷叶 90 g，枳壳 100 g，胆南星 80 g，白芥子 90 g，蛇六谷 90 g，女贞子 100 g，白术 100 g，青礞石 120 g，蜂蜜 1 500 g。将苍术等十三味药加水煎煮，取汁，浓缩，与蜂蜜炼为膏。早中晚各服 50 g，冲服。

〔药粥〕

（1）金桔饼（切碎）30 g，枸杞 20 g，黑豆浆 200 mL，糯米 50 g。加水适量煎煮成粥，随量服用。

（2）海藻（切丝）20 g，山楂 15 g，豆蔻花 12 g，炒薏苡仁 30 g，粳米 30 g。将海藻、

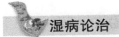

山楂和豆蔻花加水煎煮，滤取煎液，煮炒薏苡仁、粳米为粥，随量服用。

（3）黑豆 30 g，山药 50 g，黑芝麻 20 g。放入豆浆机中打成豆浆食用，每日一次。

〔药膳〕

鸡蛋 1 只，藏红花 1 g。把鸡蛋打一小口，放入藏红花，搅匀，蒸熟吃蛋。月经来临的第二天开始服食，每天吃一只，连吃 9 个。然后等下次月经来临的第二天再开始服食，持续服用 3~4 个月经周期。

〔病案〕

李某，女，27 岁。初诊：2015 年 10 月 12 日。主诉：婚后 4 年不孕。患者 16 岁初潮，月经周期为 40~50 天，行经 4~7 天，量少色紫红有血块，经期少腹疼痛不显。婚后 4 年来月经逐渐错后，短则五六个月不行，长则一年余不来。形体渐渐发胖，身高 1.65 米，体重近达 70 公斤。食量大增，嗜食肥甘，血液检查性六项睾酮增高，彩超示多囊卵巢。经孕激素治疗和生活方式干预，疗效不显。延请中医诊治。询知神倦乏力，不耐疲劳，消谷善饥，大便溏软，经水半年多一行，尚需借助黄体酮。察舌体胖，苔厚腻，脉象沉细。肥胖之体，痰湿内蕴，治宜健脾助运，燥湿化痰，行气调经。拟方苍莎导痰汤加减。处方：苍术 12 g，香附 15 g，陈皮 10 g，半夏 10 g，茯苓 20 g，枳壳 12 g，胆南星 10 g，荷叶 12 g，白芥子 15 g，泽泻 20 g，当归 12 g，炒薏苡仁 30 g。炮甲 2 g，研末，随药冲服。配合体育锻炼和饮食节制，两个月后，体重减至 65 公斤。三个月后，月经来潮，量少色黯，原方去枳壳，加红花 15 g，莪术 10 g。前方加减服用 8 个月后，体重减至 56 公斤，月经周期恢复正常。其后，改用归脾汤加味，调摄三个月后怀孕。

二十、痰饮犯胃——恶阻

妊娠二三月，恶心呕吐，头目昏眩，心中烦闷，恶闻食臭，或食入即吐，称为"恶阻"。产生恶阻的原因，主要是胃气不降，冲脉之气上逆所致。《证治要诀》强调"其人素有痰饮，血壅遏而不行，故饮随气上。"《医阶辩证》也说"饮留于中……饮入即吐。"平素脾阳不振，痰饮停滞，妊娠之后，经血壅闭，冲气上逆，痰饮随逆气上冲犯胃而致呕恶。痰饮犯胃证通常见之于现代医学妊娠呕吐疾病。

主要症状：妊娠初期，呕吐频繁发作，吐出痰涎或食物，胸满不思食，头昏心悸，口中淡腻，舌苔白腻，脉象滑。

治法：和胃降逆，化痰止呕。

方药：小半夏加茯苓汤合连苏饮加减。半夏、生姜、茯苓、苏叶、木香、砂仁、黄连、枳壳、陈皮、竹茹、芦根。

〔中成药〕

（1）木香大安丸，每次 3 g，一日 2~3 次。温开水送服。

（2）香砂六君丸，每次 6~9 g，一日 2 次。温开水送服。

〔药茶〕

（1）陈皮 15 g，生姜 20 g。加水煎煮，代茶饮用，不拘次数。

（2）竹茹 20 g，木香花 10 g。加水煎煮，代茶饮用，不拘次数。

（3）苦瓜 30 g，豆蔻花 10 g。加水煎煮，代茶饮用，不拘次数。

〔药粥〕

（1）砂仁 10 g，生姜 20 g，鲜苏叶（切碎）30 g，粳米 50 g。将砂仁、生姜加水煎煮，滤取煎液，煮鲜苏叶、粳米为粥，放盐调味，随量服用。

（2）丁香花 10 g，陈皮梅 20 g，竹茹 15 g，小米 75 g。将丁香花、陈皮梅和竹茹加水煎煮，滤取煎液，煮小米为粥，放盐调味，随量服用。

（3）枇杷叶 20 g，北沙参 15 g，金桔饼（切碎）30 g，粳米 50 g。将枇杷叶、北沙参加水煎煮，滤取煎液，煮金桔饼、粳米为粥，随量服用。

〔病案〕

吴某，女，停经将及四月，面容无病，食后作呕，恶阻也。公丁香 6 g，姜半夏 9 g，佩兰梗 9 g，旋复花（包）9 g，苏子 9 g，陈皮 6 g，云苓 9 g。（摘编自《章次公医案》）

（张　卿）

第四节　水湿·水气

湿浊，亦即湿气。《医原》指出"湿属地气，地气氤氲粘腻，为浊邪"。因湿性重着粘腻，每于病位停留滞着，阻碍轻清阳气的活动，故而得名。轻者为湿，重者为水，湿为水之渐，水为湿之聚。水与湿均为阴邪，故"水湿"并称。

水气是人体脏腑功能失调，水液代谢失常，水湿停蓄体内的而产生的病证。常常又是"水肿"的代称。《金匮要略》所说的水气，主要是指水肿。水与湿为同类之物。湿邪为病，长夏居多，但四季均可发生，与所处地域、居住环境、饮食习惯等密切相关。

水湿证的形成是由外感或内伤诸多因素，脏腑功能失调，水液代谢发生紊乱所致。水气病则无季节之分，多见于内伤杂病。

水气与水肿名不同而质同，水气是从病理而言，而水肿是从症状而言。体内水分的运行，主要依靠肺气的通降肃调，肾气的开合调节，脾气的运化转输，其中任何一脏的功能失常，都能导致水不化气，水分停留而发生水肿。《金匮要略》专设"水气病脉证并治篇"，篇中的"水气"主要是指水肿。仲景将水气病分为"风水、皮水、正水、石水和黄汗"五种，后世医家执简驭繁，将其分为阴水和阳水两类。凡因肺气失宣，水不下行而引起的呈热象的水肿称为"阳水"，一般多属急性、实证。凡病延日久，因脾肾虚弱，不能化气制水而形成的水肿，称为"阴水"，阴水多为慢性、虚证。

一、湿困脾胃——疰夏

疰夏，中医病证名，又称为注夏、苦夏，为夏季的常见病。多发于体质较弱的老人和小孩。发病原因一般是由于夏季气候炎热，天暑下迫，地湿上蒸，暑湿之气外侵，困阻脾胃；或暑热耗伤正气，脾失健运所致。临床以乏力倦怠、眩晕心烦、恶心胸闷、四肢无力、精神萎靡、失眠多梦、多汗纳呆，或时有低热等为主要表现。湿困脾胃证通常见之于现代医学的感冒、胃肠功能紊乱、消化不良等疾病。

主要症状：精神萎靡，肢体困倦乏力，头重如裹，恶心胸闷腹胀，食饮不香，厌食油腻，心烦多汗，口淡或有甜味，舌质淡胖苔白腻，脉象濡滑。

治法：苦辛燥湿。

方药：平胃散加减。苍术、厚朴、陈皮、藿香、法半夏、白芷、佩兰、白豆蔻、茯苓、谷芽、六一散。

〔中成药〕

（1）藿香正气丸，每次6~9 g，一日3次。温开水送服。

（2）六合定中丸，每次6 g，一日3次。温开水送服。

〔药茶〕

（1）鲜藿香20 g，鲜荷叶15 g，流苏花10 g。加水煎煮，代茶饮用，不拘次数。

（2）党参15 g，白术10 g，扁豆花30 g。加水煎煮，代茶饮用，不拘次数。

（3）佩兰20 g，豆蔻花9 g。加水煎煮，代茶饮用，不拘次数。

〔药粥〕

（1）茯苓15 g，谷芽20 g，山药20 g，粳米50 g。将茯苓、谷芽加水煎煮，滤取煎液，煮山药、粳米为粥，随量服用。

（2）藿香15 g，豆蔻花10 g，佩兰20 g，粳米50 g。将藿香、佩兰和豆蔻花加水煎煮，滤取煎液，煮粳米为粥，随量服用。

（3）木香花15 g，炒薏苡仁20 g，赤小豆20 g，粳米50 g。将木香花加水煎煮，滤取煎液，煮炒薏苡仁、赤小豆为粥，随量服用。

〔病案〕

曹某，女，从童年迄今，每逢夏令有疰夏。下午有微热，纳呆，苔腻，予芳香化浊法。佩兰叶12 g，生苍术6 g，橘皮9 g，扁豆衣12 g，厚朴3 g，车前子12 g，炒薏苡仁18 g，藿香梗12 g，佛手5 g。二诊：下午体温正常，食量亦增，唯疲乏而已。生苍术6 g，木瓜6 g，陈皮6 g，川朴3 g，米仁15 g，佛手5 g，谷麦芽各12 g，砂仁3 g。（摘编自《章次公医案》）

二、脾虚湿困——痞满

痞满亦即腹部气机不畅，痞塞不通，胀满不适。《素问·五常政大论》云"备化之纪，……其病痞"，"卑监之纪，……其病留满痞塞。"至于其病因，《素问·太阴阳明论》说得好，"饮食不节，起居不时者，阴受之。阴受之则入脏腑，入脏腑则（月加真）满闭塞。"脾胃同居中焦，脾主运化，胃主受纳，共司饮食水谷的消化、吸收与输布。暴饮暴食，或恣食生冷，或过食肥甘，或嗜酒无度，均可损伤脾胃，亦或素体脾胃虚弱，湿邪滋生，困遏不解，升降失和，变生痞满。脾虚湿困证通常见之于现代医学的急、慢性胃炎，胃动力障碍、紊乱，慢性腹泻等疾病。

主要症状：四肢困重，面色萎黄，神疲乏力，脘闷腹胀，饮食无味，厌食油腻，大便溏软，舌质淡胖，舌苔腻，脉象濡缓。

治法：健脾化湿。

方药：六君子汤加减。党参、白术、茯苓、木香、砂仁、陈皮、半夏、藿香、扁豆、麦芽、炙甘草。

〔中成药〕

（1）香砂六君丸，每次6~9 g，一日3次。温开水送服。

（2）参苓白术丸，每次9 g，一日3次。温开水送服。

（3）人参健脾丸，每次6~9 g，一日3次。温开水送服。

〔药茶〕

（1）黄芪15 g，党参12 g，新会陈皮12 g。加水煎煮，代茶饮用，不拘次数。

（2）山药15 g，茯苓12 g，扁豆20 g。加水煎煮，代茶饮用，不拘次数。

（3）木香花9 g，炒白术15 g，大枣5枚。加水煎煮，代茶饮用，不拘次数。

〔膏滋〕

黄芪150 g，生晒参120 g，白术100 g，茯苓120 g，木香90 g，砂仁60 g，陈皮100 g，清半夏90 g，藿香90 g，扁豆100 g，麦芽120 g，炙甘草90 g，冰糖250 g，蜂蜜1 500 g。将黄芪等十二味药加水煎煮，滤取煎液，浓缩，与冰糖、蜂蜜炼为膏。早晚各服30~50 g，冲服。

〔药粥〕

（1）鲜藿香15 g，厚朴花12 g，粳米50 g。加水适量，放盐少许，煎煮成咸粥，随量服用。

（2）豆蔻花12 g，山药30 g，赤小豆50 g。将山药、赤小豆加水煎煮，粥成后，加入豆蔻花稍煮二三沸，随量服用。

（3）木香花12 g，炒薏苡仁30 g，芡实50 g，将炒薏苡仁、芡实加水煎煮，粥成后，加

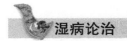

入木香花稍煮二三沸，随量服用。

〔药膳〕

炒薏苡仁 50 g，糯米 100 g，姜末少许，冰糖 15 g，猪肚一只。将炒薏苡仁等混合均匀，放入猪肚中，加水炖煮，熟后分顿食用。

〔病案〕

江某，嗜饮中虚。气失旋运，水谷之气，不化为津，转化为痰，痰阻营卫，寒热交作，必得便解粘腻，痰尽方舒；食入后中脘久痞，脉形濡弱，脾胃素亏，则浊痰愈甚。前人有见痰休治痰之说，宜以脾胃为本。别直参一钱另煎冲，白术二钱，陈皮一钱，竹茹一钱，半夏一钱五分，茯苓三钱，生薏苡仁三钱，枳实一钱，五分后下，生熟谷芽各一钱五分。（摘编自《张聿青医案》）

三、脾虚湿滞——黄疸

《景岳全书》论及"阴黄"时指出"阴黄之病，何以致之？盖必以七情伤脏，或劳倦伤形，因致中气大伤，脾不化血。"《临证指南医案》说"阴黄之作，湿从寒化，脾阳不能化热，胆汁为湿所阻，渍于脾，浸注肌肉，溢于皮肤，色如熏黄。阴主晦，治在脾。"一言以蔽之，脾虚而湿邪内生，困遏中焦，壅塞肝胆，致胆汁不循常道，外溢肌肤而为黄疸。脾虚湿滞证通常见之于现代医学的慢性肝炎、肝硬化、溶血性黄疸、阻塞性黄疸、胰腺肿瘤等疾病。

主要症状：面目及肌肤黄染，色淡黄或晦暗，周身乏力，气短，不思纳谷，大便溏软，舌质淡苔薄白，脉象濡细。

治法：健脾养血，利湿退黄。

方药：香砂六君汤合茵陈四苓汤加减。木香、砂仁、党参、茯苓、白术、茵陈、猪苓、泽泻、陈皮、半夏、干姜、麦芽。

〔中成药〕

（1）鸡骨草冲剂，每次 1 包，一日 3 次；人参健脾丸，每次 6 g，一日 3 次。同时服用，温开水送服。

（2）溪黄草冲剂，每次 1 包，一日 3 次；参苓白术丸，每次 6 g，一日 3 次。同时服用，温开水送服。

（3）香砂六君丸，每次 6~10 g，一日 3 次；垂盆草冲剂，每次 1 包，一日 3 次。同时服用，温开水送服。

〔药茶〕

（1）鸡骨草 30 g，茵陈 20 g，生姜 12 g，大枣 10 枚。加水煎煮，代茶饮用，不拘次数。

（2）夏枯草 30 g，玫瑰花 8 g，大枣 10 枚。加水煎煮，代茶饮用，不拘次数。

（3）栀子15 g，佛手20 g，豆蔻花8 g，干姜10 g。加水煎煮，代茶饮用，不拘次数。

〔膏滋〕

党参150 g，茯苓120 g，白术100 g，木香90 g，砂仁60 g，茵陈150 g，夏枯草120 g，鸡骨草150 g，猪苓90 g，泽泻120 g，陈皮100 g，香附120 g，厚朴100 g，干姜90 g，麦芽120 g，大枣120 g，蜂蜜1 500 g。将党参等十六味药加水煎煮，取汁，浓缩，与蜂蜜炼为膏。早晚各服30~50 g，冲服。

〔药粥〕

玫瑰花9 g，扁豆花10 g，新会陈皮15 g，白术12 g，炒薏苡仁30 g，粳米50 g。将玫瑰花、扁豆花、新会陈皮和白术加水煎煮，滤取煎液，煮炒薏苡仁、粳米为粥，随量服用。

〔药膳〕

（1）溪黄草60 g，猪肝（切条块）100 g。入葱姜盐调味，水煎食用，随量服食。

（2）丹参30 g，灵芝20 g，牛蛙（去皮，洗净，稍切）250 g。入葱姜盐调味，加水煲汤，随量食用。

〔病案〕

三疟止而复作，腹满平而又发。今目黄脉细，面黑溺少。防延黑疸。然胆而腹满者难治，姑与分消。茵陈、栀子、赤苓、滑石、陈皮、大腹皮、附子、通草、麦芽、瓜蒌皮。再诊：面色黧黑，腹满足肿，脉沉而细。此脾胃之阳不化，水湿阻滞于中。证防增重，且与通阳渗湿。肉桂、茯苓、猪苓、泽泻、大腹皮、白术、厚朴、陈皮、神曲、细辛、麦芽、香橼。（摘编自《增评柳选四家医案》）

四、阳虚水泛——肺胀

肺胀一病，《金匮要略》指出"上气喘而躁者，属肺胀。"《诸病源候论》说"肺主于气，邪乘于肺则肺胀，胀则肺管不利，不利则气道涩，故上气喘逆，鸣息不通。"肺胀病变首先在肺，继则影响脾、肾，后期病及于心。一旦脾肾受累，则命火式微，阳虚不能化气行水，水湿泛滥，上逆则肺胀喘促，下注则水肿。阳虚水泛证常见之于现代医学的慢性支气管炎合并肺气肿、肺源性心脏病等疾病。

主要症状：喘咳，心悸，咯痰清稀，面肢浮肿，甚则一身悉肿，腹部胀满有水，脘痞，纳谷不馨，小便涩少，怕冷，面唇青紫，舌苔白滑，舌胖质黯，脉象沉细。

治法：温肾健脾，化饮行水。

方药：真武汤合五苓散加减。桂枝、附子、茯苓、白术、猪苓、泽泻、泽兰、川椒目、葶苈子、马鞭草、生姜。

〔中成药〕

（1）金匮肾气丸，每次6~9 g，一日3次。温开水送服。

（2）济生肾气丸，每次 9 g，一日 3 次。温开水送服。

（3）右归丸，每次 6 g，一日 3 次。温开水送服。

〔药茶〕

（1）肉桂 6 g，黄芪 20 g，白术 15 g。加水煎煮，代茶饮用，每天不多于 500 mL，不拘次数。

（2）生晒参 15 g，五味子 8 g，新会陈皮 15 g。加水煎煮，代茶饮用，每天不多于 500 mL，不拘次数。

（3）山药 20 g，白槿花 15 g，枸杞 30 g。加水煎煮，代茶饮用，每天不多于 500 mL，不拘次数。

〔膏滋〕

黄芪 120 g，山药 100 g，桂枝 80 g，附子 90 g，淫羊藿 100 g，茯苓 100 g，白术 100 g，猪苓 90 g，泽泻 90 g，泽兰 80 g，车前子 100 g，葶苈子 120 g，川椒目 90 g，生姜 80 g，冰糖 200 g，蜂蜜 1 000 g。将黄芪等十四味药加水煎煮，滤取煎液，浓缩，与冰糖、蜂蜜炼为膏。早晚各服 50 g，冲服。

〔药粥〕

（1）红参 15 g，黄芪 20 g，桂枝 12 g，陈皮 15 g，糯米 50 g。将红参、黄芪、桂枝和陈皮加水煎煮，滤取煎汁，煮糯米为粥，放糖调味，随量服用。

（2）山药 50 g，核桃仁 20 g，枸杞 50 g，粳米 50 g。将山药等一同加水煎煮为粥，放糖调味，随量服用。

〔药膳〕

（1）蛤蚧半对，枸杞 50 g，老鸭（去肠杂，洗净）一只。葱姜少许，共煲为汤，放糖调味，食肉饮汤，每周一次。

（2）红参 20 g，猪肺（洗净，切块）250 g。葱姜少许，共煲为汤，放糖调味，食肉饮汤，每周一次。

（3）紫河车 20 g，山药 150 g，冬虫夏草 3 g。葱姜少许，共煲为汤，放糖调味，食山药饮汤，每周一次。饮汤，每周一次。

〔病案〕

邓某，女性，48 岁。入院日期：1963 年 6 月 15 日。主诉：浮肿已半年，1 周来加重而入院。患者于 1961 年元月感冒后，开始咳嗽气喘，下肢浮肿，经治疗后好转，但常心悸。两月前症状又加重，动则心悸气短，下肢逐渐浮肿，心下痞满，咳嗽，吐白痰，尿少。经西医检查，诊断为慢性支气管炎、阻塞性肺气肿、慢性肺源性心脏病、心力衰竭Ⅲ度。辨证：心肾阳虚，痰湿阻遏，肺气壅塞。治法：宜温阳宣肺，豁痰利湿，真武汤加开鬼门法治之。处方：附子 6 g，白芍 9 g，白术 9 g，茯苓 12 g，甘草 9 g，麻黄 3 g，生石膏 12 g，生姜 9 g，杏仁 9 g，茅根 30 g，车前子（包）15 g，大枣 5 枚。上方服药 3 剂后，尿量显著增加，每日达 1 500～1 900 mL，下肢浮肿明显消退。用药至第 5 剂后肿退，仅小腿略肿，咳嗽减轻，故上方加入宽胸理气之品，厚朴 6 g，陈皮 6 g。服药至第 6 剂后浮肿消失，心率减慢，两肺底可闻及湿性啰音，考虑还有胸闷咳嗽气短等症，上方去茅根、厚朴、车前子，加入止咳降气之苏子 9 g，再服药 5 剂后咳嗽已止，仅微有气喘，心下稍有痞满，又予厚朴麻黄汤清肺泻热，豁痰平喘之剂。服用 1 周后，诸症均除，心率 83 次/分，食纳正常，二便自调，故出院返家。（摘编自《中国现代名中医医案精华·赵锡武医案》）

五、风水相搏——风水

水肿分阴水、阳水两大类，风水属于阳水范畴。《内经》首推"风水"病名。《金匮要略》认为"风水，其脉自浮，外证骨节疼痛，恶风。"《柳选四家医案》论其病因，说"风水者，在表之风邪与在里之水湿，合而为病也。"外感风邪，水湿浸渍，疮毒内侵，肺失通条，风湿相互搏击，发为水肿。风水相搏证通常见之于现代医学的急慢性肾小球肾炎、肾病综合征、功能性水肿等疾病。

主要症状：初起眼睑浮肿，继而蔓及四肢及全身，常见有恶寒恶风，或发热，肢节酸痛，小便不利，舌苔薄白，脉象浮数。

治法：疏风清热，宣肺行水。

方药：越婢加术汤加减。炙麻黄、杏仁、生石膏、防风、白术、茯苓、泽泻、车前子、石韦、苏叶、甘草。

〔中成药〕

（1）银翘颗粒冲剂，每次一袋，一日 3 次。温开水冲服。

（2）金青感冒冲剂，每次一袋，一日 3 次。温开水冲服。

〔药茶〕

（1）杏仁 12 g，葫芦 30 g，防风 12 g。加水煎煮，代茶饮用，每天不多于 500 mL，不拘次数。

（2）浮萍 12 g，白槿花 15 g，茅根 20 g。加水煎煮，代茶饮用，每天不多于 500 mL，不拘次数。

〔膏滋〕

炙麻黄 100 g，杏仁 120 g，生石膏 120 g，防风 100 g，白术 90 g，茯苓 100 g，浮萍 90 g，车前子 100 g，蝉衣 80 g，石韦 100 g，连翘 90 g，苏叶 80 g，茅根 100 g，甘草 50 g，冰糖 200 g，蜂蜜 1 000 g。将炙麻黄等十四味药加水煎煮，滤取煎液，浓缩，与冰糖、蜂蜜炼为膏。早晚各服 50 g，冲服。

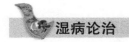

〔药粥〕

（1）白术 30 g，稽豆衣 20 g，冬瓜皮 30 g，粳米 50 g。将白术、稽豆衣和冬瓜皮加水煎煮，滤取煎液，煮粳米为粥，随量服用。

（2）茯苓 30 g，扁豆花 10 g，浮萍 15 g，糯米 50 g。将茯苓、扁豆花和浮萍加水煎煮，滤取煎液，煮糯米为粥，随量服用。

（3）葫芦 30 g，流苏花 15 g，赤小豆 30 g，山药 50 g。将葫芦、流苏花加水煎煮，滤取煎液，煮赤小豆、山药为粥，随量服用。

〔药膳〕

玉米须 30 g，茅根 50 g，生姜 20 g，鲤鱼（去肠杂）一条。将玉米须等用纱布包好，和鲤鱼一起加水炖汤，不放盐，可放糖调味，饮汤食肉。

〔病案〕

旬日内遍体俱肿，肤色鲜明，始也原有身热，不慎风而即止，亦无汗泄。诊脉浮紧，气喘促，小便闭，舌白，不思饮。证系水湿之邪借风气而鼓行经隧，是以最捷；倘喘甚气塞，亦属至危之道。治当以开鬼门、洁净腑为要着。麻黄七分、杏仁三钱、赤苓三钱、苏子二钱、桂木五分、薏苡仁三钱、紫苑七分、椒目五分、浮萍一钱五分、大腹皮一钱五分。外用麻黄、紫苏、羌活、浮萍、生姜、防风各五钱，闭户煎汤，遍体擦熨，不可冒风。（摘编自《柳选四家医案·爱庐医案》）

六、水湿浸渍——水肿

水肿发病的基本病理变化为肺失通条，脾失转输，肾失开阖，三焦气化不利。《素问·至真要大论》称"诸湿肿满，皆属于脾"。《医门法律》说得好，"足太阴脾足以转输水精于上，手太阴肺足以通调水道于下，海不扬波……水不通而为肿。"水湿内侵，脾气受困，脾阳不振，发为阳水。水湿浸渍证通常见之于现代医学的急慢性肾小球肾炎、肾病综合征、功能性水肿、肝硬化腹水、营养不良性水肿等疾病。

主要症状：周身水肿，下肢较为明显，按之凹陷，胸闷，纳呆，食少，返恶，身体困重，小便短少，大便溏软，舌苔白腻，脉象沉缓。

治法：运脾化湿，通阳利水。

方药：胃苓汤合五皮饮加减。桑皮、陈皮、大腹皮、茯苓皮、苍术、桂枝、泽泻、车前子、白术、猪苓、炒薏苡仁。

〔中成药〕

（1）五苓丸，每次 6~9 g，一日 3 次。温开水送服。

（2）五皮丸，每次 9 g，一日 2 次。温开水送服。

（3）济生肾气丸，每次 6~9 g，一日 3 次。温开水送服。

〔药茶〕

（1）稽豆衣 15 g，白术 20 g，茯苓皮 30 g。加水煎煮，代茶饮用，每天不多于 500 mL，不拘次数。

（2）桂枝 10 g，冬瓜皮 20 g，玉米须 15 g。加水煎煮，代茶饮用，每天不多于 500 mL，不拘次数。

〔膏滋〕

白术 120 g，桑皮 100 g，陈皮 90 g，大腹皮 80 g，茯苓皮 100 g，苍术 90 g，桂枝 80 g，泽泻 100 g，车前子 120 g，猪苓 90 g，生姜皮 80 g，炒薏苡仁 100 g，冰糖 200 g，蜂蜜 1 000 g。将白术等十二味药加水煎煮，滤取煎液，浓缩，与冰糖、蜂蜜炼为膏。早晚各服 30~50 g，冲服。

〔药粥〕

（1）浮萍 20 g，草果 15 g，大腹皮 30 g，炒薏苡仁 20 g，粳米 50 g。将浮萍、草果和大腹皮加水煎煮，滤取煎液，和炒薏苡仁、粳米同煮为粥，随量服用。

（2）茅根 30 g，白槿花 12 g，生姜皮 15 g，山药 30 g，粳米 50 g。将茅根、白槿花和生姜皮加水煎煮，滤取煎液，煮山药、粳米为粥，随量服用。

〔药膳〕

葫芦 50 g，桑皮 15 g，陈皮 12 g，大腹皮 20 g，茯苓皮 15 g，鲫鱼（去肠杂）一条。将葫芦等用纱布包好，和鲤鱼一起加水炖汤，不放盐，可放糖调味，食肉饮汤。

〔病案〕

薛某，复病寒热渐退，面浮肢肿，大腹胀满，稍有咳嗽，舌苔微黄，脉象濡滑。因饮食不节，脾弱欠运，水谷之湿蕴于募原，水湿不得从膀胱下出也，还虑增剧。故拟开鬼门，洁净腑，使水湿内外分消。桂枝五分，黄芩八分，茯苓皮四钱，地枯萝三钱，生熟薏苡仁各三钱，猪苓三钱，泽泻一钱五分，枯碧竹三钱，陈皮一钱，大腹皮二钱，桑皮二钱，杏仁三钱，生姜皮五分，冬瓜子皮各三钱。二诊：复病寒热已退，面浮肢肿，胸闷纳少，舌苔灰黄，脉象濡数。因饮食不慎，湿热内阻，脾胃运化失常，今宜疏运分消。清水豆卷四钱，茯苓皮四钱，陈皮一钱，生熟薏苡仁各三钱，大腹皮二钱，通草八分地枯萝三钱，枯碧竹三钱，赤豆一两，炒谷麦芽各三钱，冬瓜子皮各三钱。三诊：面浮肢肿，渐见轻减，胸闷，纳谷不香，蒂丁下坠。蕴湿痰热未除，肺胃肃运无权，再拟肃运分消。茯苓皮四钱，生薏苡仁四钱，杏仁三钱，大贝母三钱，甘草八分，泽泻一钱五分，陈皮一钱，大腹皮二钱，青果一钱，桑叶皮各一钱五分，冬瓜子皮各三钱。（摘编自《丁甘仁临证医集·肿胀》）

七、瘀结水留——水肿

水肿的病理性质有阴水与阳水之分，两者可相互转换或夹杂。《济生方》称"阴水为

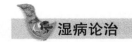

病，脉来沉迟，色多青白，不烦不渴，小便涩少而清，大腹多泄。"阴水为病，病势缠绵，水湿停滞，久则入络，气机不利，血流不畅，变生瘀血，表现为水湿瘀血互结的证候。先贤强调，水蓄可以病血，血结亦可病水。由此《仁斋直指方》创用活血利湿法治疗瘀血水肿。瘀结水留证通常见之于现代医学的慢性肾小球肾炎、肾病综合征、狼疮性肾炎等疾病。

主要症状：水肿延久不退，肿势轻重不一，四肢或全身浮肿，以下肢为主，皮肤瘀斑，腰痛或伴有血尿，舌质紫暗，苔白，脉象沉细而涩。

治法：活血祛瘀，化气行水。

方药：桃红四物汤合五苓散加减。当归、赤芍、川芎、丹参、桃仁、红花、桂枝、泽泻、益母草、茯苓、车前子。

〔中成药〕

(1) 济生肾气丸，每次6~9 g，一日2~3次；血府逐瘀丸，每次6~9 g，一日2~3次。同时服用，温开水送服。

(2) 桂枝茯苓丸，每次6 g，一日3次；五苓丸，每次9 g，一日3次。同时服用，温开水送服。

〔药茶〕

(1) 茅根15 g，玉米须30 g，凌霄花12 g。加水煎煮，代茶饮用，每天不多于500 mL，不拘次数。

(2) 黄芪20 g，白槿花15 g，浮萍12 g。加水煎煮，代茶饮用，每天不多于500 mL，不拘次数。

〔膏滋〕

黄芪120 g，当归100 g，赤芍90 g，川芎80 g，丹参100 g，桃仁90 g，红花100 g，桂枝90 g，泽泻100 g，凌霄花100 g，茯苓120 g，车前子100 g，炒薏苡仁120 g，冰糖250 g，蜂蜜1 000 g。将白术等十二味药加水煎煮，滤取煎液，浓缩，与冰糖、蜂蜜炼为膏。早晚各服50 g，冲服。

〔药粥〕

(1) 防己20 g，黄芪30 g，车前草50 g，粳米50 g。将防己、黄芪和车前草加水煎煮，滤取煎液，煮粳米为粥，随量服用。

(2) 茯苓30 g，凌霄花15 g，冬瓜皮50 g，山药30 g，炒薏苡仁50 g。将茯苓、凌霄花和冬瓜皮加水煎煮，滤取煎液，煮山药、炒薏苡仁为粥，随量服用。

〔病案〕

黄某，男性，10岁。全身浮肿，腹水（腹围71.5 cm），尿少，喘息不已，呼吸不利（已吸氧），胃纳甚差，脉细数，舌质绛，苔中黄厚；血压140/110 mmHg；酚红排泄试验两小时为33%；尿常规检查：蛋白+++，红细胞+，脓细胞++。西医诊断为慢性肾炎，病情危重，图治颇为棘手。1957 年 3 月 29 日邀邹会诊，治以补肾气、降肺气、开鬼门、洁净腑，上下分治，用麻杏石甘汤、葶苈大枣泻肺汤、三子养亲汤和防己黄芪汤加减。服药 3 剂，4 月 2 日复诊，面肿虽退，溲量仍少，余状如前，效果不理想。久病多在血，血不利则为水，拟于原法中酌加活血化瘀之品，以冀弋获。处方：桃仁 9 g，红花 9 g，杏仁 9 g，葶苈子 9 g，苏子 9 g，净麻黄 3 g，党参 18 g，黄芪 24 g，茯苓皮 30 g，苍术 5 g，车前子 30 g，甘草 3 g。4 月 7 日三诊时，称服上方 3 帖后病情好转，小便通畅，日解 1 500 mL 以上。续服 9 帖，水肿基本消退，腹围缩小至 57 cm，血压降至 90/60 mmHg，后以调理药巩固疗效。（摘编自《著名中医学家的学术经验》）

八、气滞湿阻——臌胀

臌胀一病，《景岳全书》说"以外虽坚满而中空无物，其象如鼓，故名臌胀。"《医宗必读》认为"臌胀者，中空无物，腹皮绷紧，多属于气也。"《医学入门》也说"初起是气，久则成水。"其成因多为嗜酒伤肝，或忧思郁怒，或虫毒感染，伤及肝脾。若肝失疏泄，气机郁滞，克伐脾胃，脾失健运，水湿内停而表现为气滞湿阻的证候。气滞湿阻证通常见之于现代医学的肝硬化腹水、结核性腹膜炎、慢性缩窄性心包炎、腹腔内晚期肿瘤等疾病。

主要症状：脘腹胁下胀满，偶或疼痛，食少，纳后腹胀，嗳气，得矢气方舒，小便短少，舌苔薄白而腻，脉象弦。

治法：疏肝理气，健脾化湿。

方药：四逆散合五皮饮加减。柴胡、白芍、枳实、陈皮、茯苓、白术、猪苓、车前子、香附、大腹皮、厚朴、泽泻。

〔中成药〕

（1）鳖甲煎丸，每次 6~9 g，一日 3 次。温开水送服。

（2）中满分消丸，每次 6 g，一日 3 次。温开水送服。

（3）五皮丸，每次 9 g，一日 3 次。温开水送服。

〔药茶〕

（1）黄芪 20 g，茅根 30 g，新会陈皮 20 g，冬瓜皮 30 g。加水煎煮，代茶饮用，每天不多于 500 mL，不拘次数。

（2）玫瑰花 10 g，厚朴花 8 g，茯苓 30 g。加水煎煮，代茶饮用，每天不多于 500 mL，不拘次数。

〔膏滋〕

柴胡 100 g，白芍 120 g，枳实 100 g，佛手 80 g，陈皮 100 g，茯苓皮 120 g，白术 120 g，猪苓 100 g，车前子 120 g，香附 100 g，大腹皮 120 g，厚朴 100 g，泽泻 120 g，红糖 200 g，蜂蜜 1 000 g。将柴胡等十三味药加水煎煮，滤取煎液，浓缩，与红糖、蜂蜜炼为膏。早晚

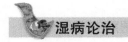

各服 50 g，冲服。

〔药粥〕

（1）白术 30 g，茯苓皮 20 g，豆蔻花 8 g，山药 30 g，粳米 50 g。将白术、茯苓皮和豆蔻花加水煎煮，滤取煎液，煮山药、粳米为粥，随量服用。

（2）稽豆衣 30 g，大腹皮 20 g，炒薏苡仁 20 g，赤小豆 50 g。将稽豆衣、大腹皮加水煎煮，滤取煎液，和炒薏苡仁、赤小豆同煮为粥，随量服用。

〔药膳〕

（1）冬瓜（切块）200 g，陈皮 20 g，牛蛙（去皮，洗净，稍切）250 g。不放盐，加葱姜糖调味，加水煲汤，随量食用。

（2）鲫鱼（去内脏及鳞，洗净）一条，萝卜（洗净，切条）100 g，玉米须 30 g。葱姜调味，加水煲汤，随量食用。

〔病案〕

大腹胀满，已经四十余日，近来气更急促，足跗浮肿，溺黄口干，脉形弦数。湿热之邪，因气而阻，因食而剧，理之不易。廓清饮加减：白芥子、陈皮、厚朴、枳实、泽泻、茯苓、大腹皮、莱菔子、黑栀子、猪苓、苏梗、川连、香附。（摘编自《增评柳选四家医案》）

九、水湿困遏——臌胀

臌胀，《诸病源候论》最早提出其成因为"水毒"，亦即"蛊"，并指出"此由水毒气结聚于内，令腹渐大，动摇有声。"《石室秘录》谓"虽非水证，而水必有壅阻之病。"臌胀形成的原因虽有种种，但其病理变化不外乎，初起肝脾受伤，日久累及于肾，肝失疏泄，气机涩滞，脾阳不振，湿邪困遏，寒水内停，而表现为水湿凝聚的证候。水湿困脾证通常见之于现代医学的肝硬化腹水、结核性腹膜炎、腹腔内晚期肿瘤、肾病综合征等疾病。

主要症状：精神困顿，腹部胀满，如囊裹水，面肢浮肿，脘腹痞满，得热则舒，小便少，大便溏，舌苔白腻，脉象沉缓。

治法：温中健脾，行气利水。

方药：实脾饮合五苓散加减。白术、苍术、附子、干姜、厚朴、木香、茯苓皮、车前子、泽泻、大腹皮、生姜皮、陈皮。

〔中成药〕

（1）鳖甲煎丸，每次 6~9 g，一日 2 次。温开水送服。

（2）中满分消丸，每次 6 g，一日 3 次。温开水送服。

（3）五皮丸，每次 9 g，一日 2 次。温开水送服。

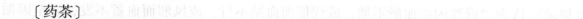

〔药茶〕

（1）白术 20 g，车前草 30 g，厚朴花 12 g，干姜 8 g。加水煎煮，代茶饮用，每天不多于 500 mL，不拘次数。

（2）新会陈皮 12 g，冬瓜皮 20 g，凌霄花 15 g。加水煎煮，代茶饮用，每天不多于 500 mL，不拘次数。

〔膏滋〕

黄芪 120 g，白术 100 g，防己 120 g，苍术 100 g，附子 80 g，干姜 60 g，厚朴 100 g，木香 90 g，猪苓 100 g，茯苓皮 120 g，车前子 120 g，泽泻 100 g，大腹皮 120 g，生姜皮 60 g，陈皮 90 g，冰糖 200 g，蜂蜜 1 000 g。将黄芪等十五味药加水煎煮，滤取煎液，浓缩，与冰糖、蜂蜜炼为膏。早晚各服 30 g，冲服。

〔药粥〕

（1）干姜 10 g，冬瓜皮 30 g，粳米 50 g，豆浆 100 mL。将干姜、冬瓜皮加水煎煮，滤取煎液，和粳米豆浆同煮为粥，随量服用。

（2）稆豆衣 30 g，陈皮 12 g，炒薏苡仁 20 g，白槿花 12 g，粳米 50 g。将稆豆衣、陈皮加水煎煮，滤取煎液，和粳米、炒薏苡仁同煮为粥，随量服用。

〔药膳〕

（1）赤小豆 250 g，茅根（布包）30 g，猪瘦肉适量，共煲至豆熟，饮汤食肉。

（2）生姜皮 20 g，玉米须 50 g，龟一只。将龟去内脏洗净，加水适量煲至肉烂，调味饮汤。

〔病案〕

汪某，男性，44 岁。发热历半月始退，而腹部亦随之逐渐胀大。近来自汗多，纳谷不香，尿少，腹胀，头昏，大便秘结，每周仅 2~3 次，睡眠差，脉细弦，苔光剥，舌紫红，舌上和口腔满布糜点。诊为阴虚湿稽，浮火上炎。遂予生地 12 g，元参 15 g，北沙参 10 g，麦冬 6 g，木通 3 g，玉米须 15 g，路路通 10 g，车前子 15 g（包煎），淡竹叶 15 g，茅根 30 g。5 剂后，小便量增多，腹胀减轻，但仍有肝区疼痛，纳谷欠馨，头昏，乏力，睡眠不熟，大便转为日行一次，自汗尚多，手足心热，脉弦细而数，口舌糜点已脱，舌质紫红，有瘀斑。阴伤未复，水湿稽留。从原方去元参，加五味子 3 g，黑料豆 30 g，楮实子 12 g，泽兰 10 g。10 剂后一直以上方稍作加减进治，患者服药并无间断，3 月后症状已近消失。（摘编自《邹良材肝病诊疗经验·医案医话选》）

十、瘀结水留——臌胀

"腹胀，身皆大，大与肤胀等也，色苍黄，腹筋起，此其候也。"是《灵枢·水胀篇》对臌胀病症状的详细描述。《血证论》则指出，臌胀之肿乃"瘀血化水而肿。"论其成因，

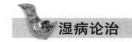

《石室秘录》认为"或跌闪而血淤不散，或忧郁而血结不行，或风邪而血蓄不发，遂至因循时日，留在腹中，致成血鼓。"《医门法律》也强调臌胀，"不外水裹、气结、血凝"而成。肝脾瘀结，络脉涩滞，水气停留，水瘀互结，酿而为鼓。瘀结水留证通常见之于现代医学的肝硬化腹水、结核性腹膜炎、腹腔内晚期肿瘤等疾病。

主要症状：脘腹坚满如鼓，青筋显露，面色晦暗黧黑，或见赤丝血缕，面颈胸部出现蟹爪纹，口干不思饮，不思纳谷，或见黑便，舌质紫暗或有瘀斑，脉象沉细而涩。

治法：活血化瘀，行气利水。

方药：消瘀荡秽汤合五皮饮加减。桃仁、红花、枳实、牛膝、水蛭、三棱、莪术、桑皮、大腹皮、车前子、赤茯苓、马鞭草。

〔中成药〕

（1）大黄䗪虫丸，每次6g，一日3次；济生肾气丸，每次6g，一日3次。同时服用，温开水送服。

（2）乌鸡白凤丸，每次6~9g，一日3次。温开水送服。

（3）鳖甲煎丸，每次9g，一日2次；黄芪精口服液，每次1支，一日2次。同时服用，温开水送服。

〔药茶〕

（1）丹参20g，白术15g，凌霄花10g。加水煎煮，代茶饮用，每天不多于500mL，不拘次数。

（2）玫瑰花10g，茯苓皮20g，三七参3g。加水煎煮，代茶饮用，每天不多于500mL，不拘次数。

〔膏滋〕

炙鳖甲150g，白术120g，桃仁80g，红花100g，枳实90g，水蛭80g，三棱100g，莪术90g，桑皮80g，大腹皮100g，车前子100g，水红花子120g，赤茯苓100g，马鞭草120g，红糖200g，蜂蜜1000g。将炙鳖甲等十四味药加水煎煮，滤取煎液，浓缩，与红糖、蜂蜜炼为膏。早晚各服30g，冲服。

〔药粥〕

（1）厚朴花12g，稽豆衣20g，金桔饼（切碎）20g，炒薏苡仁30g，糯米50g。将厚朴花稽豆衣加水煎煮，滤取煎液，煮金桔饼、炒薏苡仁和糯米为粥，随量服用。

（2）玉米须30g，新会陈皮（切碎）12g，赤小豆30g，粳米50g。将玉米须加水煎煮，滤取煎液，煮新会陈皮、赤小豆和粳米为粥，随量服用。

〔药膳〕

（1）丹参30g，白槿花12g，新会陈皮20g，牛蛙（去皮脏，洗净）250g，加水适量，共煲为汤，放糖调味，饮汤食肉。

（2）红参 20 g，三七参 10 g，玫瑰花 12 g，老鳖（去肠杂）一只，加水适量，共煲为汤，放糖调味，饮汤食肉。

〔病案〕

丁某，男性，43 岁。胁痛 3 年，腹臌胀而满 3 月，屡用利水诸法不效。就诊时见：腹大如鼓，短气撑急，肠鸣辘辘，肢冷便溏，小便短少，舌质淡，苔薄白，脉沉细。诊为阳虚气滞，血瘀水停。处方：桂枝 10 g，生麻黄 6 g，生姜 10 g，甘草 6 g，大枣 6 枚，细辛 6 g，熟附子 10 g，丹参 30 g，白术 10 g，三棱 6 g。服药 30 剂，腹水消退，诸症随之而减，后以疏肝健脾之法，做丸善后。（摘编自《刘渡舟临证验案精选·臌胀》）

十一、水热蕴结——臌胀

臌胀一病，首见于《内经》。《素问·腹中论》云"有病心腹满，旦食则不能暮食……名为臌胀……治之以鸡矢醴。"不仅首示了病名，而且给出了处方。《丹溪心法》认为"七情内伤，六淫外侵，饮食不节，房劳致虚，……清浊相混，隧道壅塞，郁而为热，热留为湿，湿热相生，遂成胀满。"《景岳全书》给出的治疗方法是"水道不利，湿气不行，则当助脾行湿，而佐以淡渗。"肝脾不和，湿热壅滞，蕴结中焦，浊水不化，水热内停而发病。水热蕴结证通常见之于现代医学的肝硬化腹水、结核性腹膜炎、慢性缩窄性心包炎、肾病综合征等疾病。

主要症状：腹大胀满而坚，或身目俱黄，皮肤黄染烦热口渴，不思纳谷，渴不欲饮，小便少而黄赤，大便秘结或溏薄，舌边尖红，苔黄腻或焦黑，脉象弦数。

治法：清热利湿，攻下逐水。

方药：茵陈蒿汤合中满分消丸加减。茵陈、栀子、黄柏、苍术、白术、茯苓皮、猪苓、泽泻、车前子、制军、金钱草、六一散。

〔中成药〕

（1）鳖甲煎丸，每次 6~9 g，一日 3 次。温开水送服。

（2）中满分消丸，每次 9 g，一日 2~3 次。温开水送服。

（3）肝炎冲剂，每次一袋，一日 3 次。温开水送服。

〔药茶〕

（1）茵陈 30 g，蒲公英 20 g，车前草 30 g，大枣 5 枚。煎汤代茶饮，每天不多于 500 mL，不拘次数。

（2）夏枯草 20 g，新会陈皮 15 g，生姜皮 10 g，山茶花 10 g，大枣 5 枚。煎汤代茶饮，每天不多于 500 mL，不拘次数。

〔膏滋〕

黄芪 100 g，炙鳖甲 120 g，黄芩 90 g，茵陈 100 g，柴胡 90 g，泽泻 100 g，车前子

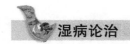

120 g，猪苓 90 g，茯苓皮 120 g，桑皮 90 g，枳实 100 g，砂仁 80 g，腹皮 100 g，冰糖 200 g，蜂蜜 1 500 g。将黄芪等十三味药加水煎煮，取汁，浓缩，与冰糖、蜂蜜炼为膏。早晚各服 50 g，冲服。

〔药粥〕

（1）玉米须 20 g，冬瓜皮 30 g，赤小豆 30 g，粳米 50 g。将玉米须、冬瓜皮加水煎煮，滤取煎液，煮赤小豆、粳米为粥，随量服用。

（2）白槿花 20 g，玫瑰花 10 g，白残花 15 g，炒薏苡仁 30 g，粳米 50 g。将白槿花、玫瑰花和白残花加水煎煮，滤取煎液，煮炒薏苡仁、粳米为粥，随量服用。

〔药膳〕

（1）赤小豆 250 g，茅根 30 g，白残花 20 g，猪瘦肉适量。将茅根、白残花加水煎煮，滤取煎液，和赤小豆、猪瘦肉共煲至豆熟，饮汤食肉。

（2）生姜皮 20 g，玫瑰花 15 g，玉米须 50 g，龟（去肠杂，洗净）一只。将生姜皮、玫瑰花、玉米须加水适量煎煮，滤取煎液，煲龟至肉烂，调味饮汤。

〔病案〕

诸腹胀大，皆属于热；诸湿肿满，皆属于脾。脾经湿热交阻于中，先满后见肿胀、肤热微汗，口渴面红，理之不易。防己、茯苓、石膏、腹皮、陈皮。再诊：湿热满三焦，每多肿胀之患。如邪势偏于下焦，小便必少，前人之质重开下者，原为此等而设。然此病已久，尚盛于中上二焦，胡以中上两焦法施之？诸恙不减，或者病重药轻之故。将前方制大其剂。竹叶、石膏、鲜生地、麦冬、知母、半夏、五皮饮。（摘编自《增评柳选四家医案·继志堂医案》）

十二、水饮凌心——心悸

心悸是自觉心跳悸动不安的病证。本病的发生，除精神因素，心血不足，心阳虚弱，肾阴亏损外，水饮内停、瘀血、痰火均能致病。《伤寒明理论》言心悸的成因有气虚、痰饮两端，"其停饮者，有水停心下，心主火而恶水，水既内停，心不自安，则为悸也。"脾失健运，水湿内生，饮邪上犯，扰动心神，则悸动不安。水饮凌心证通常见之于现代医学的心神经官能症、心律不齐、病态窦房结综合征、心房颤动等疾病。

主要症状：眩晕，心悸，胸脘痞闷，欲吐流涎，形寒肢冷，渴不欲饮，或下肢浮肿，小便短少，舌胖淡，苔白滑，脉象细弦滑，或沉细而滑，或有结代。

治法：温振心阳，化气行水。

方药：苓桂术甘汤加减。茯苓、桂枝、白术、甘草、人参、泽泻、葶苈子、车前子、酸枣仁、陈皮、生姜。

〔中成药〕

（1）济生肾气丸，每次 6～9 g，一日 3 次。温开水送服。

（2）银杏叶片，轻证每次 60～120 mg，一日 3 次；重证每次 240～360 mg，温开水送服。

（3）心宝丸，每次 6～9 g，一日 3 次。温开水送服。

〔药茶〕

（1）桂枝 12 g，白术 15 g，葶苈子 20 g。加水煎煮，代茶饮用，每天不多于 500 mL，不拘次数。

（2）红参 5 g，桂枝 12 g，干姜 8 g，白槿花 10 g。加水煎煮，代茶饮用，每天不多于 500 mL，不拘次数。

〔膏滋〕

人参 120 g，黄芪 150 g，茯苓 100 g，桂枝 80 g，白术 100 g，泽泻 120 g，葶苈子 150 g，车前子 120 g，陈皮 90 g，甘草 60 g，生姜 90 g，大枣 80 g，冰糖 200 g，蜂蜜 1 000 g。将人参等十二味药加水煎煮，取汁，浓缩，与冰糖、蜂蜜炼为膏。早晚各服 50 g，冲服。

〔药粥〕

（1）人参 8 g，黄芪 20 g，木香花 12 g，赤小豆 30 g，粳米 50 g。将人参、黄芪和木香花加水煎煮，滤取煎液，煮赤小豆、粳米为粥，随量服用。

（2）茯苓 20 g，桂枝 12 g，甘草 8 g，大枣 10 枚，糯米 100 g。将茯苓、桂枝和甘草加水煎煮，滤取煎液，煮大枣、糯米为粥，随量服用。

〔药膳〕

（1）人参 20 g，桂圆 10 个，茯苓 30 g，乌骨鸡肉（洗净，切块）250 g。入葱姜少许，放糖调味，加水炖煮，熟后食肉饮汤，随量服食。

（2）酸枣仁 12 g，五味子 10 g，新会陈皮 15 g，肉桂 9 g，猪心 6 个。将酸枣仁等及葱姜糖用纱布包好，和猪心加水煎煮炖熟，一个猪心分两次吃，早晚各一次。

〔病案〕

钟某，心下虚悸，脉细濡而右关滑，此由痰水积聚于胸中，阴湿弥漫于下，则心阳浮越于上。长沙独得其旨，故玉函经中，一则曰心下悸者为有水气，再则曰水停心下，则心下悸。近医每以心营不足目之，谬矣。制半夏一钱五分，炒杏仁三钱，茯苓四钱，橘皮一钱五分，薤白头三钱，瓜蒌仁炒研三钱，生姜汁二匙冲。（摘编自《张聿青医案》）

（张　卿）

第五节　风湿

风湿有两种含义，从广义的角度来说，是指病因，泛指风和湿相结合的病邪；从狭义的角度来说，是疾病的病名，亦即风湿之邪所致的病证，又称为"痹证""痹病"。《内经》

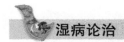

不仅提出了痹的病名，而且对其病因、证候分类以及转归、预后等均作了较详细的论述。《素问》专设"痹论"一节，认为"其风气胜者，为行痹……寒气胜者，为痛痹……湿气胜者，为着痹"。同时，还有脉、筋、肉、皮、骨等痹，以及五脏痹的分类诊断。张仲景则把痹病放在"痉湿暍病脉证并治篇"的"湿病"中加以讨论。"湿家之为病，一身尽疼……""风湿相搏，一身尽疼痛……若治风湿者，发其汗，但微微似欲汗出者，风湿俱去也。"点明了病因，指出了症状，给予了治法。"痹证"，是指主要以肌肉腰肢关节疼痛为主要临床表现。本节所讨论的"风湿"，涵盖一切因风和湿邪相合所致的病证。

一、风湿上犯——头痛

外感六淫，内伤杂病均可引致头痛。《伤寒论》对太阳、阳明、少阳和厥阴头痛，给出了迥然不同的辨证治疗方法。《类证治裁》强调"若六气外侵……其痛乃作。"《医宗金鉴》概括为"头痛痰热风湿气。"外感风湿之邪，上犯巅顶，清阳之气不能上注于头，气血凝滞，络脉不通，不通则痛。风湿上犯证通常见之于现代医学的血管性头痛、紧张性头痛、三叉神经痛、某些感染性疾病头痛等疾病。

主要症状：头痛头重，头昏如裹，肢体困重，乏力，胸闷，脘腹胀满，纳谷不馨，大便溏软或溏，舌苔白腻，脉濡。

治法：祛风胜湿，通窍止痛。

方药：羌活胜湿汤加减。羌活、独活、白芷、川芎、防风、细辛、藁本、蔓荆子、当归、苍术、生姜。

〔中成药〕

（1）复方天麻片，每次4片，一日2~3次。温开水送服。

（2）川芎茶调丸，每次6g，一日2~3次。温开水送服。

〔药茶〕

（1）桑叶6g，白芷8g，薏苡仁10g，天麻8g。加水煎煮，代茶饮用，不拘次数。

（2）羌活10g，凌霄花12g，川芎15g。加水煎煮，代茶饮用，不拘次数。

〔药酒〕

川芎30g，菊花20g，天麻20g，苍术20g，枸杞50g，白芷30g，全虫20g，冰糖20g，白酒2 000 mL。浸泡半个月后饮用，每次30 mL，一日一次。

〔膏滋〕

川芎150g，天麻100g，白蒺藜90g，钩藤100g，桑叶100g，白芷90g，苍术60g，当归80g，白芍100g，甘草60g，全虫20g，冰糖200g，蜂蜜1 000g。将川芎等十一味药加水煎煮，取汁，浓缩，与冰糖、蜂蜜炼为膏。早晚各服30g，冲服。

〔药粥〕

（1）川芎 15 g，白芷 12 g，苏叶 10 g，糯米 50 g，山药 30 g。将川芎、白芷和苏叶加水煎煮，滤取煎液，煮糯米、山药为粥，随量服用。

（2）钩藤 15 g，天麻 12 g，玫瑰花 10 g，炒薏苡仁 20 g，粳米 50 g。将钩藤、天麻和玫瑰花加水煎煮，滤取煎液，煮粳米、炒薏苡仁为粥，随量服用。

〔药膳〕

川芎 15 g，白芷 10 g，鳙鱼头（去鳞，洗净）一个。葱姜盐适量，加水炖煮饮汤。

〔病案〕

苏某，男，操劳所以头痛加剧，盖增加其郁血故也。消除郁血，可用疏散。荆防风各 6 g，苍耳子 9 g，防己 12 g，白芷 9 g，蔓荆子 9 g，川芎 6 g，秦艽 6 g，生姜 2 片。另：细辛 3 g，羌活 6 g，苏叶 9 g。外熏用。（摘编自《章次公医案》）

二、风寒湿痹——痹阻

何谓痹？《中藏经》给出的解释是："痹者，闭也，五脏六腑感于邪气，乱于真气，闭而不仁，故曰痹也。"论及成病之因及病的轻重缓急，又说"痹者，风寒暑湿之气中于人脏腑之为也，入腑则病浅易治，入脏则病深难治。"风寒湿三气杂至而病痹者，"治风先治血，血行风自灭"；治寒所谓"阳气并则阴凝散"，治湿，所谓"疏风能燥湿"。风寒湿痹证通常见之于现代医学的结缔组织病、骨与关节疾病，如风湿性关节炎、类风湿关节炎、强直性脊柱炎、痛风等疾病。

主要症状：肢体关节冷痛沉重，痛处游走不定，局部肿胀，关节屈伸不利，气候剧变时加重，遇寒痛增，得温则减，恶风畏寒，舌质淡，舌苔薄白或白腻，脉象浮紧，或弦紧。

治法：祛风散寒，利湿通络。

方药：蠲痹汤加减。羌活、独活、黄芪、当归、桂枝、川芎、防风、秦艽、防己、萆薢、海风藤、透骨草、细辛、甘草。

〔中成药〕

（1）追风透骨丸，每次 9 g，一日 3 次。温开水送服。

（2）腰椎痹痛丸，每次一丸，一日 3 次。温开水送服。

（3）小活络丹，每次一丸，一日 3 次。温开水送服。

〔药茶〕

（1）威灵仙 20 g，桂枝 12 g，枸杞 30 g。加水煎煮，代茶饮用，不拘次数。

（2）雪莲花 15 g，红花 20 g，大枣 8 枚。加水煎煮，代茶饮用，不拘次数。

〔药酒〕

（1）当归 30 g，杜仲 50 g，天麻 20 g，威灵仙 50 g，凌霄花 15 g，乌梢蛇 20 g，冰糖

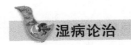

20 g，白酒 1 500 mL。浸泡半个月后饮用，每次 30 mL，一日一次。

（2）蜈蚣 20 g，全虫 15 g，枸杞 80 g，冰糖 20 g，白酒 1 500 mL。浸泡半个月后饮用，每次 30 mL，一日一次。

〔膏滋〕

当归 150 g，威灵仙 120 g，防风 90 g，干姜 80 g，鸡血藤 100 g，川芎 120 g，天麻 100 g，苍术 90 g，羌活 80 g，桂枝 80 g，雪莲花 100 g，海风藤 90 g，蜈蚣 20 条，甘草 80 g，冰糖 200 g，蜂蜜 1 500 g。将当归等十四味药加水煎煮，取汁，浓缩，与冰糖、蜂蜜炼为膏。早晚各服 30 g，冲服。

〔药膳〕

（1）桑枝 30 g，当归 50 g，威灵仙 50 g，老母鸡（去肠杂，洗净）一只。将桑枝、当归和威灵仙用纱布包好，葱姜盐适量，和老母鸡加水炖煮，食肉饮汤。

（2）狗脊 20 g，川芎 15 g，木瓜 15 g，枸杞 80 g，羊蝎子 100 g。将狗脊、川芎和木瓜用纱布包好，葱姜盐适量，和枸杞、羊蝎子加水炖煮，食肉饮汤。

〔外治〕

（1）威灵仙 40 g，葱白 50 g，捣烂，用醋调和成糊状，外敷于患处。

（2）伸筋草 80 g，透骨草 100 g，威灵仙 80 g，红花 30 g，乳香 50 g，海风藤 100 g。加水少许泡透，锅中炒热，布包，敷于患处。

（3）生川乌 30 g，草乌 40 g，老松节 50 g，乳香 20 g，共研细末，放入白酒 500 mL 中。浸泡后取药酒外搽患处，不拘次数。（切忌不可内服）。

〔病案〕

张某，男性，30 岁，农民。两年前感受风寒，关节肿痛，每逢寒冷则疼痛加剧，屈伸受限，得热则舒适。近半月来各关节肿胀疼痛，以膝踝关节为重。检查：下肢关节肿痛，活动时更显，脉象弦紧，舌淡红，苔薄白。证属风寒湿邪痹阻关节。治宜祛风散寒，利湿通痹。处方：独活 24 g，寄生 24 g，秦艽 15 g，防风 15 g，川芎 5 g，当归 15 g，赤芍 15 g，茯苓 15 g，桂枝 9 g，牛膝 9 g，甘草 6 g，细辛 3 g。二诊：前方连服七剂，关节疼痛大减，能下地活动。脉象弦缓，舌质淡红少苔。前方减当归、赤芍、茯苓、细辛，加川芎、苍术各 9 g，桑枝 30 g，杜仲 15 g，海风藤 15 g。又服七剂，关节肿痛明显减轻，仍依前方略有加减，再服七剂，症状消失，继服散风丸巩固疗效。（摘编自《痹病论治学》）

三、风湿热痹——热痹

《素问·四时刺逆从论》首提"热痹"，认为"厥阴有余病阴痹，不足病生热痹。"《金匮翼》说"热痹者，闭热于内也……脏腑经络，先有蓄热，而复遇风寒湿气客之，热为寒郁，气不得通，久之寒亦化热。"素体阴虚，复感风湿；或风寒之邪，郁而化热；或湿热之邪，复感风邪，风湿热邪，壅滞经脉，气血痹阻不通，酿而为痹。风湿热痹证通常见之于现代医学的结缔组织病、骨与关节疾病，如风湿性关节炎、类风湿关节炎、强直性脊柱炎、痛风等疾病。

主要症状：关节游走疼痛，活动不便，局部灼热红肿，痛不可触，得冷则舒，可见皮下结节或红斑，常伴有发热，恶风，汗出，口渴，烦躁不安，舌质红，舌苔黄或黄腻，脉象滑数或浮数。

治法：清热通络，祛风除湿。

方药：白虎加桂枝汤合宣痹汤加减。生石膏、知母、黄柏、防己、连翘、生薏苡仁、木瓜、丹皮、生地、忍冬藤、威灵仙。

〔中成药〕

（1）豨桐丸，每次 6 g，一日 2~3 次。温开水送服。

（2）四妙丸，每次 6 g，一日 2~3 次。温开水送服。

〔药茶〕

（1）生地 10 g，生薏苡仁 15 g，白槿花 12 g。加水煎煮，代茶饮用，不拘次数。

（2）金银花藤 20 g，桑枝 15 g，蚕沙 12 g。加水煎煮，代茶饮用，不拘次数。

〔药酒〕

生地 50 g，木瓜 30 g，防己 50 g，地龙 40 g，威灵仙 50 g，黄精 50 g，白芍 40 g，薏苡仁 40 g，赤小豆 30 g，防风 40 g，知母 30 g，白酒 1 500 mL。浸泡半个月后饮用，每次 30 mL，一日一次。

〔膏滋〕

知母 150 g，生地 120 g，桂枝 90 g，防风 100 g，龙胆草 80 g，丹皮 90 g，制附片 80 g，忍冬藤 100 g，苍术 100 g，羌活 80 g，炙麻黄 90 g，凌霄花 80 g，甘草 60 g，冰糖 50 g，蜂蜜 1 500 g。将知母等十三味药加水煎煮，取汁，浓缩，与冰糖、蜂蜜炼为膏。早晚各服 30 g，冲服。

〔药膳〕

（1）老桑枝 50 g，防己 30 g，凌霄花 20 g，母鸡（去毛及肠杂）一只。将老桑枝、防己、凌霄花用纱布包好，放入鸡腹内，葱姜盐调味，加水适量共煲汤，食肉饮汤。

（2）生地 50 g，威灵仙 60 g，蛇肉 250 g。将生地、威灵仙用纱布包好，葱姜盐调味，共煲为汤，食肉饮汤。

〔外治〕

（1）地龙 30 g，透骨草 50 g，蚕沙 30 g，生地 40 g，车前草 30 g。切碎，捣烂，用醋调和成糊状，外敷于患处。

（2）桂枝 30 g，桑枝 30 g，丹皮 40 g，知母 40 g，红花 30 g，伸筋草 60 g，威灵仙 60 g，

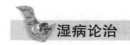

海风藤 60 g，食盐 500 g。加水少许泡透，锅中炒热，布包，熨痛处。

〔病案〕

患者于两周前因感冒而发热恶寒，体温在 38~39 ℃ 之间，伴头痛、咽痛、汗出，全身关节痛，以膝关节最严重，两膝红肿热痛，行动困难，两小腿有结节状红斑。脉弦滑数，苔薄，心率 100 次/分，律齐，血沉 35 mL/h，抗 "O" 400 单位，心电图示右束支不完全传导阻滞。西医诊断为风湿热，中医诊断为痹病（湿热痹阻）。治疗当以清热利湿，宣痹通络为法，宣痹汤主之。当归 12 g，羌活 9 g，薏苡仁 18 g，生甘草 12 g，防风 12 g，独活 9 g，苦参 15 g，海桐皮 15 g，忍冬藤 15 g，连翘 12 g，防己 12 g，黄芩 9 g。此方加减服用 15 剂而热退痛减，调治月余而诸症除，血沉恢复正常，心律规整如前，后以补气养血，宣痹通络之品善其后。（摘编自《医话医论荟要》）

（张　卿）

第六节　湿温

湿温病是夏秋时的一种常见急性热病。湿温是由感受湿热病邪所致的急性外感热病。本病四时皆有，但多发生于雨湿较盛的夏秋季节。湿温初起以身热不扬、身重肢倦、胸闷脘痞、舌苔黄腻、脉缓等湿热遏阻证候为主要特点。

湿温病的发生大多由于感受时行湿热病邪而致。因夏秋雨湿偏盛，容易形成湿热病邪致病；或因人们嗜食生冷，损伤脾胃，水湿内停，复感外邪，内外相引，并为湿热。湿温所及脏腑、部位，以脾胃为中心，外可郁遏肌表，内熏肝胆，上蒙心包，中困脾胃，下注小肠，蕴结膀胱。

根据发病季节及临床表现，湿温病与西医的伤寒副伤寒、沙门氏菌感染、以及胃肠型感冒等某些病毒感染相似，故以上疾病可参考湿温病进行辨证治疗。

一、湿热阻遏卫气

主要症状：恶寒，少汗，身热不扬，午后热象较显，头重如裹，身重肢倦，胸闷脘痞，舌尖边红，舌苔白腻，脉象濡缓。

治法：芳香辛散，宣透湿热。

方药：藿朴夏苓汤加减。藿香、半夏、厚朴、茯苓、杏仁、生薏苡仁、白蔻、猪苓、泽泻、淡豆豉、六一散。

〔中成药〕

（1）藿香正气丸，每次 6~9 g，一日 3 次。温开水送服。

（2）藿朴夏苓丸，每次 6 g，一日 3 次。温开水送服。

〔药茶〕

（1）苏叶 12 g，佩兰 15 g，厚朴花 12 g。加水煎煮，代茶饮用，不拘次数。

（2）藿香 12 g，豆蔻花 10 g，薄荷 12 g。加水煎煮，代茶饮用，不拘次数。

（3）淡豆豉 15 g，陈皮 12 g，木香花 10 g。加水煎煮，代茶饮用，不拘次数。

〔药粥〕

（1）鲜芦根 60 g，冬瓜子 12 g，淡豆豉 15 g，薏苡仁 30 g，粳米 50 g。将鲜芦根、冬瓜子和淡豆豉加水煎煮，滤取煎液，煮薏苡仁、粳米为粥，随量服用。

（2）藿香 12 g，佩兰 15 g，扁豆花 10 g，百合 30 g，绿豆 50 g。将藿香、佩兰和扁豆花加水煎煮，滤取煎液，煮百合、绿豆为粥，随量服用。

（3）荷叶 15 g，薄荷 12 g，豆蔻花 10 g，赤小豆 50 g，粳米 50 g。将荷叶、薄荷和豆蔻花加水煎煮，滤取煎液，煮赤小豆、粳米为粥，随量服用。

〔病案〕

吴某，女，15 岁，一诊：1973 年 5 月 25 日，T39.7 ℃，高热十二天，身热午后增高，至夜更甚，稍恶寒，口干欲饮，胸闷纳少，汗出不多，脉濡滑数，舌边红，苔白腻而干，咽红不痛，无咳嗽。时邪挟湿，湿遏热伏，体气又弱，正虚邪盛，颇虑生变，先拟宣泄化湿，以挫邪热鸱张之势。淡豆豉 9 g，黑山栀 9 g，银花 12 g，连翘 12 g，藿香 9 g，茯苓 12 g，通草 4.5 g，滑石 24 g，蒲公英 30 g，鲜芦根 1 支，甘露消毒丹（包煎）30 g，4 剂。二诊：1973 年 5 月 29 日，T38.2 ℃，寒热退后复起，舌苔白腻罩灰，面色苍白，口干便艰，今日解下燥屎，脉左细弱，右较有力。体质素弱，正虚邪恋，逗留气分，姑拟疏解化湿，佐以扶正。银柴胡 9 g，青蒿 9 g，半夏 9 g，党参 9 g，杏仁 9 g，炒薏苡仁 15 g，白蔻仁（研细，后入）3 g，白薇 9 g，益元散（包煎）12 g，当归 9 g，陈皮 4.5 g。4 剂。三诊：1973 年 6 月 2 日，T36.8 ℃，高热已平三天，低热未已，纳少乏力，脉细，苔薄白腻，口不渴。正虚邪恋，仍以扶正祛邪。银柴胡 9 g，青蒿 9 g，半夏 9 g，茯苓 9 g，橘红 4.5 g，白蔻仁（研细，后入）3 g，当归 9 g，谷芽 12 g。5 剂。四诊：寒热已清退三天，面黄已减，纳食亦增，脉濡细，苔腻已化，形体瘦弱。脾运失健，拟调补脾胃以善后。处方（略）5 剂。（摘编自《张伯臾医案》）

二、湿热郁阻膜原

主要症状：寒热往来，寒甚热微，汗出身痛，手足沉重，胸胁胀满，恶心呕吐，舌尖边红，舌苔白厚腻浊，脉缓。

治法：疏利透达膜原湿浊。

方药：雷氏宣透膜原法加减。厚朴、槟榔、草果、黄芩、藿香、半夏、连翘、生姜、甘草。

〔中成药〕

（1）小柴胡冲剂，每次一袋，一日3次。白开水冲服。

（2）甘露消毒丹，每次6~9 g，一日3次。白开水冲服。

〔药茶〕

（1）柴胡12 g，黄芩10 g，草果12生姜5片，大枣6枚。加水煎煮，代茶饮用，不拘次数。

（2）槟榔15 g，荷梗15 g，苏叶12 g，豆蔻花10 g。加水煎煮，代茶饮用，不拘次数。

〔药粥〕

（1）柴胡苗12 g，藿香15 g，草果12 g，薏苡仁30 g，小麦50 g。将柴胡苗、藿香和草果加水煎煮，滤取煎液，煮薏苡仁、小麦为粥，随量服用。

（2）豆蔻花12 g，荷叶20 g，蒲公英30 g，粳米50 g，生姜3片，大枣5枚。将豆蔻花、荷叶、蒲公英、生姜和大枣加水煎煮，滤取煎液，煮粳米为粥，随量服用。

〔病案〕

程某，秽热由清窍入，直犯膜原。初头痛肌胀，今不饥痞闷，以苦辛寒法。杏仁、半夏、厚朴、橘红、竹叶、黄芩、滑石。（摘编自《临证指南医案》）

三、湿热蒸蕴肝胆

主要症状：发热，口渴口苦，胸脘痞胀，肢酸倦怠，或身目俱黄，纳呆，大便溏薄，小便黄赤，舌质红，舌苔黄腻，脉象滑数。

治法：清热化湿，疏利泄浊。

方药：甘露消毒丹加减。茵陈、黄芩、滑石、石菖蒲、浙贝母、藿香、连翘、薄荷、蔻仁。

〔中成药〕

（1）甘露消毒丸，每次6~9 g，一日2~3次。温开水送服。

（2）中满分消丸，每次6 g，一日3次。温开水送服。

〔药茶〕

（1）茵陈15 g，黄芩10 g，柴胡12 g，大枣5枚。加水煎煮，代茶饮用，不拘次数。

（2）蒲公英20 g，豆蔻花12 g，佛手15 g。加水煎煮，代茶饮用，不拘次数。

〔药粥〕

（1）藿香12 g，佩兰15 g，豆蔻花12 g，金桔饼（切碎）20 g，玉米粉30 g，绿豆50 g。将藿香、佩兰和豆蔻花加水煎煮，滤取煎液，煮金桔饼、玉米粉和绿豆为糊粥，随量服用。

（2）白残花12 g，新会陈皮15 g，山药30 g，扁豆30 g，粳米50 g。将白残花、新会陈皮加水煎煮，滤取煎液，煮山药、扁豆和粳米为粥，随量服用。

〔病案〕

谢某，女，壮热一候，苔白腻满布，胸中窒闷异常，呻吟之声，不绝于耳。此温邪挟湿，交阻肝胆，非短时间所能取效，于达原饮加味。粉葛9g，柴胡4.5g，黄芩9g，知母9g，枳实9g，槟榔9g，煨草果4.5g，白芍9g，粉草1.5g，佛手9g。（摘编自《章次公医案》）

四、湿热困郁中焦

主要症状：发热，汗出不解，口渴不欲多饮，胃脘痞满，恶心呕吐，心中烦闷，便溏色黄，小便短赤，舌质红苔黄滑腻，脉象滑数。

治法：苦辛通降，清热化湿。

方药：王氏连朴饮加减。黄连、厚朴、石菖蒲、半夏、淡豆豉、栀子、滑石、竹叶、藿香梗。

〔中成药〕

（1）救苦丹，每次4丸，一日2~3次。温开水送服。

（2）中满分消丸，每次6g，一日2次。温开水送服。

〔药茶〕

（1）石菖蒲12g，淡豆豉15g，芦根20g，木香花12g。煎汤代茶饮，不拘次数。

（2）藿香12g，栀子花12g，苏梗15g，薏苡仁30g。煎汤代茶饮，不拘次数。

〔药粥〕

（1）苏叶12g，茯苓15g，流苏花10g，竹叶12g，大枣5枚，粳米50g。将苏叶、茯苓、流苏花和竹叶加水煎煮，滤取煎液，煮大枣、粳米为粥，随量服用。

（2）藿香15g，栀子花12g，芦根20g，莲子30g，粳米50g。将藿香、栀子花和芦根加水煎煮，滤取煎液，煮莲子、粳米为粥，随量服用。

〔病案〕

湿温十二天，汗多身热虽减，而溏泄反甚于前，黑多黄少，并不臭秽，日夜有十余次之多。唇焦齿垢，口干欲饮，饮入肠鸣，小溲短赤，舌边红，苔干黄；脉象左濡数，右濡迟。此太阴为湿所困，泻多既伤脾阳，脾阳不能为胃行其津液，输运于上，唇焦齿垢，职是故也。《伤寒论》云"自利不渴者属太阴。"颇虑正不敌邪，白（病+㾦）不能外达，有内陷之险。欲滋养则碍胃，欲温化则伤阴，顾此失彼，殊属棘手。辗转思维，惟有扶正祛邪，培补中土，冀正旺则伏邪自达，土厚则虚火自敛。人参须，米炒白术，炮姜，甘草，炒淮山药，炒扁豆衣，茯苓，炒谷芽，炒薏苡仁，干荷叶，陈仓米煎汤代水。此方服3剂后，泄泻已减，齿缝渗血，舌苔如前，脉濡数，尺细弱，仍拟益气崇土为主，固胃涩肠佐之，前方去

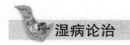

炮姜，加禹余粮。（摘编自《近代中医流派经验选集》）

五、热重于湿，邪从热化

主要症状：高热，汗出，面赤气促，口渴引饮，身重脘痞，纳谷不香，大便溏软，小便黄赤，舌质红，舌苔黄微腻，脉象滑数。

治法：辛寒清泄胃热，苦燥兼化脾湿。方药：白虎加苍术汤加减。生石膏、知母、苍术、佩兰、香薷、黄连、黄芩、芦根、栀子、粳米。

〔中成药〕

新癀片，每次3片，一日3次；藿香正气丸，每次9 g，一日3次。同时服用。温开水送服。

〔药茶〕

（1）生石膏20 g，佩兰15 g，香薷12 g，芦根20 g。加水煎煮，代茶饮用，不拘次数。

（2）金银花20 g，连翘15 g，生石膏20 g，苍术12 g。加水煎煮，代茶饮用，不拘次数。

〔药粥〕

（1）生石膏20 g，知母12 g，苍术12 g，粳米50。将生石膏、知母和苍术加水煎煮，滤取煎液，煮粳米为粥，随量服用。

（2）芦根20 g，栀子花12 g，金银花20 g，玉竹15 g，莲子30 g，粳米50 g。将芦根、栀子花、金银花和玉竹加水煎煮，滤取煎液，煮莲子、粳米为粥，随量服用。

〔病案〕

刘某，男性，30岁。院外诊断为乙脑，转我院。患者壮热烦躁，口渴冷饮，面赤，自诉胸中如焚，吃整只西瓜亦不解渴，脉洪数舌苔黄腻质红，此暑邪夹湿，蕴伏阳明。用白虎加苍术汤加味，冀邪从气分化解，免使走窜入营。生石膏（先煎）120 g，炒苍术12 g，天花粉30 g，知母10 g，藿佩梗各10 g，生甘草6 g。二诊：药后烦渴解，胸中舒坦，脉濡，舌苔仍腻。热势虽挫，湿浊未楚。再议芳化和甘淡渗湿法。川朴9 g，藿佩梗各10 g，砂蔻仁（后下）各3 g，炒苍术9 g，扁豆衣12 g，生薏苡仁12 g，冬瓜皮15 g，六一散（包）30 g。三诊：低热不清，口干少饮，头昏无力，易汗，舌苔薄腻。继投化湿育阴为治。炒苍术5 g，清半夏9 g，藿佩梗各4 g，碧玉散（包）12 g，天花粉9 g，青蒿9 g，白薇9 g，北沙参9 g，麦冬9 g，知母9 g。观察两周，病情稳定。（摘编自《江苏当代老中医经验选·医海拾贝》）

六、邪从湿化，湿胜阳微

主要症状：湿温病日久，身热渐退，形寒神疲，心悸，头晕，面浮肢肿，小便短少，舌淡苔白，脉象沉细。

治法：温阳利水，健脾祛湿。

方药：真武汤加减。茯苓、白芍、白术、附子、桂枝、薏苡仁、苍术、苏梗、大枣、生姜。

〔中成药〕

（1）理中丸，每次6~9 g，一日2~3次。温开水送服。

（2）济生肾气丸，每次6~9 g，一日2~3次。温开水送服。

〔药茶〕

（1）桂枝10 g，干姜8 g，淫羊藿15 g，茯苓20 g，大枣8枚。加水煎煮，代茶饮用，不拘次数。

（2）白术12 g，黄芪20 g，车前子30 g，陈皮12 g，大枣8枚。加水煎煮，代茶饮用，不拘次数。

〔药粥〕

（1）桂枝10 g，白术12 g，茯苓20 g，粳米50 g，大枣8枚。将桂枝、白术和茯苓加水煎煮，滤取煎液，煮大枣、粳米为粥，放糖调味，随量服用。

（2）干姜12 g，薏苡仁30 g，赤小豆50 g，核桃仁（切碎）30 g。一同加水煎煮为粥，粥成后取出干姜，放糖调味，随量服用。

〔病案〕

余某，男，湿温已逾两候，此病不忌神昏、谵语，最忌大便溏泄、色赤，世俗称作"漏底伤寒"是也。其关键在此。银花炭15 g，荠菜花炭15 g，连翘15 g，川贝6 g，远志4.5 g，胆星3 g，鲜石菖蒲9 g，苦参6 g，滑石18 g，白槿花12 g。二诊：泄泻得止，最为可喜。若数日之内别无变化则可化险为夷。处方（略）。三诊：高热不退，咳嗽不已。处方（略）。四诊：其热退清如常人，但汗多而冷，腹中绞痛，脉不鼓指，此非正常之退热，乃虚脱之预兆，还须防其肠出血。拟温其里以救脱。炮附块4.5 g，当归12 g，浮小麦15 g，煅龙骨（先煎）15 g。另：牡蛎粉60 g，外用扑身。高丽参12 g，煎汤代茶。五诊：虽体温骤降，幸脉不增数，腹痛渐定，表示正气尚能挣扎，未酿成两败俱伤之局，然而间不容发矣。炮附块6 g，当归12 g，白芍9 g，麦冬9 g，五味子4.5 g，远志4.5 g，竹沥半夏9 g，橘皮4.5 g，炙甘草3 g，浮小麦12 g。六诊：已离险境，从此向坦途迈进。北沙参9 g，山药9 g，茯苓9 g，白芥子9 g，白芍9 g，橘皮4.5 g，扁豆衣9 g，炒谷麦芽各9 g。（摘编自《章次公医案》）

七、湿热酿痰，蒙蔽心包

主要症状：身热不退，朝轻暮重，神识昏蒙，似清似昧，时或谵语，舌质红，舌苔黄腻，脉象濡滑而数。

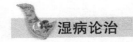

治法：清热化湿，豁痰开窍。

方药：菖蒲郁金汤加减。石菖蒲、郁金、胆南星、栀子、连翘、木通、竹叶、丹皮、竹沥、灯芯。

〔中成药〕

玉枢丹，每次 1.5 g，一日 2 次。温开水送服。或加服苏合香丸 3 g。

〔药茶〕

鲜竹沥 100 mL，人工牛黄粉 8 g，广角粉 10 g，白开水 50 mL。搅和均匀，每次一食匙，以上为一日量。

〔病案〕

湿热酿痰，蒙蔽心包：伏温挟湿，陷入厥阴，神识昏糊，牙关紧闭，四肢厥冷，唇燥而焦，胸满呕吐，饮食不进，湿热酿成浊痰，互阻中焦，胃失降和。脉沉细而数，苔灰黄。况素体阴亏，肝火内炽；更兼怀孕，颇虑殒胎，危笃之症也。仿经旨"有故无殒，亦无殒也"之意，拟四逆散加减，冀陷入之邪，得从阳明而解。银柴胡，枳实炭，竹茹，郁金，石菖蒲，清水豆卷，薄荷，蝉衣，僵蚕，半夏，钩藤，竹沥，生姜汁。此方连服后，第三天神识渐清，呕吐渐止，牙关拘紧亦舒，惟齿垢无津，阴液已伤，前方去银柴胡、枳实、竹茹、僵蚕、蝉衣，加霍石斛、桑叶、鲜枇杷叶。在六天以后，百（倍）外布，呕吐止，口舌碎痛亦减，再用吉林参须、石斛、茯神、干芦根、枇杷叶、熟谷芽等连服而愈。（摘编自《近代中医流派经验选集》）

（张 卿）

第七节　暑湿

暑湿病是盛夏时节的一种常见急性热病。暑湿是感受暑邪兼湿所致的急性外感性热病。多发生于夏令季节，暑湿俱盛之时，尤以南方为多见。其以发病较急，初起见有身热、头身重着、微汗、口渴、胸脘痞闷等暑湿郁遏肌表证候为主要特点。

夏令气候炎热，天暑地湿，容易形成暑兼湿邪。若人体正气不足，或因天气炎热而嗜食生冷，以致水湿内停，往往容易感受暑邪兼湿而致病。本病所及部位、脏腑，主要是卫分、肺、三焦、胃肠等；若暑湿化燥化火，耗气伤津，也可以深入心营，引起动风、动血。

暑湿病通常见之于现代医学的钩端螺旋体病、肠伤寒、流行性感冒等疾病。

一、暑湿郁遏肌表

主要症状：发热，微恶风寒，头痛肢酸，无汗或微出汗，脘痞，心烦小便黄，舌尖红，舌苔薄黄相兼，脉象浮滑数或濡数。

治法：涤暑化湿，透邪达表。

方药：新加香薷饮加减。金银花、连翘、香薷、芦根、黄连、黄芩、佩兰、藿香、苏叶、白蔻仁、半夏、神曲。

〔中成药〕

（1）桑菊冲剂，每次1~2包，一日3次。温开水送服。

（2）清暑祛湿冲剂，每次1~2包，一日3~4次。温开水送服。

〔药茶〕

（1）鲜藿香叶20 g，扁豆花15 g，白砂糖少许。加水煎煮，代茶饮用，不拘次数。

（2）苦瓜30 g，芦根20 g，苏叶20 g。加水煎煮，代茶饮用，不拘次数。

（3）荷叶30 g，金银花20 g，冬瓜皮50 g。加水煎煮，代茶饮用，不拘次数。

〔药粥〕

（1）藿香20 g，佩兰15 g，厚朴花10 g，绿豆50 g。将藿香、佩兰和厚朴花加水煎煮，滤取煎液，煮绿豆为粥，随量服用。

（2）金银花10 g，豆蔻花15 g，扁豆花10 g，粳米50 g。将金银花、豆蔻花和扁豆花加水煎煮，滤取煎液，煮粳米为粥，随量服用。

（3）芦根20 g，苏叶15 g，薄荷10 g，薏苡仁30 g，绿豆50 g。将芦根、苏叶和薄荷加水煎煮，滤取煎液，煮薏苡仁、绿豆为粥，随量服用。

〔药膳〕

鲜荷叶（洗净，切丝）2张，连皮冬瓜（洗净，切块）500 g，瘦猪肉50 g。共煲为汤，入葱姜盐调味，随量服食。

〔病案〕

汤某，女，29岁，一诊：1968年7月19日。T40.1 ℃　壮热无汗两天，微恶寒，头痛口干，胸闷，脉浮数，苔薄白而干。寒暑湿错杂之邪，蕴蒸气分，拟黄连香薷饮加味解表清暑。黄连2.4 g，香薷6 g，扁豆花9 g，厚朴花4.5 g，豆豉12 g，栀子9 g，郁金9 g，鲜芦根1支，防风9 g，鸡苏散（包煎）18 g。1剂。二诊：1968年7月20日。T38.5 ℃　药后微汗，身热较减，头痛倦息，半夜略咳，口干，大便未解，脉仍浮数，苔薄。暑湿表症虽减未解，腑气未通，仍守前法出入。前方去厚朴花，加枳实9 g，杏仁9 g。1剂。三诊：1968年7月21日。T36.7 ℃得汗不多，但寒热已退，大便亦解，头痛未止，头汗齐颈而还，脉浮小滑，苔薄腻。暑湿虽化未清，再拟芳香宣化。鲜藿佩各9 g，桑叶9 g，菊花6 g，薄荷（后下）3 g，鲜芦根1支，茯苓12 g，枳壳9 g，桔梗4.5 g，青蒿9 g，白薇9 g。3剂。（摘编自《张伯臾医案》）

二、暑湿困迫胃肠

主要症状：发热，呕吐，心烦，口渴，泻下急迫臭秽，小便黄短，舌质红，舌苔黄白相

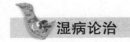

兼或厚腻，脉象濡数或滑数。

治法：清暑利湿，行气止泻。

方药：蚕矢汤加减。蚕沙、薏苡仁、大豆黄卷、木瓜、黄连、半夏、厚朴、黄芩、白蔻、六一散。

〔中成药〕

（1）六合定中丸，每次 9 g，一日 2~3 次。温开水送服。

（2）黄连素，每次 3 片，一日 3 次。温开水送服。

（3）藿香正气丸，每次 6~9 g，一日 3 次。温开水送服。

〔药茶〕

（1）藿香 12 g，佩兰 15 g，苍术 12 g。加水煎煮，代茶饮用，不拘次数。

（2）木香花 12 g，茯苓 15 g，陈皮 12 g。加水煎煮，代茶饮用，不拘次数。

（3）鲜藿香 20 g，白砂糖适量。鲜藿香叶洗净后放入杯中，冲入滚开水 200 mL，加盖闷 15 分钟，用白砂糖调味饮服。

〔药粥〕

（1）扁豆花 12 g，陈皮梅（切碎）15 g，薏苡仁 30 g，粳米 50 g。加水煎煮成粥，随量服用。

（2）木香花 12 g，扁豆 30 g，山药 30 g，荞麦 50 g。加水煎煮成粥，随量服用。

（3）豆蔻花 12 g，无花果 30 g，高粱米 30 g，糯米 50 g。加水煎煮成粥，随量服用。

（4）冬瓜（连皮，切碎）250 g，薏苡仁 30 g，绿豆 30 g，姜丝少许，鲜荷叶（切丝）一张，粳米 60 g。共熬煮成粥，入精盐调味，趁温饮食。

〔病案〕

冯某，男，苔有湿象，头眩，神倦，此暑邪也。香薷 9 g，扁豆 9 g，厚朴花 3 g，枳壳 9 g，赤茯苓 9 g，木瓜 9 g，佩兰梗 6 g，鲜藿香 9 g，晚蚕沙（包）9 g，佛手 6 g，五磨饮 9 g（分两次吞服）。（摘编自《章次公医案》）

三、暑湿弥漫三焦

主要症状：身热，目赤，头晕，目眩，咳痰带血丝，耳鸣耳聋，口渴不欲饮，胸闷脘痞，恶心呕吐，大便溏臭，小便短赤，舌质红，舌苔黄腻，脉象滑数。

治法：清暑利湿，宣通三焦。

方药：三石汤加减。滑石、生石膏、寒水石、杏仁、竹茹、金银花、茅根、黄芩、通草、荷梗、甘草。

〔中成药〕

（1）加味玉露散，每次 9 g，一日 2~3 次。温开水送服。

（2）白平安散，每次 1~2 g，一日 3 次。温开水送服。

（3）银黄口服液，每次 1~2 支，一日两次。温开水送服。

〔药茶〕

（1）大青叶 15 g，柴胡 12 g，连翘 15 g。加水煎煮，代茶饮用，不拘次数。

（2）生石膏 20 g，芦根 20 g，豆蔻花 12 g，藿香 15 g。加水煎煮，代茶饮用，不拘次数。

〔药粥〕

（1）金银花 12 g，厚朴花 10 g，竹叶 15 g，绿豆 30 g，粳米 50 g。将金银花、厚朴花和竹叶加水煎煮，滤取煎液，煮绿豆、粳米为粥，随量服用。

（2）藿香 15 g，薄荷 12 g，丝瓜（去皮，切片）50 g，百合 30 g，粳米 50 g。将藿香、薄荷加水煎煮，滤取煎液，锅中葱姜盐油微炒丝瓜，和百合、粳米同煮为咸粥，随量服用。

（3）冬瓜（去皮瓤，切块）50 g，荷叶 15 g，木香花 12 g，绿豆 30 g，糯米 50 g。将荷叶、木香花加水煎煮，滤取煎液，锅中葱姜盐油微炒冬瓜，和绿豆、糯米同煮为咸粥，随量服用。

〔病案〕

宗某，男，病甫三日，身热不退，腹痛便溏，日七、八行，色红如血，苔腻脉数。暑湿之邪，深伏其内，非小恙也。白头翁 9 g，川连 2.4 g，黄柏 9 g，黄芩 9 g，银花炭 15 g，连翘 9 g，郁金 6 g，马齿苋 12 g，荠菜花 12 g，滑石 9 g，鲜荷梗 1 尺。二诊：药后便血大见瘥可，今晨大便色黑而溏，前方再进。白头翁 9 g，秦皮 9 g，黄连 1.8 g，黄柏 9 g，白槿花 15 g，马齿苋 15 g，败酱草 12 g，滑石 9 g，苦参 6 g，陈红茶 9 g。三诊：凡时症初起，便溏如血，继以色黑如胶者，预后大都不良。进白头翁汤，大便次数减。然头昏目眩，神情疲惫，深虑正气不支，发生虚脱。银花 15 g，连翘 12 g，小蓟炭 12 g，马齿苋 12 g，贯众炭 12 g，赤苓 12 g，碧玉散（包）12 g，车前子（包）9 g，荷梗 1 尺。四诊：重用苦寒清肠之剂，便之如酱者已知止，而又见咯血。其血虽因咳而来，但其人之血液易于渗溢，已无可讳。肺与大肠相为表里，必须大剂清肠润肺，双管齐下，以免顾此失彼。处方（略）（摘宗编自《章次公医案》）。

四、暑湿伤及气阴

主要症状：身热，自汗，心烦口渴，胸闷气短，身重倦怠，神疲乏力，大便溏薄，小便短赤，舌质淡红，舌苔白或黄腻，脉象濡缓无力。

治法：清暑化湿，培元和中。

方药：李东垣清暑益气汤合生脉散加减。太子参、炙黄芪、麦冬、五味子、苍术、白术、升麻、葛根、黄柏、滑石、陈皮、茯苓、炙甘草。

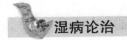

〔中成药〕

（1）清暑益气丸，每次9g，一日2~3次。温开水送服。

（2）参芪合剂，每次9g，一日3次。温开水送服。

（3）黄芪精口服液，每次1支，一日3次；生脉饮，每次1支，一日3次。同时饮用，温开水送服。

〔药茶〕

（1）黄芪20g，北沙参15g，麦冬12g。加水煎煮，代茶饮用，不拘次数。

（2）太子参15g，麦冬12g，五味子8g。加水煎煮，代茶饮用，不拘次数。

（3）黄芪20g，扁豆15g，芦根20g，大枣8枚。加水煎煮，代茶饮用，不拘次数。

〔膏滋〕

西洋参20g，炙黄芪150g，麦冬100g，五味子60g，苍术90g，白术100g，升麻80g，葛根90g，黄柏90g，滑石100g，陈皮80g，茯苓100g，砂仁60g，炙甘草80g，桂圆肉150g，蜂蜜1500g。将黄芪等十五味药加水煎煮，滤取煎液，浓缩，与蜂蜜炼为膏。早晚各服50g，冲服。

〔药粥〕

（1）太子参20g，藿香15g，流苏花12g，糯米50g。将太子参、藿香和流苏花加水煎煮，滤取煎液，煮糯米为粥，随量服用。

（2）黄芪20g，麦冬15g，豆蔻花12g，粳米50g。将黄芪、麦冬加水煎煮，滤取煎液，煮豆蔻花、粳米为粥，随量服用。

（3）木香花12g，石斛15g，山药30g，莲子30g，绿豆50g。将木香花、石斛加水煎煮，滤取煎液，煮山药、莲子和绿豆为粥，随量服用。

〔病案〕

余邪余积，虽留恋而未清，元气元阴，已耗损而欲竭。暂停口苦之药，且投醒胃之方。化滞生津，忌夫重浊，变汤蒸露，法取轻清。效东垣而化裁，希弋获以图幸。清暑益气汤加荷叶、稻叶、蒸露，一日温饮四五小杯。（摘编自《增评柳选四家医案》）

五、湿邪郁表，暑热在里

主要症状：身灼热，恶寒，少汗，面赤头痛，肢体困重，心烦口渴，小便黄短，舌质红，苔薄白腻，脉象濡数。

治法：清暑泄热，化湿透邪。

方药：清络饮加减。鲜荷叶、鲜竹叶、西瓜翠衣、丝瓜皮、鲜金银花、鲜扁豆花、青蒿、生石膏、滑石、薄荷、甘草。

〔中成药〕

（1）新癀片，每次 3~4 片，一日 3 次；藿香正气丸，每次 1~2 支，一日 3 次。同时服用，温开水送服。

（2）银黄口服液，每次 1~2 支，一日 3 次。温开水送服。

〔药茶〕

（1）连翘 20 g，西瓜翠衣 50 g，香薷 15 g。加水煎煮，代茶饮用，不拘次数。

（2）金银花 15 g，山茶花 10 g，青蒿 12 g。加水煎煮，代茶饮用，不拘次数。

〔药粥〕

（1）生石膏 20 g，藿香 15 g，栀子花 10 g，莲子 30 g，粳米 50 g。将生石膏、藿香和栀子花加水煎煮，滤取煎液，煮莲子、粳米为粥，随量服用。

（2）蒲公英 20 g，芦根 15 g，竹叶 12 g，芡实 30 g，粳米 50 g。将蒲公英、芦根和竹叶、加水煎煮，滤取煎液，煮粳米为粥，随量服用。

〔病案〕

孙某，男，4 岁。乙脑三天，发热 39.9 ℃。静则嗜睡，醒时烦躁。入院两天症见阵发抽搐，寒战而栗，神识时清时昧，脉滑数，舌苔粉白。湿重于热，郁蒸不汗，防有湿邪上凌脑府之变。急仿吴氏辛温复辛凉法，予解表清里，兼事熄风，冀温邪得从玄府外泄。香薷 9 g，黄连 3 g，藿佩梗各 9 g，炒苍术 9 g，板蓝根 30 g，生石膏（先煎）60 g，郁金 6 g，钩藤 15 g。安宫牛黄丸每次 0.3 g，一日三次，冲服。药（鼻饲）尽剂，得汗，热势渐降，神识清，邪已从汗解，乃内风平息之转机，继参病情，随证用药。越一周，无反复，停药。（摘编自《江苏当代老中医经验选·医海拾贝》）

六、暑湿犯肺，壅滞肺络

主要症状：身热，咳嗽，咳痰不爽，胸闷胁痛，心烦，口渴，咽喉红而痛，小便黄，舌质红，舌苔黄浊，脉象滑数。

治法：解暑祛湿，宣肺化痰。

方药：清宣金脏法加减。牛蒡子、川贝母、杏仁、瓜蒌、桔梗、桑叶、生石膏、枇杷叶、滑石、甘草。

〔中成药〕

（1）牛黄清肺散，每次 1 g，一日 2~3 次。温开水送服。

（2）除痰降火丸，每次 6 g，一日 3 次。温开水送服。

（3）鱼腥草合剂，每次 6~9 g，一日 3 次。温开水送服。

〔药茶〕

（1）橘红 15 g，桔梗 10 g，桑叶 12 g。加水煎煮，代茶饮用，不拘次数。

（2）黄芩 10 g，枇杷叶 15 g，牛蒡子 12 g，冰糖 10 g。加水煎煮，代茶饮用，不拘次数。

〔药粥〕

（1）瓜蒌 20 g，川贝母 10 g，茅根 30 g，百合 30 g，粳米 50 g。将瓜蒌、川贝母和茅根加水煎煮，滤取煎液，煮百合、粳米为粥，随量服用。

（2）杏仁 12 g，白残花 10 g，鲜藕（切碎）30 g，粳米 50 g。将杏仁、白残花加水煎煮，滤取煎液，煮鲜藕、粳米为粥，随量服用。

（3）栀子花 12 g，鱼腥草 20 g，绿豆 30 g，粳米 50 g。将栀子花、鱼腥草加水煎煮，滤取煎液，煮绿豆、粳米为粥，随量服用

〔病案〕

陈某，暑湿伤气，肺先受病，诸气皆痹。当午后阳升，烦喘更加。夫无形气病，医以重药推消，多不见效。西瓜翠衣、活水芦根、杏仁、薏苡仁。（摘编自《临证指南医案》）

（张　卿）

第八节　湿毒

本节所讨论的恶性肿瘤均为具有湿毒表现的病证。

中医所说的"毒"一是指外来病邪，《素问·生气通天论》有"虽有大风苛毒，弗之能害"，泛指能引发人类疾病的病邪；二是指传染性极强的一类病邪，如疫疠之气。《吴医汇讲》说得好，"夫疫者，秽恶之气，互相传染，……总不脱一'毒'字"；三是指致病的微生物，《王氏医存》谓"南有潮湿恶烟毒瘴"如蛊毒。《诸病源候论》谓"腹内胀满，状如虾蟆""此由岁时寒暑不调，则有湿毒之气伤人……毒气侵食于脏腑，如病蛊注之家"；四是指病邪郁积日久而成的病变。如湿热邪气积于大肠而下注，称为"湿毒便血"；痰湿流溢，郁于肌肉，称为"湿毒流注"等。

从近代的观点来看，中医所说的"癥瘕""积聚"等类似于现代医学的恶性肿瘤，癌肿在其发展的某一阶段的一些病理表现常具有"湿毒"的性质。之所以说肿瘤和湿毒有关，一是湿邪久羁不化，酿生为毒，往往裹劫痰瘀，形成湿毒痰瘀胶结的病灶，潜伏深藏，愈积愈深，肿块愈长愈大；二是走注流窜，转移不定，极难克伐。三是治疗棘手，预后不佳。由于上述的三个特点，而将癌肿单独成篇。

癌肿初期多属邪盛而正虚不显，故以气滞、血瘀、痰结、湿聚、热毒等实证为主。及至中晚期，本虚标实突出，患者局部有形之包块，在化痰、祛湿、散结等治疗的同时，多伍以活血化瘀，理气行气；另一方面，多有脏腑阴阳气血的不足，故补益气血阴阳，扶正以抗邪，实属必要。必须指出的是，顾护胃气的指导思想应贯穿于整个治疗的始终。

一、痰湿内阻——头风（脑瘤）

脑瘤是生长于颅内的肿瘤的统称。脑瘤肿块压迫或损害神经系统时，产生头痛、呕吐、复视等症状。在中医文献中，"真头痛""头风""厥逆"等病症有部分类似脑瘤表现的记载。痰湿热毒致清阳不得上升，浊阴不得下降，格于奇恒之腑，则阴浊邪毒瘀结于脑，而发为脑瘤。

主要症状：头痛眩晕，恶心呕吐，视觉障碍，咳嗽多痰，身重倦怠，舌强不语，神昏谵妄，肢体麻木，半身不遂，舌质淡胖，舌苔白腻，脉象弦滑。

治法：祛湿除痰，醒脑开窍。

方药：涤痰汤加减。陈皮、半夏、茯苓、胆南星、竹茹、枳实、菖蒲、郁金、僵蚕、全蝎。

〔中成药〕

（1）牛黄清心丸，每次9 g，一日2~3次。温开水送服。

（2）西黄丸，每次一丸，一日2~3次。温开水送服。

〔药茶〕

（1）决明子15 g，枸杞20 g，白芷12 g。加水煎煮，代茶饮用，不拘次数。

（2）川芎15 g，地龙12 g，流苏花10 g，大枣5枚。加水煎煮，代茶饮用，不拘次数。

（3）桑叶15 g，凌霄花10 g，陈皮12 g。加水煎煮，代茶饮用，不拘次数。

〔膏滋〕

陈皮80 g，半夏90 g，茯苓100 g，胆南星60 g，竹茹80 g，枳实90 g，菖蒲100 g，郁金80 g，天竺黄100 g，守宫90 g，僵蚕100 g，钩藤90 g，全蝎60 g，天麻90 g，人工牛黄60 g，冰糖250 g，蜂蜜1 500 g。将陈皮等十四味药加水煎煮，滤取煎液，浓缩，与冰糖、蜂蜜炼为膏，膏成后，放入人工牛黄粉和匀。早中晚各服30 g，冲服。

〔药粥〕

（1）豆蔻花10 g，菊花15 g，桑叶12 g，糯米50 g。将豆蔻花、菊花和桑叶加水煎煮，滤取煎液，煮糯米为粥，随量服用。

（2）藏红花2 g，凌霄花5 g，钩藤20 g，粳米50 g，山药30 g。将藏红花、凌霄花和钩藤加水煎煮，滤取煎液，煮山药、粳米为粥，随量服用。

〔药膳〕

（1）魔芋30 g，新会陈皮12 g，瘦猪肉50 g，放盐少许，加水炖煮，食肉饮汤。

（2）全蝎15 g，蜈蚣6条，鸡蛋10个。鸡蛋煮熟，磕破外皮，放盐少许，和全蝎、蜈蚣同煮，早晚各吃一个。

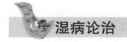
〔病案〕

隋某，男，45岁，山西人。2000年3月出现头痛，视物模糊，步态不稳，逐日加重。MRI检查示左脑胶质瘤，遂来京手术治疗。术后症状减轻，2000年6月15日来我院就诊。症状：腰膝酸软，口燥咽干，健忘耳鸣，步行不利，神情呆滞，舌红苔黄腻，脉细滑。辨证：肾虚髓亏，风痰阻络。治法：滋肾补髓，开窍醒神。处方：左归饮合半夏白术天麻汤加减。生地10 g，熟地10 g，山药15 g，枸杞子15 g，茯苓15 g，远志10 g，菖蒲10 g，郁金10 g，天花粉10 g，牛膝10 g，何首乌15 g，穿山甲（先煎）10 g，鳖甲（先煎）10 g，土鳖虫10 g，僵蚕6 g，蜈蚣2条，半枝莲15 g，生麦芽15 g，法半夏10 g，白术15 g，天麻5 g，生麦芽15 g。20剂，每日1剂，早晚分服。2000年7月12日二诊：腰膝酸软、口干舌燥明显好转，反应较前灵敏，舌红苔薄黄，脉沉细。上方加黄芩10 g，再进30剂。三诊：初诊症状基本消失，舌质正常，苔薄白，脉沉细。处方：生地10 g，熟地10 g，山药15 g，枸杞子15 g，远志10 g，菖蒲10 g，穿山甲（先煎）10 g，法半夏10 g，白术15 g，天麻5 g，生麦芽15 g，鸡内金20 g，木瓜30 g，白花蛇舌草30 g，半枝莲15 g，生甘草6 g。每日1剂，连服3个月。2年后信访，患者生活自理，可从事轻体力劳动。（摘编自《马济相草本日记》）

二、痰浊内结——失荣（鼻咽癌）

鼻咽癌在中医文献中属于"失荣""鼻渊""控脑砂"等范畴。临床上常见有鼻衄、鼻塞、耳鸣、耳聋、头痛、听力减退等病症。鼻咽部为呼吸通道，肺气通于鼻。当正气不足，脏腑功能失调，邪毒乘隙而入；或因饮食不节，脾胃损伤，脾虚生痰，痰浊上扰，瘀塞肺窍；或因七情所伤，忧思恚怒，令肝气郁结，气郁化火，肝肺湿热热毒邪，移于鼻咽，阻塞经络，久则渐成肿块。

主要症状：鼻塞，鼻涕带血，头重头痛，胸闷，咳嗽痰多，胃纳欠佳，或颈部有肿块，舌质黯淡，舌苔白，脉象弦或滑。

治法：化痰解毒，软坚散结。

方药：清气化痰丸加减。瓜蒌仁、黄芩、茯苓、枳实、杏仁、陈皮、胆南星、法半夏、猫爪草、辛夷、浙贝母、白花蛇舌草。

〔中成药〕

（1）小金丹，每次一丸，一日2~3次。温开水送服。

（2）鼻咽清毒剂，每次20 g，一日2~3次。温开水送服。

（3）西黄丸，每次一丸，一日2~3次。温开水送服。

〔药茶〕

（1）山慈菇12 g，半枝莲15 g，陈皮12 g，大枣5枚。加水煎煮，代茶饮用，不拘次数。

（2）元参 15 g，辛夷 12 g，瓜蒌 15 g，大枣 5 枚。加水煎煮，代茶饮用，不拘次数。

（3）铁皮石斛 5 g，石上柏 20 g，新会陈皮 12 g，大枣 5 枚。加水煎煮，代茶饮用，不拘次数。

〔膏滋〕

山慈菇 100 g，露蜂房 100 g，瓜蒌仁 90 g，黄芩 80 g，苍耳子 90 g，枳实 80 g，杏仁 90 g，陈皮 80 g，胆南星 90 g，法半夏 80 g，辛夷 90 g，浙贝母 90 g，白花蛇舌草 120 g，冰糖 250 g，蜂蜜 1 500 g。将山慈菇等十三味药加水煎煮，滤取煎液，浓缩，与冰糖、蜂蜜炼为膏。早晚各服 30～50 g，冲服。

〔药粥〕

（1）陈皮 12 g，玉竹 20 g，百合 30 g，粳米 50 g。将陈皮、玉竹加水煎煮，滤取煎液，煮百合、粳米为粥，随量服用。

（2）南沙参 20 g，山慈菇 12 g，辛夷 15 g，金桔饼（切碎）20 g，山药 30 g，炒薏苡仁 50 g。将南沙参、山慈菇和辛夷加水煎煮，滤取煎液，煮山药、炒薏苡仁为粥，随量服用。

〔药膳〕

（1）石上柏 30～60 g（鲜品 100），瘦猪肉（切片）80 g，葱姜盐调味，加水炖煮熟后饮汤食肉。

（2）玉竹 20 g，铁皮石斛 15 g，厚朴花 12 g，大枣 10 枚，猪肺（洗净，切片）250 g，葱姜盐调味，共煲为汤，熟后饮汤食肉。

（3）冬虫夏草 3 g，全蝎 5 条，老鸭（去肠杂，洗净）一只，葱姜盐调味，共煲为汤，熟后饮汤食肉。

〔病案〕

蔡某，男，44 岁，广东人，某学院讲师。1983 年初因鼻咽癌放疗后复发、下颌淋巴结转移、面神经受侵犯来院就诊。症状：头痛，流脓鼻涕，涕中带血，下颌关节固定，张口困难，口眼歪斜，舌鲜红有裂纹，苔剥脱，脉细弦。辨证：热毒伤阴，痰核累聚。治则：滋阴清热，化痰散结，佐以抗癌。处方：生地 12 g，玄参 15 g，金银花 30 g，连翘 15 g，夏枯草 15 g，山豆根 6 g，射干 10 g，川芎 10 g，赤芍 10 g，西洋参 5 g，生黄芪 15 g，白花蛇舌草 30 g，芦根 30 g，浙贝母 10 g，焦三仙各 10 g，生薏苡仁 15 g。每日 1 剂，水煎服。同时给予牛黄醒消散，每次 2 粒，每日 3 次，饭后服。连续服用 2 周。二诊：自觉症状减轻，鼻塞流脓涕明显减轻，下颌肿大淋巴结有所缩小，但仍有头痛，进食困难，口干，舌鲜红有裂纹，脉细弦。原方加菊花 10 g，蔓荆子 10 g，葛根 15 g。继续服用 2 周。三诊：头痛减轻，偶有面部抽痛，鼻腔分泌物明显减少，只能进半流食，张口难。患者要求服用中成药，遂改用扶正解毒冲剂，每次 1 包，每日 2 次，牛黄醒消散或加味西黄丸，每次 2 粒，每日 3 次，饭后服。1985 年春因感冒诱发发热，头痛，流涕，咳嗽，吐黄黏痰。处方：芦根 30 g，杏仁 10 g，冬瓜仁 10 g，生薏苡仁 15 g，金银花 30 g，桑叶 10 g，野菊花 10 g，白芷 10 g，桔梗 10 g，白花蛇舌草 10 g，白屈菜 15 g，僵蚕 10 g。连服 7 剂，以上症状基本好转。患者发现右腮近下颌角处皮下结节，大小 1.5 cm×1 cm，不红不痛，不活动，建议拍颅底片。结果显示：颅底骨质破坏。继续服中药治疗。处方：生地 12 g，山萸肉 12 g，土茯苓 15 g，生牡蛎（先煎）15 g，生薏苡仁 15 g，石上柏 30 g，枸杞子 15 g，土贝母 12 g，半枝莲 15 g，生山楂 12 g，焦三仙各 10 g，夏枯草 15 g，锦灯笼 3 g。每日 1 剂。加味西黄丸，每次 2 粒，每日 3 次，饭后服。扶正解毒冲剂，每次 1 包，每日 2 次。此后病情稳定，患者至今仍存活，并能工作半日。（摘编自《实用中医肿瘤学》）

三、痰湿凝聚——瘿瘤（甲状腺癌）

甲状腺癌在中医文献中属于"瘿瘤"中的"石瘿"范畴，在石瘿病证中有类似甲状腺癌症状的记载。发病以女性患者居多。石瘿多有肉瘿等发展而成，瘿块比较坚硬，表面凹凸不平，有的坚硬如石，推之不移，甚至可有疼痛发生。亦可伴有烦躁、心悸、气促、多汗、消瘦、月经不调等症状。本病多因情志失调，忧思恚怒，令肝气郁结，肝盛凌脾，脾失健运，痰湿凝聚，随肝气上逆凝聚于项部，日久渐成癌瘤。

主要症状：胸闷痰多，肢体倦怠，胃纳不佳，颈部瘿肿质硬，不随吞咽上下，舌质淡黯，舌苔白腻，脉象滑或濡细。

治法：健脾利湿化痰，消瘿散结。

方药：四海舒郁丸加减。党参、茯苓、白术、陈皮、海蛤壳、海带、海藻、海浮石、石打穿、猫爪草、青皮、黄药子。

〔中成药〕

（1）夏枯草膏，每次 10~30 mL，一日 2~3 次。温开水送服。

（2）海藻丸，每次 9 g，一日 2~3 次。温开水送服。

〔药茶〕

（1）夏枯草 15 g，青皮 12 g，山慈菇 15 g，大枣 5 枚。加水煎煮，代茶饮用，不拘次数。

（2）山慈菇 15 g，新会陈皮 12 g，天冬 20 g，大枣 5 枚。加水煎煮，代茶饮用，不拘次数。

〔膏滋〕

黄药子 100 g，党参 120 g，茯苓 90 g，白术 100 g，陈皮 90 g，生牡蛎 120 g，山慈菇 100 g，丹参 90 g，夏枯草 120 g，海浮石 100 g，石打穿 120 g，猫爪草 100 g，青皮 90 g，冰糖 250 g，蜂蜜 1 500 g。将黄药子等十三味药加水煎煮，滤取煎液，浓缩，与冰糖、蜂蜜炼为膏。早中晚各服 30 g，冲服。

〔药粥〕

（1）浙贝母 15 g，元参 20 g，香附 15 g，粳米 50 g。将浙贝母、元参和香附加水煎煮，滤取煎液，放盐少许，煮粳米为咸粥，随量服用。

（2）黄精 20 g，玉竹 15 g，金桔饼（切碎）15 g，核桃仁（切碎）30 g，糯米 50 g。将黄精、玉竹加水煎煮，滤取煎液，煮金桔饼、核桃仁和粳米为粥，随量服用。

〔药膳〕

（1）夏枯草 20 g，海带 30 g，白鸽（去肠杂及爪，切块，洗净）一只。夏枯草加水适量煮沸约半小时，滤取煎液，放入海带、白鸽，葱姜盐适量，术后饮汤食用。

（2）紫菜（撕碎）20 g，荸荠（切丝）30 g，瘦猪肉（切丝）100 g。先将锅中放油入荸荠、瘦猪肉炒熟，再加水及紫菜一同煮熟，放盐调味，随量服用。

〔病案〕

彭某，女，50 岁，工人。2002 年 2 月初诊。甲状腺癌术后 9 月，未经放化疗，因外院确诊甲状腺癌术后复发，求治于中医。刻诊：面部浮肿，精神体质尚可，口苦，睡眠差，颈部酸痛，大小便可，颈部肿块质硬，有压痛。舌有齿痕，苔白，脉弦数。彩超示：甲状腺峡部实质性占位 0.8 cm×1.1 cm×0.3 cm，左颈部实质性占位 1.1 cm×0.7 cm，面部浮肿，口苦，睡眠差，颈部酸痛，大小便可，舌有齿痕，苔白，脉弦。诊断：甲状腺癌术后复发。证属痰热成毒，壅滞少阳。治当疏利少阳，清化痰热，解毒抗癌。方选小柴胡汤加减：柴胡 12 g，黄芩 12 g，黄药子 8 g，鳖甲 30 g，海浮石 30 g，土贝母 15 g，浙贝 12 g，猫爪草 15 g，夏枯草 20 g，全瓜蒌 30 g，连翘 15 g，元参 12 g，甘草 6 g。每日一剂，水煎服。2002 年 4 月 13 日，第 9 诊，自觉症减，时有咳嗽，喉痒，舌苔白，脉数。彩超示甲状腺峡部实质性占位 0.8 cm×1.1 cm×0.3 cm，左颈部实质性占位 0.9 cm×0.6 cm，上方加牛蒡子 15 g，射干 12 g，桔梗 10 g。每日一剂，水煎服。2002 年 8 月 29 日，第 28 诊，口苦，喉中有痰，色黄，舌红苔黄脉弦。彩超示甲状腺峡部实质性占位 0.8 cm×1.1 cm×0.3 cm，左颈部实质性占位 0.9 cm×0.5 cm，继续服用上方，每日一剂，水煎服。2003 年 5 月 21 日，第 39 诊，患者诉无不适，舌红脉数。彩超示甲状腺右叶残存，甲状腺未见明显肿块，方用：柴胡 10 g，黄芩 12 g，半夏 12 g，党参 12 g，浙贝 15 g，土贝母 15 g，牛蒡子 12 g，海浮石 20 g，川贝 10 g，瓦楞子 20 g，元参 12 g，鳖甲 30 g，夏枯草 30 g，甘草 10 g。每日一剂，水煎服。随访未见复发迹象。（摘编自《实用中医肿瘤学》）

四、痰湿蕴肺——息贲（肺癌）

在中医文献中肺癌和"肺积""息贲"等病名较为相类似。临床以咳嗽、喘促、胸闷气短、胸胁背痛、痰血等为主要症状。若正气先虚，邪毒乘虚而入，邪毒犯肺，肺气贲郁；或

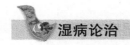

因饮食不节，脾虚生痰，痰瘀郁肺；或因燥热灼阴，"火热刑金"，灼津为痰，致阴虚痰热；或因七情所伤，房劳伤肾，令肾阴亏损，肾水不足而无以滋养肺阴，致"肺热叶焦"，均可致癌瘤形成。脾肺气虚，脾气虚弱，津液不布，积聚成痰，血行受阻，痰湿与瘀血凝滞，积于肺络，日久渐成肺癌。

主要症状：咳嗽咯痰，胸闷气憋，痰质稠粘，咯之不爽，精神疲乏，腹胀便溏，舌质淡胖，边有齿痕，苔白腻脉濡缓。

治法：健脾化湿，宣肺豁痰散结。

方药：六君子汤合瓜蒌薤白半夏汤加减。党参、白术、茯苓、陈皮、半夏、瓜蒌、薤白、白花蛇舌草、半枝莲、紫苑、冬花、贝母。

〔中成药〕

（1）鹤蟾片，每次6片，一日2~3次。温开水送服。

（2）西黄平，每次一丸，一日2次。温开水送服。

（3）固本咳喘片，每次4~6 g，一日3次。温开水送服。

〔药茶〕

（1）蜀羊泉15 g，龙葵20 g，生薏苡仁30 g，大枣5个。加水煎煮，代茶饮用，不拘次数。

（2）半枝莲20 g，白花蛇舌草30 g，浙贝母15 g，桂圆10 g。加水煎煮，代茶饮用，不拘次数。

（3）全瓜蒌15 g，蚤休20 g，蛇莓20 g。加水煎煮，代茶饮用，不拘次数。

〔膏滋〕

南沙参100 g，北沙参90 g，白术90 g，茯苓100 g，陈皮80 g，瓜蒌90 g，菝葜60 g，山慈菇90 g，壁虎60 g，白花蛇舌草100 g，半枝莲100 g，紫苑90 g，冬花100 g，贝母90 g，冰糖250 g，蜂蜜1 500 g。将南沙参等十四味药加水煎煮，取汁，浓缩，与冰糖、蜂蜜炼为膏。早晚各服50 g，冲服。

〔药粥〕

（1）新会陈皮20 g，浙贝母15 g，百合30 g，粳米50 g。将新会陈皮、浙贝母加水煎煮，滤取煎液，煮百合、粳米为粥，随量服用。

（2）灵芝孢子粉150 g，西洋参100 g，银杏30 g，山药（切块）20 g，粳米50 g。将西洋参打成粉和灵芝孢子粉混合均匀，煮银杏、山药和粳米为粥，食粥时调入药粉5~10 g，随量服用。

〔药膳〕

（1）冬虫夏草3 g，老鸭（去毛及内脏，洗净）一只。加葱姜盐调味，加水煎煮，随量食肉饮汤。

（2）川贝 10 g，雪梨（去蒂及梨心，切块）50 g，新会陈皮 20 g，猪肺（切块）150 g。所有药料全部加水炖煮约两小时，调味后随量食用。

〔病案〕

郑某，男，50 岁，工人。患者长期接触有毒化学物质。自 1984 年春节后无明显诱因出现胸内刺痛，时发时止，尤在夜间加重，服止痛药片可缓解。曾按冠心病治疗无效，日渐消瘦，2 个月内体重减轻 5 公斤多，疲乏无力，胸痛咳嗽，痰中带血。在当地医院拍 X 片，发现右肺中外部有阴影，周围毛刺状，并有肺门淋巴结肿大。转来北京肿瘤医院行支气管镜检查，活检病理诊断为右肺小细胞性未分化癌，劝其住院治疗。患者恐惧化疗，自动出院，于同年 7 月来我院门诊治疗。症状：胸痛胸闷，咳嗽无痰，消瘦乏力，心悸失眠，舌质红，苔薄，脉细稍数。治则：宽胸通阳，宣肺宁心。处方：瓜蒌薤白半夏汤合通宣理肺汤加减。瓜蒌 15 g，清半夏 10 g，薤白 10 g，橘红 10 g，桔梗 10 g，苏梗 10 g，浙贝母 10 g，款冬花 10 g，夏枯草 15 g，鱼腥草 15 g，延胡索 10 g，郁金 10 g，草河车 15 g，白屈菜 15 g，莲子心 10 g，甘草 10 g。每日 1 剂，水煎浓缩，分 2 次服，连服 7 剂。胸痛好转，胸闷减轻，眠可，食欲增加，精神改善。二诊：收住院，行中药加化疗治疗。1984 年 8 月开始化疗：第一疗程 VEP 方案，VCR 1 mg，静脉点滴中冲入，Endoxan 800 mg 静脉滴注，均为每周 1 次。强的松 30 mg，每日 2 次，每周递减 10 mg，共用 6 周。配合中药。X 线拍片检查，肿瘤没有完全消失。建议放疗 5 周，后因血象降低，肝功能 GPT 增高而停止放疗。共接受放疗量 5 000 Gy，恶心，食欲不振。放疗期间配合中药滋阴清热，解毒抗癌。处方：沙参 15 g，麦冬 15 g，天冬 12 g，金银花 15 g，连翘 10 g，板蓝根 15 g，生黄芪 30 g，生薏苡仁 30 g，生地 12 g，枸杞子 15 g，清半夏 10 g，淡竹茹 10 g，甘草 10 g。每日 1 剂。放疗后口干咽燥有所加重，咳嗽有黄痰。复查 X 线，肿物基本消失，两肺纹理增粗。为巩固治疗，予千金苇茎汤合百合固金汤加味。处方：苇茎 30 g，桃仁 10 g，杏仁 10 g，冬瓜仁 10 g，生薏苡仁 15 g，百合 10 g，生地黄 12 g，沙参 15 g，百部 15 g，川贝母 12 g，鱼腥草 15 g，桔梗 12 g，生黄芪 30 g，紫菀 10 g，败酱草 12 g，白屈菜 15 g，草河车 15 g。配以加味西黄胶囊，辅以气功和饮食治疗。患者边治疗，边工作，坚持气功锻炼，一年四季不间断。复查除肺纹理增粗外，肺门阴影无改变，肝功能已恢复正常。（摘编自《实用中医肿瘤学》）

五、肝瘀湿毒——肝积（肝癌）

原发性肝癌在中医文献中，相当于"肝积""癥积""黄疸""癥瘕""积聚"等范畴。临床上常有肝脏进行性肿大，质地坚硬，表面凹凸不平，边缘钝而不整和压痛，或有肝脾肿大。主要症状有肝痛、腹胀、乏力、黄疸、食欲缺乏、发热、消瘦、腹泻等症状。七情所伤，酒欲过度，年老肾衰，脏腑功能失调等因素，均可致肝郁凌脾，脾虚湿困，湿毒蕴结，血瘀湿毒，交相搏击，阻于肝络，以致形成肝积。

主要症状：胁下结块，胀痛不适，形体消瘦，倦怠乏力，腹胀纳少，净食后胀甚，大便溏软，甚则下肢浮肿、腹水，或见黄疸，舌质暗紫而胖，舌苔白，脉象弦细。

治法：清肝健脾，消癥散结。

方药：鳖甲煎丸合茵陈五苓散加减。炙鳖甲、白芍、干姜、大黄、射干、茵陈、白术、泽泻、茯苓、猪苓、半枝莲、柴胡、郁金。

〔中成药〕

（1）鳖甲煎丸，每次 6~9 g，一日 2~3 次。温开水送服。

（2）大黄蛰虫丸，每次 9 g，一日 3 次。温开水送服。

（3）乌鸡白凤丸，每次 6 g，一日 2 次；西黄丸，每次 3 g，一日 2 次。同时服用，温开水送服。

〔药茶〕

（1）茵陈 30 g，穭豆衣 20 g，扁豆花 15 g，大枣 5 枚。加水煎煮，代茶饮用，不拘次数。

（2）白花蛇舌草 20 g，白残花 10 g，蚤休 15 g，凌霄花 12 g，大枣 5 枚。加水煎煮，代茶饮用，不拘次数。

〔膏滋〕

炙鳖甲 120 g，醋柴胡 90 g，黄芪 120 g，山药 100 g，白芍 90 g，茵陈 100 g，白术 90 g，泽泻 100 g，茯苓 80 g，猪苓 90 g，半枝莲 120 g，郁金 90 g，土鳖虫 90 g，马鞭草 100 g，冰糖 250 g，蜂蜜 1 500 g。将炙鳖甲等十三味药加水煎煮，滤取煎液，浓缩，与冰糖、蜂蜜炼为膏。早晚各服 30~50 g，冲服。

〔药粥〕

（1）冬凌草 15 g，木香花 12 g，夏枯草 20 g，大枣 5 枚，粳米 50 g。将冬凌草、木香花和夏枯草加水煎煮，滤取煎液，煮大枣、粳米为粥，随量服用。

（2）半枝莲 20 g，凌霄花 10 g，山药 30 g，粳米 50 g。将半枝莲、凌霄花加水煎煮，滤取煎液，煮山药、粳米为粥，随量服用。

〔药膳〕

（1）鸡蛋一个，斑蝥（去头、足、翅）若干。取鸡蛋一个，轻叩一小孔，放入斑蝥一两只，再用纸封好口，置火上烤熟，去斑蝥食鸡蛋，每天吃一个。

（2）三七 15 g，白花蛇舌草 100 g，瘦猪肉（洗净，切片）100 g，芡实 30 g，乌龟（去肠杂及头爪，洗净，斩件）一只，大枣 10 枚。将三七、白花蛇舌草用纱布包好，加水煎煮，滤取煎液，放葱姜盐调味，煮芡实、乌龟至熟透，随量饮汤食肉。

（3）干蟾皮 20 g，黄芪 30 g，玫瑰花 15 g，老鳖（去肠杂及头爪，洗净，斩件）一只。将干蟾皮、黄芪和玫瑰花用纱布包好，加水煎煮，滤取煎液，放葱姜盐调味，煮老鳖至熟透，随量饮汤食肉。

〔病案〕

黄某，男，50岁，工人。1972年在外院诊断为肝癌，并发腹水，在西医院无特殊治疗转来我院行中医治疗。初诊时搀扶到门诊，面色晦暗，腹大如蛛，下肢水肿。自诉：腹胀，肝区疼痛，纳差，小便少而黄，大便坠而堵，有排便不尽感。查体：腹水征阳性，肝肋下触及、质硬、表面结节状，剑突下7 cm，巩膜轻度黄染，下肢凹陷性水肿，口干不欲饮，苔黄腻，舌质红绛，脉象弦数重取无力。辨证：肝胆湿热，水湿内停。治则：清热利湿，疏肝健脾。处方：茵陈蒿汤合五苓散加味。茵陈15 g，炒山栀15 g，猪苓30 g，茯苓15 g，泽泻15 g，杏仁10 g，车前子（包煎）15 g，龙葵30 g，桃仁6 g，赤芍10 g，郁金10 g，生地10 g，半边莲15 g，延胡索10 g，甘草6 g。每日1剂，水煎分两次服。连服5天，腹胀减轻，小便增多，大便好转，下肢水肿减轻，但仍有腹胀，纳差。二诊：脉象弦细稍数，苔黄腻，舌质红绛。原方加枳壳10 g，蝼蛄1对，商陆10 g，继进7剂。小便由赤转黄，量明显增多，腹胀明显好转，有饥饿感，食量增加，精神好转。第3诊已能自己走进诊室。但仍面色晦暗，腹水中等量，小便黄，大便每日2~3次。中药汤剂：党参12 g，白术10 g，土茯苓30 g，川朴10 g，枳壳10 g，薏苡仁30 g，八月札12 g，水红花子10 g，猪苓30 g，车前子（包煎）15 g，半边莲15 g，虎杖15 g，藤梨根15 g，每日1剂；给予鳖甲煎丸，每次1丸，每日2次，加强软坚散结、活血化瘀之功。治疗1个月后，病情大有好转，腹水明显减少，但肝区疼痛明显，小腹冷痛，喜按喜温，下肢怕寒，舌红绛，苔褐黄，出现上热下寒症状。按原方继服，加肉桂6 g，合龟龄散每次2 g，每日2次，同时给予加味西黄胶囊，每次2粒，每日3次，饭后服。病情稳定，食量增加，体质大有好转，下肢水肿消退，能自行活动。半年后去西医院复查，曾被否定原诊断，认为是肝硬化腹水，患者自行停药，2个月后既往症状再次出现，腹水增加，巩膜黄染，小便短赤，大便发黑，每日2~3次，肝区疼痛，失眠，纳差。于1973年初再次来我科诊治，予中药平肝饮：太子参15 g，白术10 g，土茯苓30 g，陈皮10 g，广木香10 g，郁金10 g，柴胡10 g，茵陈30 g，猪苓30 g，赤小豆30 g，八月札15 g，凌霄花12 g，生山楂12 g，白花蛇舌草30 g，每日1剂；给予癥坚丸（本院自拟方），每次1丸，每日2次；合龟龄散，每次2 g，每日2次。（摘编自《实验中医肿瘤学》）

六、湿热瘀毒——癥积（肾癌）

肾脏肿瘤多为恶性。因肾癌在临床上常见有血尿、腰痛和肿块等证候，在中医文献中多属于"溺血""腰痛""癥积"等范围。有些患者可出现发热、高血压、肝功能异常等。本病多因肾气虚弱，水湿不化，湿毒内生，或外感湿热邪毒，乘隙入里，留而不去，内外合邪，结于肾络，日久渐成癥瘤。

主要症状：腹部肿块增大明显，血尿不止，腰痛加剧。

治法：清热利湿，活血解毒散结。

方药：小蓟饮子合膈下逐瘀汤加减。小蓟、蒲黄、滑石、生地、怀牛膝、瞿麦、半枝莲、仙鹤草、白花蛇舌草、丹皮、赤芍、延胡索、红花、枳壳。

〔中成药〕

（1）鳖甲煎丸，每次6~9 g，一日2次。温开水送服。

（2）桂枝茯苓丸，每次6~9 g，一日2~3次。温开水送服。

（3）血见愁片，每次6片，一日2次。温开水送服。

〔药茶〕

（1）枸杞20 g，石上柏15 g，白残花10 g。加水煎煮，代茶饮用，不拘次数。

（2）女贞子20 g，旱莲草15 g，鲜藕片30 g。加水煎煮，代茶饮用，不拘次数。

（3）小蓟15 g，萹蓄30 g，生地20 g，凌霄花12 g。加水煎煮，代茶饮用，不拘次数。

〔膏滋〕

女贞子100 g，旱莲草90 g，小蓟90 g，茜草100 g，干蟾皮60 g，生地100 g，怀牛膝100 g，瞿麦90 g，半枝莲100 g，蛇莓80 g，丹皮90 g，赤芍80 g，延胡索100 g，红花90 g，枳壳80 g，炮甲（研粉）20 g，冰糖250 g，蜂蜜1 500 g。将黄芪等十五味药加水煎煮，滤取煎液，浓缩，与冰糖、蜂蜜炼为膏，膏成后调入炮甲粉和匀。早晚各服30 g，冲服。

〔药粥〕

（1）桃树胶30 g，莲子20 g，薏苡仁30 g，糯米50 g。将莲子、薏苡仁和糯米加水煎煮，熟后，调入烊化的桃树胶稍煮为粥，随量服用。

（2）白花蛇舌草30 g，藕粉20 g，枸杞30 g，糯米50 g。将白花蛇舌草加水煎煮，滤取煎液，煮枸杞、糯米为粥，粥成后，调入藕粉糊，稍煮，随量服用。

（3）鸡内金15 g，凌霄花12 g，赤小豆30 g，糯米50 g。将鸡内金、凌霄花加水煎煮，滤取煎液，煮赤小豆、糯米成粥，随量服用。

〔病案〕

李某，男，70岁，工人。患者于2000年8月在健康查体时发现左肾下极有一实性占位性病变，遂行CT检查，CT显示左肾下部6.5 cm×6 cm低回声区并侵及肾盂边缘，拟诊为肾肿瘤，遂行手术治疗，病理诊断为透明细胞癌，术后以干扰素和白介素-2交替治疗2个月。于2001年就诊中医。症见：低烧，身痛，乏力，腰背胀痛，纳差，大便溏，夜尿多，形体消瘦，面色无华，脉沉细，苔薄白。辨证：脾肾亏虚，气血不足。治则：健脾补肾，益气养血。处方：右归丸合八珍汤加减。党参20 g，白术20 g，菟丝子30 g，熟地10 g，山药20 g，山茱萸10 g，枸杞子15 g，杜仲10 g，土贝母15 g，干蟾皮6 g，僵蚕5 g，鳖甲（先煎）30 g，女贞子20 g，鸡内金30 g，生麦芽30 g，桑寄生15 g，甘草6 g。每日1剂，早晚水煎服，连服 40 剂。2001 年 8 月 19 日二诊：疲乏无力减轻，夜尿 3～4 次，眠纳好转，脉舌同前，原方加鹿角霜 20 g，白英 10 g，蛇莓 10 g，再进 2 个月。2001 年 12 月 16 日三诊：症状基本消失，脉沉，苔薄白。拟方：生黄芪 30 g，当归 6 g，太子参 15 g，生熟地各 10 g，山药 20 g，山萸肉 12 g，土茯苓 15 g，丹皮 10 g，五味子 10 g，桑螵蛸 15 g，蜂房 5 g，土贝母 10 g，僵蚕 6 g，鹿角霜 20 g，乌药 10 g，白英 10 g，蛇莓 10 g，生甘草 10 g。嘱咐患者隔日 1 剂，间断服用 2 年，未出现复发转移。（摘编自《实用中医肿瘤学》）

七、湿热下注——溺血（膀胱癌）

　　膀胱癌，大多数患者是以血尿为首发症状，间歇性、无痛性肉眼血尿是膀胱癌的典型症状。在中医文献中，与"溺血""尿血""血淋"等病证都有部分类似症状的记载。肾主水，肾与膀胱相表里。当肾气虚弱，气化不利，水湿不化，瘀积成毒，湿毒化热，下注膀胱而成；或因外受湿、热邪毒，乘隙入里，瘀毒蕴积，留而不去，内外合邪，结于肾中，日久渐成癌瘤。

　　主要症状：血尿，甚则尿血成块，尿频尿急，或尿道灼痛，少腹作胀，下肢浮肿，舌质暗红，舌苔黄腻，脉象弦数。

　　治法：清热利湿，解毒散结。

　　方药：八正散加减。萹蓄、瞿麦、黄柏、栀子、大蓟、小蓟、茅根、龙葵、土茯苓、蜀羊泉、海金沙、蛇莓。

〔中成药〕

　　（1）化癥回生丹，每次 6 g，一日 2～3 次。温开水送服。

　　（2）西黄丸，每次 1 丸，一日 2 次。温开水送服。

　　（3）八正合剂，每次 6～9 g，一日 2 次。温开水送服。

〔药茶〕

　　（1）生地 20 g，茅根 15 g，莲须 30 g。加水煎煮，代茶饮用，不拘次数。

　　（2）龙葵 20 g，蛇莓 30 g，石韦 15 g，大枣 5 枚。加水煎煮，代茶饮用，不拘次数。

〔膏滋〕

　　女贞子 120 g，旱莲草 100 g，萹蓄 80 g，瞿麦 60 g，黄柏 80 g，栀子 60 g，小蓟 60 g，茅根 90 g，龙葵 120 g，怀牛膝 90 g，土茯苓 80 g，三七 80 g，蜀羊泉 100 g，海金沙 80 g，蛇莓 120 g，冰糖 250 g，蜂蜜 1 500 g。将黄芪等十五味药加水煎煮，滤取煎液，浓缩，与冰糖、蜂蜜炼为膏。早中晚各服 50 g，冲服。

〔药粥〕

　　（1）鲜藕（切碎）50 g，薏苡仁 30 g，赤小豆 50 g。加水煎煮成粥，随量服用。

　　（2）白残花 10 g，山药 50 g，枸杞 30 g，糯米 50。加水煎煮成粥，随量服用。

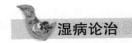
〔药膳〕

（1）莲子30 g，薏苡仁20 g，甘草8 g，猪脬（切块）一个，猪瘦肉（切片）60 g。加水适量，武火煮沸，文火炖煮2小时，调味即可，随量食用。

（2）茅根50 g，琥珀30 g，枸杞100 g，绿头老鸭（去毛、剖腹、去肠杂，洗净）一只。将茅根、琥珀用纱布包好，填入鸭子腹腔内，放葱姜盐调味，与枸杞一起放入锅中，加水煎煮至烂，食鸭肉及饮汤。

〔病案〕

唐某，男，68岁，退休教师。患者于1990年10月无意中发现无痛性肉眼血尿，拟诊膀胱癌，遂来京就医，经膀胱镜病理诊断：移行上皮细胞癌。进行膀胱激光治疗、化疗药物膀胱灌注治疗8个月，于1991年12月12日来诊。现症见：尿频尿急，尿道烧灼不适，小腹重坠，纳眠差，大便正常，舌淡红苔薄黄，脉沉细。检查：尿镜检，每视野下RBC 2~3个，WBC 15~20个，脓细胞2~3个，细胞管型0~1个；Hb 10 g/dL，WBC $3×10^9$/L。辨证：瘀毒蕴结。治则：气血双补，清热解毒抗癌，通淋散结。处方：右归饮加减。龙葵30 g，蛇莓15 g，土茯苓30 g，灯心草10 g，白英30 g，海金沙9 g，苦参15 g，白茅根30 g，炒栀子10 g，丹皮12 g，蜂房5 g，蟾皮6 g，知母10 g，草河车15 g，生熟地各10 g，山萸肉10 g，生黄芪30 g，当归6 g，五味子10 g，山药20 g，炒枣仁30 g，鸡内金30 g，生麦芽30 g，淡竹叶15 g，生甘草10 g，篇蓄50 g。水煎，每日1剂，早晚服。另服加味西黄丸，每次2粒，每日3次。服药20剂尿检基本正常，后继续服上方加减。服药3年未见异常，自动停药7个月，因小便时不适感而进行膀胱镜检查，发现原病变处点状增生，再次行激光治疗，加味西黄丸与汤药治疗，处方仍以龙蛇羊泉汤加减，每3~6个月复诊，连续服用两年未见异常，改用加味西黄丸2年停药。最后一次随访时该患者已86岁，生活可自理。（摘编自《实用中医肿瘤学》）

八、湿热瘀毒——肠蕈（大肠癌）

大肠癌在中医文献中多属于"肠覃""肠澼""脏毒""锁肛痔"等范畴，大肠癌包括结肠癌、直肠癌和肛管癌等。《外科大成》载"肛门内外如行蕈紧馈，形如海蛇，里急后重，粪便细而常扁，时流臭水。"《济生方》也说"大便下血，血清而色鲜者，肠风也；浊而色黯者，脏毒也。"临床上常见有腹中包块，腹痛，腹泻或便秘，便血，里急后重，大便细而带扁等证候。脾肾亏损，水湿不化，聚而生热，湿热盘踞肠腑，灼血为瘀，热盛酿毒，湿热瘀毒盘踞大肠而发病。亦可见之于现代医学的溃疡性结肠炎、肠息肉等疾病。

主要症状：腹痛腹胀，痛有定处，腑有肿块，频繁便下脓血黏液，肛门灼热，或为血便，里急后重，便秘或便溏，口舌干苦，小便短赤，舌质暗红，有瘀斑，舌苔黄腻，脉象弦数。

治法：清肠解毒，祛瘀化湿。

方药：白头翁汤合槐花散加减。黄连、黄芩、槐花、侧柏叶、枳壳、白花蛇舌草、白头翁、秦皮、七叶一枝花、苦参、生地、地榆、木香、赤芍。

〔中成药〕

（1）西黄丸，每次1丸，一日2次；香连丸，每次3g，一日2次。同时服用。温开水送服。

（2）化癥回生丹，每次1丸，一日2次。温开水送服。

（3）地榆槐角丸，每次6~9g，一日3次。温开水送服。

〔药茶〕

（1）黄芪15g，肿节风20g，白槿花15g，槐花5g，桂圆肉30g。加水煎煮，代茶饮用，不拘次数。

（2）生薏苡仁20g，凌霄花5g，无花果15g，金银花10g。加水煎煮，代茶饮用，不拘次数。

（3）白花蛇舌草20g，白槿花10g，乌梅12g，苍术15g，大枣19枚。加水煎煮，代茶饮用，不拘次数。

〔膏滋〕

黄芪100g，白花蛇舌草90g，半枝莲80g，地榆90g，当归80g，赤芍60g，黄芩90g，黄连60g，黄芩80g，槐花100g，木香80g，厚朴90g，白头翁100g，焦楂90g，红糖250g，蜂蜜1000g。将黄芪等十三味药加水煎煮，取汁，浓缩，与红糖、蜂蜜炼为膏。早中晚各服50g，冲服。

〔药粥〕

（1）鲜马齿苋（洗净，切细）100g，粳米60g。先将马齿苋锅中放油稍炒，粳米加水适量，武火煮沸，文火煮成粥，放入马齿苋再煮三五沸，放盐调味，随量服用。

（2）金银花15g，乌梅12g，无花果30g，高粱米50g。将金银花、乌梅加水煎煮，滤取煎液，煮无花果、高粱米为粥，随量服用。

（3）凌霄花10g，白残花12g，槐花15g，炒薏苡仁30g，莲子50g。将凌霄花、白残花和槐花加水煎煮，滤取煎液，煮炒薏苡仁、莲子为粥，随量服用。

〔药膳〕

（1）太子参150g，无花果（洗净，切片）60g，白残花20g，兔肉（洗净，切块）200g。全部放入炖锅内，加水及葱姜盐适量，文火炖煮，调味后，随量饮汤食肉。

（2）黄花菜30g，黑木耳10g，鸡肉250g（洗净，切丝）。把黄花菜和黑木耳放入沸水锅中，武火煮10分钟，再放入鸡肉丝煮熟，调味后，随量饮汤食肉。

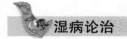

〔灌肠〕

（1）半枝莲 20 g，苦参 15 g，黄连 12 g，地榆 20 g，槐花 15 g，金银花 12 g。加水煎煮，滤取煎液，保留灌肠。

（2）鸦胆子 15 粒，白头翁 15 g，地榆 20 g，白花蛇舌草 30 g，乳香 12 g。加水煎煮，滤取煎液，保留灌肠。

〔病案〕

姜某，男，42 岁，职员。1999 年出现左下腹时常疼痛不适，里急后重，脓血样便，逐日加重，2000 年 2 月经某医院做乙状结肠镜检查，发现乙状结肠和直肠交界处肿物，表面溃烂，活检诊断为腺癌，即转某医院行手术治疗。于 2000 年 3 月在该院外科开腹探查，发现肿物与大血管粘连无法剥离，肿瘤未动，经放疗后而来京就诊中医。2000 年 5 月 14 日就诊时下腹重坠，肛周围疼痛难忍，不断走动，不能端坐，下痢赤白，胸闷烦渴，恶心纳呆，极端痛苦表情，苔黄腻，舌红绛，有瘀点，脉弦数或弦滑。辨证：大肠癌，湿热蕴毒型。治则：清热解毒，祛湿攻积。处方：白头翁汤合槐花地榆汤加减。白头翁 20 g，败酱草 30 g，马齿苋 30 g，半枝莲 30 g，炒地榆 15 g，槐花 15 g，生薏苡仁 30 g，川朴 10 g，苦参 15 g，红藤 10 g，苏木 10 g，浮萍 15 g，七叶莲 15 g，广木香 10 g，川楝子 10 g，苍术 15 g，黄柏 10 g，赤石脂 15 g。每日 1 剂。连服 30 日后里急后重、疼痛恶心明显减轻，食欲增加。2000 年 6 月 20 日复诊时可以端坐，面无痛苦表情，脉舌无明显变化，为防止其肝转移，在原方基础上加减，处方：炒地榆 15 g，槐花 15 g，生薏苡仁 30 g，川朴 10 g，苦参 15 g，红藤 10 g，苏木 10 g，浮萍 15 g，七叶莲 15 g，广木香 10 g，川楝子 10 g，苍术 15 g，黄柏 10 g，凌霄花 6 g，八月札 15 g，绿萼梅 15 g，诃子肉 15 g。嘱者 2 日 1 剂，连服 3 个月。2000 年 10 月 12 日复诊，初诊时的症状消失，舌质暗，苔薄黄，将二诊处方加生黄芪 30 g，三棱 10 g，莪术 10 g，嘱患者继续服药 1 年。2003 年再次来京就诊时病情稳定，无转移表现。再处方：太子参 15 g，炒白术 15 g，土茯苓 30 g，生薏苡仁 15 g，槐花 10 g，地榆炭 10 g，炮山甲（先煎）10 g，凌霄花 6 g，绿萼梅 10 g，八月札 15 g，香附 15 g，乌药 10 g，铁树叶 15 g，诃子肉 15 g。（摘编自《实用中医肿瘤学》）

九、湿热瘀毒——乳岩（乳腺癌）

中医对乳腺癌的认识相当深入，文献记载其为详细。由于乳腺癌的肿块表面高低不平，坚硬如石，像山岩一样，故古人称之为"乳岩""乳石痈"等。起病多乳中结成小核如豆大，渐渐大如棋子，不痛不痒，不红不热，经年累月，逐渐长大，始感疼痛，未溃时，肿如堆栗，或如覆碗，色紫坚硬。渐渐溃烂，污水渗出，时出臭血，溃烂深如岩穴，疮口边缘不齐，或高凸如莲蓬，疼痛连心。多因七情内伤，肝气郁结，横逆伤脾，以致痰浊内生，气滞痰凝，痰瘀湿毒，客于经络，结于乳中而发病。

主要症状：乳房肿块增大迅速，疼痛，间或红肿，甚则溃烂翻花，血水淋漓，恶臭扬溢，心烦，失眠，口舌干燥，大便秘结，舌质红，舌苔黄腻，脉象弦数。

治法：清热化湿，祛瘀解毒。

方药：活血散瘀汤加减。当归、赤芍、瓜蒌、桃仁、黄芩、大黄、天花粉、山慈菇、白花蛇舌草、苍术、蚤休、白术。

〔中成药〕

（1）小金丹，每次1粒，一日2～3次。温开水送服。

（2）西黄丸，每次3g，一日3次。温开水送服。

（3）内消丸，每次2g，一日3次。温开水送服。

〔药茶〕

（1）蚤休15g，瓜蒌20g，浙贝母12g，大枣5枚。加水煎煮，代茶饮用，不拘次数。

（2）天冬15g，胡桃枝梢30g，流苏花12g，桂圆肉15g。加水煎煮，代茶饮用，不拘次数。

〔膏滋〕

当归120g，赤芍80g，瓜蒌100g，皂刺80g，桃仁60g，黄芩80g，柴胡90g，天花粉100g，山慈菇100g，白花蛇舌草120g，苍术80g，蚤休60g，香附80g，红糖250g，蜂蜜1 500g。将当归等十三味药加水煎煮，滤取煎液，浓缩，与红糖、蜂蜜炼为膏。早晚各服30～50g，冲服。

〔药粥〕

（1）天冬15g，豆蔻花10g，薏苡仁30g，粳米50g。将天冬、豆蔻花加水煎煮，滤取煎液，煮薏苡仁、粳米为粥，随量服用。

（2）瓜蒌15g，元参12g，浙贝母15g，粳米50g。将瓜蒌、元参和浙贝母加水煎煮，滤取煎液，煮粳米为粥，随量服用。

〔药膳〕

天冬30g，瓜蒌20g，川贝母20g，乌骨鸡（去肠杂，洗净，斩件）一只。将天冬、瓜蒌和川贝母用纱布包好，加水煎煮，滤取煎液，放葱姜盐调味，煮乌骨鸡至熟透，随量饮汤食肉。

〔病案〕

周某，女，39岁。1987年6月发现左乳腺肿物，同年8月行左乳腺癌改良根治术，病理报告为腺癌。术后未进行其他治疗。1982年3月发现手术部位皮下有多个肿块隆起，边界不清，中等硬度，小者0.5 cm×0.5 cm，大者1.0 cm×1.5 cm，活检病理诊断为转移性腺癌。因恐惧化疗，于1982年4月8日来诊。症状：心烦急躁，纳食少，胸胁胀痛，苔薄黄，脉弦细。辨证：肝郁气滞。治则：疏肝理气，软坚散结。处方：炒柴胡7g，当归10g，杭

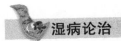

白芍 12 g，香附 7 g，郁金 10 g，青陈皮各 9 g，草河车 15 g，夏枯草 15 g，白花蛇舌草 15 g，山慈菇 10 g，生牡蛎（先煎）15 g。服药半年肿物未见长大，症状缓解，自行停止治疗。1983 年 2 月 5 日二诊：自 1 月开始咳嗽、胸痛、腰疼，活动后加重，心烦面红，阵发潮热，小便短赤，舌质暗，有瘀斑，脉弦数。正侧位胸片示双肺转移癌。证属瘀毒壅肺，治以活血化瘀、清热解毒抗癌法。处方：桃红四物汤。桃仁 7 g，红花 10 g，赤芍 12 g，延胡索 12 g，郁金 12 g，银花 30 g，甘草 3 g，浙贝母 10 g，鼠妇 6 g，蒲公英 15 g，草河车 15 g，半枝莲 15 g。水煎服，24 剂。1983 年 3 月 5 日三诊：服药 24 剂后疼痛减轻，但仍有咳嗽，痰稀色白，气促浮肿，腹胀便溏，四肢无力，舌质暗红，苔厚，脉濡。证属肺脾两虚，治以益肺健脾，解毒去邪。处方：党参 30 g，白术 12 g，茯苓 15 g，清半夏 12 g，桑白皮 10 g，桔梗 6 g，生薏苡仁 15 g，葶苈 15 g，冬虫夏草 3 g，草河车 12 g，川贝 12 g，焦神曲、焦山楂各 15 g。另服加味西黄胶囊，每次 2 粒，每日 3 次。服药半年病情稳定，拒绝化疗。1985 年 2 月 3 日四诊：停药 12 个月后于 1984 年 12 月开始头痛，恶心呕吐。脑 CT 检查示颅内占位病变，脑转移。行全脑放疗，放疗中口干头晕，纳呆便干，脉数，苔黄，伍用扶正解毒冲剂养阴清热，凉补气血，减轻了化疗反应，使放疗顺利完成。放疗后肿瘤缩小，症状缓解，但仍有头晕目眩，心悸气短，神疲乏力，纳少腹胀，舌质淡，脉沉细无力。证属气血双亏，予以补气养血，佐以抗癌。党参 15 g，炒白术 12 g，茯苓 15 g，炙甘草 3 g，陈皮 9 g，当归 10 g，地黄 12 g，杭白芍 10 g，香附 6 g，川贝 12 g，黄芪 30 g，全蝎 5 g，蜈蚣 2 条，白花蛇舌草 15 g，山慈菇 10 g。另服加味西黄丸，每次 2 粒，每日 3 次。连续服药 2 年，带瘤生存 5 年。1987 年 1 月 12 日，患者左胸壁溃烂，双肺、脑及骨转移，全身衰竭死亡。（摘编自《实用中医肿瘤学》）

十、湿热蕴毒——石瘕（卵巢癌）

在中医文献中，有关卵巢癌的症状描述最早见之于《灵枢·水胀篇》，被称之为"石瘕"。主要症状为子宫内有块状物形成，日渐增大，如怀孕状，伴有闭经等，以包块坚硬如石，故而得名。本病多因正气虚弱，六淫邪毒乘虚而入，客于肠外，与卫气相搏，留而不去；或因饮食不节，损伤脾胃，令湿郁化热，痰湿内生，凝结成块；或湿郁化热，湿热蕴结不散，伤及血络，湿热郁毒，聚于胞宫而成。

主要症状：腹部肿块，坚硬固定，胀痛，大便干燥，小便短黄，口干苦不欲饮，不规则阴道出血，或伴有腹水，舌质暗红，舌苔黄腻，脉象弦数。

治法：清热利湿，解毒散结。

方药：四妙丸加减。黄柏、生薏苡仁、怀牛膝、半枝莲、龙葵、白花蛇舌草、白英、当归、土茯苓、莪术、炙鳖甲。

〔中成药〕

（1）化癥回生丹，每次1丸，一日2次。温开水送服。

（2）西黄丸，每次1丸，一日2~3次。温开水送服。

（3）少腹逐瘀颗粒，每次1袋，一日3次。温开水送服。

〔药茶〕

（1）白花蛇舌草20 g，流苏花10 g，生薏苡仁30 g，大枣5枚。加水煎煮，代茶饮用，不拘次数。

（2）龙葵20 g，白残花10 g，山慈菇15 g，大枣5枚。加水煎煮，代茶饮用，不拘次数。

〔膏滋〕

黄柏90 g，生薏苡仁100 g，怀牛膝80 g，半枝莲100 g，龙葵60 g，白花蛇舌草100 g，蜀羊泉60 g，延胡索80 g，山慈菇100 g，莪术60 g，当归90 g，土茯苓100 g，炙鳖甲100 g，冰糖250 g，蜂蜜1 500 g。将黄柏等十三味药加水煎煮，滤取煎液，浓缩，与冰糖、蜂蜜炼为膏。早晚各服30~50 g，冲服。

〔药粥〕

（1）苍术15 g，蛇莓30 g，木香花10 g，粳米50 g。将苍术、蛇莓和木香花加水煎煮，滤取煎液，煮粳米为粥，放糖调味，随量服用。

（2）龙葵15 g，扁豆花10 g，生薏苡仁30 g，糯米50 g。将龙葵、扁豆花加水煎煮，滤取煎液，煮生薏苡仁、糯米为粥，放糖调味，随量服用。

〔药膳〕

蜗牛肉（干品）30 g，猪瘦肉（洗净，切碎）90 g，葱姜盐调味，加水适量，文火炖煮，熟后随量食用。

〔病案〕

林某，女，56岁，工人。患者于2004年2月自觉下腹重坠不适，于当地经B超、CT检查拟诊左侧卵巢癌，即行手术，术中发现卵巢肿瘤与直肠粘连，盆腔转移合并子宫肿瘤，行姑息手术，病理诊断卵巢透明细胞癌，子宫平滑肌肉瘤。术后采用TC化疗方案。于2004年5月26日来诊。现症见：胸胁胀满不适，情绪郁闷，下腹疼痛不适，腰痛，腿酸软无力，舌红苔薄黄腻，脉弦。检查可见盆腔积液。辨证：肝肾阴虚，气虚血瘀，邪毒内蕴。治则：疏肝解郁，活血散结，清热解毒抗癌。处方：柴胡9 g，郁金9 g，青皮9 g，陈皮9 g，枳壳6 g，白术9 g，茯苓9 g，白芍9 g，白花蛇舌草30 g，三棱5 g，莪术5 g，炮山甲（先煎）10 g，水红花子10 g，苦参15 g，马鞭草15 g，延胡索10 g，土鳖虫5 g，生甘草10 g，七叶莲15 g。自2004年至2008年，一直在此方基础上加减用药，CA125从56 U/mL降至4~7 U/mL，一般情况良好，未出现复发和转移。（摘编自《实用中医肿瘤学》）

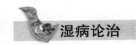

十一、湿热瘀毒——五色带（宫颈癌）

中医文献中类似宫颈癌的病证论述散见于"崩漏""带下"等门中，最为贴近的诊断是"五色带"。妇女从阴道流出多种颜色相杂而有恶臭的分泌物，中医称为"五色带"。临床上常见有崩中漏下或崩中暴下，赤白青黑，腐臭不可近，少腹绞痛，五色带下等证候。多由于湿热蕴蒸下焦，积瘀成毒，阻滞胞络，日久溃腐所致。

主要症状：带下赤白或如米泔、或黄水，或如脓似血，气臭，少腹胀痛，阴道流血量多色黯有瘀块，纳呆，脘闷，大便秘，小便黄，舌质暗红，舌苔黄腻，脉象弦数。

治法：清热利湿，化瘀解毒。

方药：龙胆泻肝汤合四妙丸加减。柴胡、栀子、黄芩、生地、泽泻、车前子、黄柏、赤芍、生薏苡仁、半枝莲、八月札、土茯苓。

〔中成药〕

（1）化癥回生丹，每次1丸，一日2~3次。温开水送服。

（2）西黄丸，每次1丸，一日2次。温开水送服。

（3）龙胆泻肝丸合四妙丸。每次各6 g，一日2~3次。温开水送服。

〔药茶〕

（1）生薏苡仁20 g，白芷15 g，栀子花10 g。加水煎煮，代茶饮用，不拘次数。

（2）龙葵20 g，土茯苓15 g，败酱草20 g，蚤休15 g，大枣5枚。加水煎煮，代茶饮用，不拘次数。

〔膏滋〕

生地100 g，蜀羊泉80 g，柴胡60 g，栀子80 g，黄芩60 g，泽泻90 g，车前子100 g，黄柏80 g，赤芍60 g，丹皮80 g，生薏苡仁100 g，半枝莲90 g，八月札80 g，土茯苓100 g，冰糖250 g，蜂蜜1 500 g。将生地等十四味药加水煎煮，滤取煎液，浓缩，与冰糖、蜂蜜炼为膏。早晚各服50 g，冲服。

〔药粥〕

（1）半枝莲20 g，大枣8枚，莲子30 g，糯米50 g。将半枝莲加水煎煮，滤取煎液，煮大枣、莲子和糯米为粥，随量服用。

（2）土茯苓20 g，凌霄花12 g，山药30 g，薏苡仁50 g。将土茯苓、凌霄花加水煎煮，滤取煎液，放糖调味，煮山药、薏苡仁为粥，随量服用。

〔药膳〕

鲍鱼150 g，山楂20个。取鲍鱼煮烂，切成条状，盛入盆中。将山楂去核，稍加糖，制成泥状。鲍鱼用山楂泥拌食。

〔病案〕

曹某，64 岁，退休工人。患者于 1998 年 3~4 月偶尔发现接触性出血而就诊，于某医院诊断为宫颈癌Ⅱa 期，经手术切除后进行了放疗，于同年 6 月 24 日来我处就诊。现症见：胸胁胀满，心烦易怒，少腹重坠，大便次数多带脓血，口苦咽干，尿痛，脉细弦，舌苔薄黄白腻。为放射性直肠炎。辨证：肝郁气滞，湿热下注。治则：疏肝理气，散郁化结，清热利湿。处方：柴胡 9 g，赤白芍各 12 g，当归 10 g，土茯苓 15 g，白术 10 g，生甘草 6 g，黄芩 12 g，白英 12 g，川楝子 10 g，太子参 20 g，枳壳 12 g，陈皮 10 g，郁金 12 g，龙葵 20 g；蜈蚣 2 条，露蜂房 5 g，浮萍 15 g，地榆炭 10 g，槐花 10 g，苦参 15 g，金银花 20 g，蒲公英 12 g，茯苓 20 g。水煎服，每日 1 剂。连服 3 个月。外用：苦参 50 g，蛇床子 30 g，黄柏 30 g，蒲公英 30 g，败酱草 30 g，白鲜皮 20 g，野花椒 10 g。加水 1 500 mL，急火煎 20 分钟，取汁 800 mL。清洗外阴。1998 年 10 月 16 日二诊：初诊症状基本消失，仍头晕腰酸，心烦夜眠不安，口燥，手足心热，舌质红苔少，脉细弱。辨证：肝肾阴虚。拟滋养肝肾，清热解毒抗癌法。方药：生地 12 g，麦冬 12 g，黄柏 12 g，知母 12 g，山药 15 g，丹皮 10 g，山萸肉 10 g，地骨皮 12 g，女贞子 15 g，旱莲草 15 g，阿胶（烊化）10 g，夏枯草 12 g，黄芩 12 g，赤白芍各 12 g，蜈蚣 2 条，露蜂房 4 g，浮萍 15 g，苦参 15 g，龟板（先煎）15 g，鳖甲（先煎）20 g，生甘草 10 g。每日 1 剂，加用复方斑蝥胶囊 2 粒，日服 3 次。1999 年 3 月 26 日三诊：眠纳差，腰酸腿软，脉沉，舌微红。证属肝肾阴虚。拟方：生地 12 g，麦冬 12 g，黄柏 12 g，知母 12 g，山药 15 g，丹皮 10 g，山萸肉 10 g，地骨皮 12 g，女贞子 15 g，旱莲草 15 g，阿胶（烊化）10 g，蜈蚣 2 条，露蜂房 4 g，木瓜 30 g，桑寄生 15 g，鸡内金 30 g，生麦芽 30 g，炒枣仁 30 g，五味子 10 g，炒柏子仁 30 g，生甘草 10 g。隔日 1 剂，连服 3 个月，诸症基本消失。（摘编自《实用中医肿瘤学》）

（魏引廷）

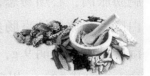

第四章　祛湿方剂与药对

第一节　祛湿类常用方剂

医学之要，始而论病，继而论方，再次论法，以法统方。由于病情的复杂性，处方用药往往方中有方，法中有法，最宜变通，不可执滞。如主治蓄水证而施以利水渗湿的五苓散，其中蕴有通阳化气行水之意。主治痰饮病的苓桂术甘汤，温阳化饮的同时辅以健脾利湿。湿病所选择的祛湿类方剂，在通常情况下可以分为健脾化湿剂，燥湿和胃剂、清热祛湿剂、温化寒湿剂、利水渗湿剂，祛湿化浊剂，祛风胜湿剂和祛暑化湿剂等多种。

一、健脾化湿剂

适用于脾胃虚弱，湿浊不化而见神疲倦怠，气短乏力，食少便溏，舌淡苔白，脉象虚缓。其代表方剂有四君子汤及变方，参苓白术散等，具有益气健脾，运化湿浊的功效。

四君子汤出自《太平惠民和剂局方》，方中人参甘温益气，健脾养胃，苦温之白术，健脾燥湿，加强益气助运之力；甘淡之茯苓，健脾渗湿，苓术相配，则健脾祛湿之功益著；炙甘草，益气和中，调和诸药。四药配伍，共奏益气健脾化湿的功效。

异功散，亦即四君子汤加陈皮，出自《小儿药证直诀》，功能益气健脾，行气化滞，适用于脾胃气虚兼气滞证；四君子汤加陈皮、半夏，名六君子汤，出自《医学正传》，能益气健脾，燥湿化痰，适用于脾胃气虚兼痰湿证；四君子汤加陈皮、半夏、木香、砂仁，名香砂六君子汤，出自《古今名医方论》，功能益气健脾，行气化痰，适用于脾胃气虚，痰阻气滞证。

参苓白术散《太平惠民和剂局方》，方中人参、白术、茯苓益气健脾渗湿，配伍山药、莲子肉以健脾益气，兼能止泻；白扁豆、薏苡仁助白术、茯苓以健脾渗湿；更用砂仁醒脾和胃，行气化滞；桔梗宣肺利气，通调水道，又能载药上行，培土生金；炒甘草健脾和中，调和诸药。能补益中气，渗化湿浊，行气化滞，适用于脾虚湿盛，纳运乏力。

防己黄芪汤出自《金匮要略》，方中防己祛风行水；黄芪益气固表，且能行水消肿。两药合用，祛风而不伤表，固表而不留邪。白术补气健脾祛湿，与防己相配则增祛湿行水之力，与黄芪相伍增益气固表之功。甘草培土和中，调和药性。煎加姜枣，调和营卫。诸药合用，益气固表与祛风行水并行，使肌表得固，脾气得健，风邪得除，水湿得运，则风水、风湿之证自愈。

二、化湿和胃剂

适用于湿邪困遏脾胃，胃失和降，而见脘腹胀满，纳谷不香，恶心呕吐，泄泻便溏，舌苔厚腻，脉象濡缓等。其代表方剂有平胃散、藿香正气散等，具有化湿和胃，芳香化浊的功效。

平胃散出自《太平惠民和剂局方》，方中苍术苦辛温燥，最善燥湿健脾；厚朴苦温芳香，行气散满，助苍术除湿运脾；陈皮理气化滞，合厚朴以复脾胃之升降；炙草、姜、枣调补脾胃，和中气以助运化。诸药相配，共奏燥湿运脾，行气和胃之功。其所治脾胃不和，是由痰湿留滞，困遏脾胃，或感受山岚瘴气，或水土不服所致。脾胃被困，则升运和降失常，诸症遂起。香连平胃散出自《张氏医通》，亦即平胃散加木香、黄连。黄连清热燥湿，木香行气导滞，功能理气燥湿，化痰宽中，适用于痰湿郁滞中焦，脾气失健的证候。平陈散出自《症因脉治》，又名苍朴二陈汤，亦即平胃散和二陈汤的合方。以平胃散燥湿运脾，行气和胃；二陈汤燥湿和中，理气化痰。合而为用，共奏燥湿健脾，消胀除满的功效，适用于脾胃运化不良，湿痰食滞内阻的证候。

藿香正气散出自《太平惠民和剂局方》，方中藿香芳香化温，和中止呕，并能发散风寒；紫苏、白芷辛香发散，助藿香外散风寒，兼可芳香化浊；厚朴、陈皮、半夏曲行气燥湿，和中消滞；白术、茯苓健脾去湿；大腹皮行气利湿；桔梗宜肺利膈；生姜、大枣、甘草调合脾胃，且和药性。诸药合用，共成疏散表邪，燥湿和胃，理气和中之功。

香苏散出自《太平惠民和剂局方》，方中苏叶性味辛温，发表散寒，理气宽中，一药而兼两用；香附为疏肝和胃，行气开郁之要药，苏叶得香附，则调畅气机之功益增；香附得苏叶，则能上行外达以祛邪。佐以理气燥湿之陈皮，既协助香、苏行气疏表，又化湿浊以行津液。甘草健脾和中，又调和药性。全方解表药与理气药同用，行气结合化湿，适用于风寒湿邪束于肌表，肝胃气滞不畅的证候

二陈汤出自《太平惠民和剂局方》。方中半夏、橘红皆以陈久者良，而无过燥之弊，故方名"二陈"。其中半夏辛温性燥，善燥湿化痰，且又和胃降逆。橘红辛苦而温，既可理气行滞，又能燥湿化痰。等量合用，不仅相辅相成，增强燥湿化痰之力，而且体现治痰先理气，气顺则痰消之意；茯苓甘淡性平，健脾渗湿，渗湿以助化痰之力，健脾以杜生痰之源。甘草健脾和中，调和诸药。复用少许乌梅，收敛肺气，与半夏、橘红相伍，散中兼收，防其燥散伤正之虞。煎药时加生姜，既能制半夏之毒，又能协助半夏化痰降逆、和胃止呕；适用

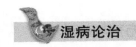

于脾失健运，湿无以化，湿聚成痰，郁积而成的痰湿病，有燥湿和中，理气化痰的功效。

温胆汤亦即二陈汤加竹茹、枳实，出自《三因极一病证方论》，方中二陈汤燥湿和中，理气化痰；加竹茹清胆和胃化痰，且能除烦止呕；枳实破气消积以除腹胀，行气消痰以通痞塞。适用于胆胃不和，痰热内扰的证候，有理气化痰，清胆和胃的功效。导痰汤亦即二陈汤加南星、枳实，出自《济生方》，加南星以化痰最速，枳实以破气力峻。全方燥湿理气行痰，主治痰湿咳喘晕眩等。苍莎导痰丸出自《叶天士女科全书》，亦即导痰汤加苍术、香附，以姜汁、神曲为丸。对于妇女痰湿内阻胞宫不能孕育，有燥湿化痰，行气调经的功效。

涤痰汤亦即温胆汤加南星、石菖蒲和人参，出自《奇效良方》，南星辛温性燥有毒，善能燥湿化痰，为治风痰之要药，与半夏为伍，功专力宏；石菖蒲去痰开窍；人参补气健脾。适用于中风痰迷心窍，湿痰为患者，有燥湿化痰，涤痰开窍醒脑的功效。

三、清热祛湿剂

适用于湿热郁结证而见黄疸，泄泻下利，湿热淋浊，癃闭，带下。其代表方剂有茵陈蒿汤、三仁汤、八正散、甘露消毒丹等，具有清热化湿，或清热燥湿的功效。

茵陈蒿汤出自《伤寒论》，方中重用茵陈，苦泄下降，善能清热利湿，为治黄疸要药；配以栀子清热降火，通利三焦，助茵陈引湿热从小便而去；以大黄泻热逐瘀，通利大便，导瘀热从大便而下。对于邪热入里，与脾湿相合，湿热壅滞中焦所致的黄疸，有清热，利湿，退黄之功效。

香连丸出自《太平惠民和剂局方》，方中黄连苦寒，清热化湿，厚肠止痢；与吴茱萸同炒，乃取吴茱萸辛热开郁之力，既可防冰伏湿遏，又能制其苦寒败胃，并有辛散行气之功。木香辛温，行气舒滞，使气行血活，积滞得解，亦为"调气则后重自除"之理。综合全方，对于大肠湿热证证候者，有清热燥湿，行气化滞的功效。

三仁汤出自《温病条辨》，方中杏仁宣利上焦肺气，气行则湿化；白蔻仁芳香化湿，行气宽中，畅中焦之脾气；薏苡仁甘淡性寒，渗湿利水而健脾，使湿热从下焦而去。三仁合用，三焦分消；滑石、通草、竹叶甘寒淡渗，助添利湿清热之功；半夏、厚朴行气化湿，散结除满。适用于湿温初起，邪在气分，湿重于热的证候，有宣上、畅中、渗下，三焦分消之功效。

藿朴夏苓汤出自《感证辑要》，方中香豉、藿香芳化宣透以疏表湿，使阳不内郁；藿香、白蔻仁、厚朴芳香化湿；厚朴、半夏燥湿运脾，使脾能运化水湿，不为湿邪所困。再用杏仁开泄肺气于上，使肺气宣降，则水道自调；茯苓、猪苓、泽泻、薏苡仁淡渗利湿于下，使水道畅通，则湿有去路。全方上、中、下三焦兼顾，以燥湿芳化为主，开宣肺气，淡渗利湿为辅，与三仁汤结构略同，而利湿作用过之。对于湿温初起，湿热病邪在气分而湿偏重者，能宣通气机，燥湿利水。

甘露消毒丹出自《医效秘传》，方中重用滑石、茵陈、黄芩，其中滑石利水渗湿，清热解暑，两擅其功；茵陈善清利湿热而退黄；黄芩清热燥湿，泻火解毒。三药相合，正合湿热并重之病机；石菖蒲、藿香、白豆蔻行气化湿，悦脾和中；木通清热利湿通淋，导湿热从小便而去；连翘、射干、贝母、薄荷，合以清热解毒，散结消肿而利咽止痛。对于湿温、时疫，邪留气分，湿热并重之证，有利湿化浊，清热解毒之功效。

白头翁汤出自《伤寒论》，方中白头翁清热解毒，凉血止痢；黄连苦寒清热解毒，燥湿厚肠；黄柏泻下焦湿热，共奏燥湿止痢之效；秦皮苦涩而寒，清热解毒而兼有收敛作用。四药为伍，清热燥湿与凉血解毒并用，使热毒得清，血热得除，湿热得化，则下利自解。

芍药汤出自《素问病机气宜保命集》，方中黄芩、黄连性味苦寒，清热燥湿解毒。重用芍药养血和营，缓急止痛，配以当归养血活血，可兼顾湿热邪毒熏灼肠络，伤耗阴血之虑；木香、槟榔行气导滞；大黄苦寒沉降，合芩连则清热燥湿之功著，合归、芍则活血行气之力彰，其泻下通腑作用可通导湿热积滞从大便而去。佐少量肉桂，其辛热温通之性，既可助归、芍行血和营，又可防呕逆拒药。炙甘草和中调药，与芍药相配，又能缓急止痛。诸药合用，湿去热清，气血调和，故下痢可愈。

龙胆泻肝汤出自《医方集解》，方中龙胆草善泻肝胆之实火，并能清下焦之湿热，黄芩、栀子、柴胡苦寒泻火，车前子、木通、泽泻清利湿热，使湿热从小便而解；肝为藏血之脏，肝经有热则易伤阴血，故佐以生地、当归养血益阴；甘草调和诸药为使。配合成方，共奏泻肝胆实火，清下焦湿热之功效。

八正散出自《太平惠民和剂局方》，方中瞿麦利水通淋，清热凉血，木通利水降火为主；辅以扁蓄、车前、滑石、灯心清热利湿，利窍通淋；以栀子、大黄清热泻火，引热下行；甘草梢和药缓急，止尿道涩痛。诸药合用，具有清热泻火，利水通淋之功效。

小蓟饮子出自《济生方》，方中小蓟甘凉入血分，功擅清热凉血止血，又可利尿通淋，尤宜于尿血、血淋之症。生地黄甘苦性寒，凉血止血，养阴清热；蒲黄、藕节助小蓟凉血止血，并能消瘀。热在下焦，宜因势利导，故以滑石、竹叶、木通清热利水通淋；栀子清泄三焦之火，导热从下而出；当归养血和血，引血归经，尚有防诸药寒凉滞血之功。佐以甘草缓急止痛，和中调药。诸药合用，对于下焦瘀热，损伤膀胱血络，气化失司的病证，共成清热利水通淋，凉血止血之方。

连朴饮出自《霍乱论》，方中黄连清热燥湿，厚朴理气化湿；焦栀、香豉清郁热，除烦闷；芦根清热生津；石菖蒲芳香化浊，制半夏化湿和中。诸药相伍，对于内伤饮食，外感湿浊，致使脾胃升降失常，有清热化湿，理气和中之功效。

二妙散出自《霍乱论》，方中黄柏，取其苦为燥湿，寒以清热，其性沉降，长于清下焦湿热。苍术辛散苦燥，长于健湿燥脾。二药相伍，清热燥湿，标本兼顾。入姜汁调服，取其辛散以助药力，增强通络止痛之功。加强腰膝，壮筋骨的牛膝，名三妙散。再加清热祛湿的

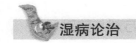

薏苡仁，名四妙散，对于湿热下注之痿痹，功专力宏。

四、温化寒湿剂

适用于寒湿内阻而见痰饮，水肿，痹证，脚气等病。其代表方剂有真武汤、实脾散、厚朴温中汤等，具有温化寒饮的功效。

真武汤出自《伤寒论》，方中附子辛甘性热，温肾助阳，以化气行水，兼暖脾土，以温运水湿；茯苓利水渗湿，使水邪从小便去；白术健脾化湿；生姜之温散，既助附子温阳散寒，又合苓、术宣散水湿。白芍一可利小便以行水气，二可柔肝缓急以止腹痛，三可敛阴舒筋以解筋肉瞤动；四可防止附子燥热伤阴，以利于久服缓治。对于脾肾阳虚，水湿泛溢的证候，有温阳利水，温化寒湿的功效。

苓桂术甘汤出自《伤寒论》，方中桂枝有甘温化阳之力，能温阳化气，温通血脉，调和气血；茯苓淡渗利水降浊，白术健补脾胃化湿，甘草以其甘缓之力制茯苓淡渗不过，缓桂枝辛温之热，舒白术壅滞之性。四味药配伍应用，对于中焦阳气不足，脾阳不振，健运失职，则湿滞而为痰为饮者，有温阳化饮，健脾利湿，通阳利水的功效。

实脾散出自《世医得效方》，方中附子温脾肾，助气化，行阴水之停滞；干姜温脾阳，助运化，散寒水之冱凝；二者合用，温养脾肾，扶阳抑阴。茯苓、白术健脾燥湿，淡渗利水，使水湿从小便而利；木瓜芳香醒脾，化湿利水，以兴脾主运化之功；厚朴、木香、大腹子、草果下气导滞，化湿行水，使气行则湿邪得化。甘草、生姜、大枣调和诸药，益脾和中。群药相伍，共奏益火暖脾，温化寒湿，行气利水之效，适用于脾肾阳虚，阳不化水，水气内停的证候。

厚朴温中汤出自《内外伤辨惑论》，方中厚朴行气消胀，燥湿除满；草豆蔻温中散寒，燥湿除痰；陈皮、木香行气宽中；干姜、生姜温脾暖胃以散寒；茯苓渗湿健脾以和中；甘草益气健脾，调和诸药。诸药合用，寒湿得除，气机得畅，脾胃复健，则脾胃为寒湿所伤，气机壅阻而致诸证自解。

肾着汤出自《金匮要略》，又名甘草干姜茯苓白术汤。方中干姜其性辛热，温中散寒；茯苓甘淡性平，疏利水湿；二药相伍，一温一利，温以祛寒，利以渗湿。白术健脾燥湿，与茯苓相配，则脾气得健，湿邪得运。甘草和中调药。四药配伍，共奏温暖脾肾，祛寒除湿之效，俾寒湿伤及脾肾之身体重、腰及腰以下冷痛重着，转侧不利，冷重自除。

防己茯苓汤出自《金匮要略》，方中茯苓性味甘淡平，具有渗湿利水、健脾和胃、宁心安神的功效，茯苓之利水，是通过健运脾肺功能而达到的，与其他直接利水的中药不同。防己利水消肿，祛风止痛；黄芪补气固表、利水退肿；桂枝发汗解肌，温经通脉，助阳化气，散寒止痛。全方卓具益气健脾、温阳利水的功效，主治皮水为病，四肢肿，水气在皮肤中，四肢聂聂动者。

小青龙汤出自《伤寒论》，方中麻黄、桂枝发汗散寒以解表邪，且麻黄又能宣发肺气而平喘咳，桂枝化气行水以利里饮之化。干姜、细辛温肺化饮，兼助麻、桂解表祛邪。五味子敛肺止咳、芍药和养营血，二药与辛散之品相配，一散一收，既可增强止咳平喘之功，又可制约诸药辛散温燥太过之弊；半夏燥湿化痰，和胃降逆，炙甘草既可益气和中，又能调和辛散酸收之品。诸药相合，散中有收，开中有合，主治外感风寒，寒饮内停之证，使风寒解，水饮去，宣降复，则诸症自平。

荆防败毒散解出自《摄生众妙方》，方中荆芥、防风，羌活、独活辛温发散，发汗解表，开泄皮毛，使风寒之邪随汗而解；柴胡、枳壳、桔梗疏肝和胃，调畅气机；川芎行血和营；茯苓化痰渗湿，甘草调和药性。合而为方，对于外感风寒湿邪，意在疏解在表之寒湿，调和营卫之功效。

五、利水渗湿剂

适用于水湿内停而见蓄水，水肿，癃闭，淋浊，泄泻等病。其代表方剂有五苓散、猪苓汤等，具有通利小便，渗湿消肿的功效。

五苓散出自《伤寒论》，方中猪苓、茯苓、泽泻淡渗利湿，白术健脾燥湿，桂枝解表化气。五药相配，使水行气化，表解脾健，对于阳不化气，水湿内停所致的证候，具有温阳化气，利湿行水的功效。五苓散加茵陈，名茵陈五苓散，出自《金匮要略》，功能清热退黄，利水渗湿；茵陈五苓散去辛温的桂枝，名茵陈四苓散，主治湿热黄疸，专擅利湿退黄。胃苓汤出自《证治准绳》，亦即五苓散和平胃散的合方，又称胃苓散，出自《丹溪心法》。全方借平胃散运脾燥湿，行气和胃，合五苓散利水渗湿，温阳化气，标本兼顾，主治脾胃伤冷，水谷不分之腹痛、泄泻诸症，有祛湿和胃，行气利水的功效。

猪苓汤出自《伤寒论》，方中猪苓取其归肾、膀胱两经，专以淡渗利水；泽泻、茯苓之甘淡，助猪苓利水渗湿之力，且泽泻性寒兼可泄热，茯苓尚可健脾以助运湿，滑石之甘寒，利水，清热两彰其功；阿胶滋阴润燥，既益已伤之阴，又防诸药渗利过重，耗伤阴血。全方利水渗湿为主，清热养阴为辅，体现了利水而不伤阴，滋阴而不碍湿的配伍特点。水湿去，邪热清，阴津复，诸症自除。

五皮饮出自《中藏经》，方中茯苓皮甘淡性平，专行皮肤水湿，以奏健脾渗湿，利水消肿之功。大腹皮行气消胀，利水消肿；陈皮理气和胃，醒脾化湿。生姜皮散皮间水气以消肿，桑白皮肃降肺气以通调水道，令"肺气清肃，则水自下趋"（《成方便读》），俱为佐药。本方利水与行气同用，有气行湿化之功；健脾与肃肺并行，开水湿下行之路。五药皆用其皮，借"以皮行皮"而除肌腠皮间水气。利水渗湿，功专力宏。《麻科活人全书》所载之五皮饮，以五加皮易桑白皮，主治相近，惟稍兼通经络祛风湿之力。《太平惠民和剂局方》所载之五皮散，较本方多五加皮、地骨皮，少桑白皮、陈皮，其行气之力不及本方。五子五

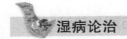

皮饮出自《重订通俗伤寒论》，为五皮饮加车前子、苏子、莱菔子、葶苈子和白芥子。用赤小豆、鲜茅根煎水煮药。功专利水渗湿，降气平喘。

疏凿饮子出自《重订严氏济生方》，方中商陆泻下逐水，通利二便；泽泻、赤小豆、椒目、木通、茯苓皮利水渗湿，消退水肿；槟榔、大腹皮行气导滞，使气畅水行；羌活、秦艽、生姜疏风发表，开泄腠理，使表之水湿从肌肤而泄。诸药合用，适用于水湿壅盛，泛溢表里所致的阳水实证，有攻里疏表，内消外散的功效，犹如疏江凿河，分消泛溢之水势，故取"疏凿"之名。

六、祛风胜湿剂

适用于风湿在表证而见头痛身重，或风湿侵袭痹阻经络所致的腰膝顽麻痛痹等病，其代表方剂有代表方：羌活胜湿汤、独活寄生汤、蠲痹汤等，具有祛风胜湿，疏通经络的功效。

羌活胜湿汤出自《太平惠民和剂局方》，方中羌活、独活二者皆为辛苦温燥之品，其辛散祛风，味苦燥湿，性温散寒，故皆可祛风除湿、通利关节。其中羌活善祛上部风湿，独活善祛下部风湿，两药相合，能散一身上下之风湿，通利关节而止痹痛。防风、藁本，入太阳经，祛风胜湿，且善止头痛。川芎活血行气，祛风止痛；蔓荆子祛风止痛。以甘草调和诸药。适用于风湿在表的头身重痛，腰脊疼痛，以及风寒湿邪阻闭经络，引起的颈项臂痛，举动困难，手足麻木等症，具有祛风、除湿、止痛的功效。

独活寄生汤出自《备急千金要方》，方中用独活、桑寄生祛风除湿，养血和营，活络通痹；牛膝、杜仲、熟地黄补益肝肾，强壮筋骨；川芎、当归、芍药补血活血；人参、茯苓、甘草益气扶脾，使气血旺盛，有助于祛除风湿；细辛以搜风治风痹，肉桂祛寒止痛，秦艽、防风祛周身风寒湿邪。各药合用，是为标本兼顾，扶正祛邪之剂。适用于肝肾不足，气血两亏，风寒湿三气着于筋骨的痹证，为常用有效的方剂。

蠲痹汤出自《杨氏家藏方》。卫气虚则不用，故用黄芪以益卫；营血虚则不仁，故用当归以养营；黄芪得防风而御风固表；防风、羌活，风药也，用之所以胜湿；羌活驱散风邪，得当归不至燥血；姜黄能攻痹血，得芍药足以和肝；芍药合姜黄，活其湿伤之血；复用甘草调之，取其味平也。全方益气养血，祛风除湿，活血和营，适用于营卫之气不荣，令人痹而不仁之肉痹。

桂枝芍药知母汤出自《金匮要略》，方中麻黄开发腠理，透邪风，散寒湿；桂枝祛风散寒，通阳气，行血脉；防风辛甘微温，祛风胜湿，止骨节疼痛，缓筋脉挛急；炮附子温经散寒，除湿解痛；白术健运脾土，运化肌腠水湿；芍药养血和血，缓急止痛；知母养阴清热，并能防辛温药燥化太过；生姜、甘草和胃降逆止呕。另外，芍药与白术又可制约麻黄、桂枝发汗太过，使其方成微汗除湿之剂。全方熔汗、温、清、利、补之法为一炉，相辅相成，可达祛风除湿不伤阴、温经散寒不助热、滋阴养血不恋邪的功效，适用于风湿热痹。

白虎加桂枝汤出自《金匮要略》，方中生石膏取其辛甘大寒，以制阳明气分内盛之热；知母性苦寒而质润，既可润燥以滋阴，又可助石膏清肺胃之热；甘草、粳米既能益胃生津，又可防止大寒伤中之偏，四药合而为白虎汤，具清热生津之功，可清在里之邪热，加桂枝解在外之寒邪，里热表寒得解则温疟可愈，亦可用于风湿热痹。白虎加苍术汤出自《类证活人书》，加祛风散寒，燥湿健脾的苍术，功能清热祛湿，主治湿温病，亦可用于风湿热痹。

宣痹汤出自《温病条辨》，方中以防己为主药，祛经络之湿，而通痹止痛；配伍杏仁开宣肺气、通调水道，助水湿下行；滑石利湿清热，赤小豆，薏苡淡渗利湿，引湿热从小便而解，使湿行热去；半夏、蚕沙和胃化浊，制湿于中，蚕沙尚能祛风除湿、行痹止痛；薏苡仁还有行痹止痛之功；合用姜黄、海桐皮宣络止痛，助主药除痹之功；更用山栀、连翘泻火、清热解毒，助解骨节热炽烦痛。合而为方，功专清热利湿，宣痹通络，适用于湿热痹证。

乌头汤出自《金匮要略》，方中乌头味辛苦，性热，有毒，其力猛气锐，内达外散，能升能降，通经络，利关节，其温经散寒，除湿止痛，凡凝寒痼冷皆能开之通之；麻黄辛微苦而温，其性轻扬上达，善开肺郁、散风寒、疏腠理、透毛窍，宣散透表，以祛寒湿。二者配伍，同气相求，药力专宏，外能宣表通阳达邪，内可透发凝结之寒邪，外攘内安，痹痛自无。芍药宣痹行血，并配甘草以缓急止痛；黄芪益气固卫，助麻黄、乌头温经止痛，亦制麻黄过散之性；白蜜甘缓，以解乌头之毒。诸药相伍，具有温经散寒，除湿宣痹之功效。使寒湿去而阳气宣通，关节疼痛解除而屈伸自如。

薏苡仁汤出自《类证治裁》，方中薏苡仁、苍术健脾渗湿；苍术相配防风、羌活、独活祛风胜湿；川乌、草乌、麻黄、桂枝、生姜温经散寒，除湿止痛，通络搜风；当归、川芎辛散温通，养血活血兼以行气，有"治风先治血，血行风自灭"之意；甘草健脾和中。对于风寒湿痹，有祛风除湿，散寒通络的功效。

七、祛湿化浊剂

适用于湿浊不化的白浊、带下、湿疹等病。湿浊，或称腐败污秽之气，多形容病人的排泄物、分泌物等，因湿性重浊黏腻，每于病位停留滞着，阻碍阳气的运行。其代表方剂有代表方：萆薢分清饮、完带汤、萆薢渗湿汤等，具有祛湿化浊的功效。

萆薢分清饮出自《丹溪心法》，方中萆薢味辛微苦善于利湿，分清化浊，是治白浊之要药。益智仁与乌药均味辛而性温，前者温肾阳，缩小便；后者温肾祛寒，暖膀胱以助气化；石菖蒲芳香化浊，分利小便。甘草、食盐少许，取其咸入肾经，直达病所之意。诸药合用，适用于肾气不足，下焦虚寒，湿浊下注，肾失固摄所致的淋浊，共奏温暖下元，分清化浊之功效。

完带汤出自《傅青主女科》，方中重用白术、山药，意在补脾祛湿，使脾气健运，湿浊得消；山药并有固肾止带之功。人参补中益气，以助白术、山药补脾之力；苍术燥湿运脾，

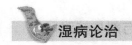

以增祛湿化浊之力；白芍柔肝理脾，使肝木条达而脾土自强；车前子利湿清热，令湿浊从小便分利。佐以陈皮之理气燥湿，既可使补药补而不滞，又可行气以化湿；柴胡、芥穗之辛散，得白术则升发脾胃清阳，配白芍则疏肝解郁。使以甘草调药和中。诸药相配，主治脾虚肝郁，湿浊下注之带下，使脾气健旺，肝气条达，清阳得升，湿浊得化，则带下自止。

易黄汤出自《傅青主女科》，方中重用炒山药、炒芡实补脾益肾，固涩止带；白果收涩止带，兼除湿热；用少量黄柏苦寒入肾，清热燥湿；车前子甘寒，清热利湿。诸药合用，重在补涩，辅以清利，使肾虚得复，热清湿祛，则带下自愈。

萆薢渗湿汤出自《疡科心得集》，方中萆薢利水祛湿，分清化浊；黄柏清热利湿，解毒疗疮；泽泻渗湿泄热；薏苡仁利水渗湿，赤茯苓分利湿热，滑石利水通泄；牡丹皮清热凉血，活血化瘀，清膀胱湿热，泻肾经相火，共同辅助萆薢使下焦湿热从小便排出；通草清热滑窍，通利小便，使湿热随小便而出。诸药合用，适用于湿热下注所致的臁疮，下肢丹毒，湿疹诸症，共奏导湿下行，利水清热之功效。

八、清暑化湿剂

适用于暑湿证。夏季暑邪夹湿，外伤肌表，内伤脾胃而见身热，心烦口渴，小便不利，霍乱吐泻，舌苔白腻。其代表方剂有六一散、新加香薷饮、桂苓甘露散等，具有祛暑化湿的功效。

六一散出自《伤寒直格》，方中滑石，其性甘淡寒滑，能通利脏腑之热涩结，渗利三焦之湿热，最清暑邪，善利小便；甘草，甘平，清热和中。二药合用，由滑石六份加甘草一份，两种药药量之比为六比一，故名六一散。功能清暑利湿，导热滑窍，适用于感受暑湿所致的发热、身倦、口渴、泄泻、小便黄少；外用可治痱子。益元散为六一散加镇心安神的朱砂，主治暑湿伤人而心烦甚者；碧玉散为六一散加清泄肝火的青黛，主治暑湿伤人而发热甚者；鸡苏散为六一散加辛凉清疏的薄荷，主治暑湿伤人而湿热熏蒸、头目昏眩者。

桂苓甘露饮出自《医学启源》，方中滑石清解暑热，利水渗湿；生石膏、寒水石清暑解热；猪苓、茯苓、泽泻以利水祛湿；白术健脾而运化水湿；官桂助下焦气化，使湿从下焦而出；甘草益气调药，清利而不伤正气。常用于治疗中暑、霍乱吐泻属暑湿者，具有清暑泄热，化气利湿的功效。

香薷散出自《太平惠民和剂局方》，方中香薷辛温芳香，可解表除寒，祛暑化湿，是夏月解表之要药；厚朴行气除满，内化湿滞；白扁豆健脾和中，祛湿消暑。加入少许酒同煎，意在增强散寒通经之力。主治夏月乘凉饮冷，外感风寒，内伤暑湿所致的阴暑证，功在祛暑解表，化湿和中。新加香薷饮出自《温病条辨》，亦即香薷饮加性味甘寒，气味芳香的金银花，性味寒凉，清热解毒的连翘，扁豆易补脾和胃，化湿消暑的扁豆花。适用于暑温兼湿感寒者，有祛暑解表，清热化湿的功效。

九、祛湿类常用药对

（一）健脾化湿药对

1. **人参配黄芪**　人参味甘、微苦，性微温。气雄体润，升多于降；具有补气固脱，健脾益肺，宁心益智，养血生津的功效。主治大病、久病、失血、脱液所致元气欲脱，神疲脉微；脾气不足之食少倦怠，呕吐泄泻；肺气虚弱之气短喘促，咳嗽无力；心气虚衰之失眠多梦，惊悸健忘，体虚多汗；津亏之口渴，消渴；血虚之萎黄，眩晕；肾虚阳痿，尿频，气虚外感。《长沙药解》对仲景应用人参作出精辟的分析，谓"人参补中气，中气健运，则升降复其原职，清浊归其本位，上下之呕泄皆止，心腹之痞胀俱消。仲景理中汤、丸，用之以消痞痛而止呕泄，握其中枢以运四旁也。大建中汤、大半夏汤、黄连汤诸方，皆用之治痞痛呕痢之证，全是建立中气，以转升降之机"。

黄芪味甘，性微温。功能益气固表，敛汗固脱，利水消肿，托疮生肌。适用于气虚乏力，中气下陷，久泻脱肛，便血崩漏；表虚自汗，血虚萎黄，内热消渴，痈疽难溃，久溃不敛等症。《本草正》强调黄芪"因其味轻，故专于气分而达表，所以能补元阳，充腠理，治劳伤，长肌肉。气虚而难汗者可发，表疏而多汗者可止。……其所以治泻痢带浊者，以气固而陷自除也，故曰陷者举之"。仲景以防己黄芪汤治疗脾虚失运，水湿停聚而致的肢体面目浮肿，小便不利，取黄芪功能利水消肿。

人参黄芪合为药对，《本草蒙筌》谓"参芪甘温，俱能补虚。证属虚损，堪并建功"。两药相合，共奏补气生津，健脾益肺，养血宁心，固表敛汗，利水消肿，适用于治疗元气不足，脾肺虚弱，咳喘气促，面肢浮肿，消渴津亏，体虚多汗，惊悸健忘，久泻久痢，崩漏带下，小便频数，白浊等症。临床常用的补中益气汤、参芪建中汤、参芪地黄丸等，均有人参黄芪相伍药对。

2. **党参配白术**　党参味甘，性平。能补中益气，和胃生津，祛痰止咳。其主要功效是补气。最宜用于平素倦怠乏力，精神不振，语音低沉，自觉气短，稍动即喘促的肺气虚弱者。党参侧重于脾胃气虚，四肢无力，食欲不振，大便稀溏，也宜使用党参。《本草正义》认为"党参力能补脾益胃，润肺生津，健运中气，本与人参不甚相远。其尤为可贵者，则健脾运而不燥，滋胃阴而不润，润肺而不犯寒凉，养血而不偏滋腻，鼓舞清阳，振动中气，而无刚燥之弊"。

白术味甘苦，性温。能健脾益气，燥湿利水，止汗，安胎。用于脾虚食少，腹胀泄泻，痰饮眩悸，水肿，自汗，胎动不安。白术健脾去湿，为后天培补脾肺的圣药。其可升可降，阳中阴也；有汗能止，无汗能发。除湿消食，益气强阴，尤利腰脐之气。原是利肾中之湿也。肾不湿则腰不痛、便不溏，湿去而腰痛便溏自愈。《本草通玄》谓"白术，补脾胃之药，更无出其右者。土旺则能健运，故不能食者，食停滞者，有痞积者，皆用之。土旺则清气善升，而精微上奉，浊气善降，而糟粕下输，故吐泻者，不可阙也。……张元素谓其生津止渴者，湿去而气得周流，而津液生矣。谓其消痰者，脾无虚则痰自不生也"。四君子汤，必多加白术所以补气也；五苓散，必用白术所以利水也；理中汤，必用白术所以祛寒也。

党参白术合为药对，熔甘苦温为一炉，能燥能补，力能益气补中，健脾化湿，适用于脾肺气虚，湿浊不化而致的神倦乏力，胸闷气短，腹胀腹满，大便溏泄，纳谷不香，小便不利等症。临床常用党参与白术、茯苓、炙甘草配伍，这就是益气健脾化湿的著名方剂四君子汤。

3. 白术配茯苓　白术味甘、苦，性温。益肺补虚，健脾去湿，为后天培补脾肺之佳品。《衷中参西录》指出"白术，善健脾胃消痰水，止泄泻。治脾虚作胀，脾湿作渴，脾弱四肢运动无力，甚或作痛"。

茯苓味甘、淡，性平。能健脾和胃，利水渗湿，宁心安神。用于小便不利，水肿胀满，痰饮眩悸，脾虚食少，便溏泄泻，心神不安，惊悸失眠，咳逆，呕逆，恶阻，泄泻，遗精，淋浊，健忘等症。《本草正》强调"茯苓，能利窍祛湿，利窍则开心益智，导浊生津；祛湿则逐水燥脾，补中健胃，祛惊痫，厚肠脏，治痰之本，助药之降。以其味有微甘，故曰补阳"。

白术茯苓合为药对，苦温燥湿与淡渗利湿并施，功能健脾益胃，化饮祛湿，适用于脾胃气虚，饮邪不化而致的胸胁支满，水肿胀满，晕眩，心悸，短气，小便不利等症。仲景创拟的苓桂术甘汤主治中阳不足，水饮停于中焦所致的胸胁支满，目眩心悸，短气而咳；真武汤治疗脾肾阳虚，水湿内停所致的畏寒肢厥，小便不利，心下悸动不宁，头目眩晕等，方中均有对药白术茯苓，取其温阳化饮，健脾利湿。

4. 山药配扁豆　山药味甘，性平。能补脾养胃，生津益肺，补肾涩精，清热解毒。主治脾虚食少浮肿，久泻不止，肺虚喘咳，肾虚遗精，带下，尿频，虚热消渴等症。山药是一味缓和滋补强壮要药，补而不腻，香而不燥，滋阴又能利湿，润滑又能收涩。因其能健脾益胃宽肠而利小便，故对脾虚腹泻效果好。《本草求真》说山药"色白入肺，味甘入脾，气虽温而却平，为补脾肺之阴，是以能润皮毛，长肌肉，不似黄芪性温能补肺阳，白术苦燥能补脾阳也。……然性虽阴而滞不甚，故能渗湿以止泄泻"。

扁豆味甘，性平。功能健脾和中，消暑化湿。适用于暑湿吐泻，脾虚呕逆，食少久泄，水停消渴，烦渴胸闷，赤白带下，小儿疳积等症。《本草求真》"扁豆如何补脾？盖缘脾喜甘。扁豆得味之甘，故能于脾而有益也；脾得香而能舒，扁豆禀气芬芳，故能于脾而克舒也；脾苦湿而喜燥，扁豆得性之温，故能于脾而克燥也。脾土既实，则水道自通，三焦不混，而太阴暑湿之邪，自尔克消，安能复藏于脾，而有渴、泻之病乎。但多食壅滞，不可不知"。临床治疗暑湿病，《太平惠民和剂局方》载香薷饮以祛暑化湿，六和汤以清热透表，解暑化湿，都离不开扁豆。

山药扁豆合为药对，性平而不温、不燥、不腻，功能平补脾胃，兼以益肺，运脾化湿，适用于脾肺气虚，水湿不化而致的饮食减少，久泻便溏，消渴烦闷，脾虚带下，暑湿吐泻，小儿疳积等症。临床治疗脾虚湿困泄泻的参苓白术丸，即以对药山药扁豆等配合开提肺气之品组成。

5. 芡实配莲肉 芡实味甘、涩，性平。功能补脾止泄，固肾涩精，适用于大便泄泻，白浊，遗精，带下，小便不禁等症。论及芡实的补益而兼收敛作用，《本草求真》说得好，"芡实如何补脾？以其味甘之故；芡实如何固肾？以其味涩之故。惟其味甘补脾，故能利湿，而使泄泻腹痛可治；惟其味涩固肾，故能闭气，而使遗、带、小便不禁皆愈。功与山药相似，然山药之阴，本有过于芡实，而芡实之涩，更有甚于山药"。

莲肉味甘、涩，性平。功能补脾止泻，益肾涩精，养心安神。适用于脾虚久泻，久痢，肾虚遗精，小便不禁，带下，心悸失眠。《玉楸药解》谓莲肉"甘平，甚益脾胃。而固涩之性，最宜清泄之家，遗精、便溏，极有良效"。《重庆堂随笔》则说"炒用止痢，蒸用补脾，生用清心，摄肾不去皮，其皮又补脾阴"。

芡实莲肉合为药对，二者均为甘平收涩之品，养心健脾，涩肠止泻，相辅相成，功专力宏，常用于治疗脾肾两虚之久泻久痢，带下清稀，小便频数，白浊；或心肾不交之遗精，早泄，遗尿等症。《永类铃方》的四精丸，《万氏家抄方》的秋石四精丸均以芡实莲肉为伍。

6. 炒薏苡仁配扁豆 炒薏苡仁味甘、淡，性微寒。功能健脾渗湿，除痹止泻，适用于脾虚腹泻，肌肉酸重，关节疼痛，水肿，脚气，白带，肺痈，肠痈等。《本草新编》说"薏苡仁最善利水，不至损耗真阴之气，凡湿盛在下身者，最宜用之，视病之轻重，准用药之多寡，则阴阳不伤，而湿病易去。故凡遇水湿之症，用薏苡仁一、二两为君，而佐之健脾去湿之味，未有不速于奏效者也，倘薄其气味之平和而轻用之，无益也"。足见薏苡仁为健脾祛湿之要药。

扁豆味甘而性平，具有健脾，和中，益气，化湿，消暑的功效。《药品化义》言"扁豆，微甘平而不甜，气清香而不窜，性温和而色微黄，与脾性最合。主治霍乱呕吐，肠鸣泄泻……为和中益气佳品"。

炒薏苡仁扁豆合为药对，前者甘淡微寒，后者甘淡性平，甘能补中，淡能渗湿，合而为用，能健脾气以去湿浊，利水湿而消肿胀，适用于脾虚湿盛之腹胀腹泻，纳呆，水肿，脚气，白浊，白带等症。临床治疗脾虚湿困泄泻的参苓白术丸，即以对药炒薏苡仁扁豆等配合开提肺气之品组成。

7. 赤小豆配粳米 赤小豆味甘、酸，性平。功能利水消肿退黄，清热解毒排脓。常用于水肿胀满，脚气浮肿，黄疸尿赤，风湿热痹，淋病，癣疹，痈肿疮毒，肠痈腹痛等。《本草纲目》认为"治水者惟知治水，而不知补胃，则失之壅滞。赤小豆消水通气而健脾胃，乃其药也"。《本草经疏》还说"凡水肿，胀满，泄泻，皆湿气伤脾所致。小豆健脾燥湿，

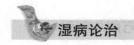

故主下水肿胀满，止泄，利小便也"。

粳米味甘，性平。能补气健脾，除烦渴，止泻痢。常用于脾胃气虚，食少纳呆，倦怠乏力，心烦口渴，泄泻下利等。《随息居饮食谱》谓其能"益血，填髓，充饥，补虚疗膈"。《本草衍义》说粳米"平和五脏，补益胃气"。历代医家总把米粥疗法视为进食补养的第一妙诀。

赤小豆粳米合为药对，二者均为药食两用之品，大有补气以养血，健脾以和胃，祛湿以消肿的功用，适用于脾胃虚弱所致的倦怠乏力，食少纳呆，泄泻下利，水肿，脚气等症。《太平圣惠方》有赤小豆散一方，即以赤小豆粳米药对配合瓜蒂等治疗急黄身如金色。

（二）燥湿和胃药对

1. 陈皮配半夏　陈皮味辛、苦，性温。能利气降逆，调中开胃，燥湿化痰。常用于脾胃气滞湿阻，胸膈满闷，脘腹胀痛，不思饮食，呕吐哕逆，二便不利；肺气阻滞，咳嗽痰多。亦治乳痈初起。《本草纲目》谓陈皮"苦能泻能燥，辛能散，温能和。其治百病，总是取其理气燥湿之功，同补药则补，同泻药则泻，同升药则升，同降药则降。……但随所配而补泻升降也"。

半夏味辛，性温，有毒。能燥湿化痰，降逆止呕，消痞散结。适用于咳喘多痰，呕吐反胃，胸脘痞满，头痛眩晕，夜寐不安；生用外治痈肿痰核等。《本草纲目》指出"脾无留湿不生痰，故脾为生痰之源，肺为贮痰之器。半夏能主痰饮及腹胀者，为其体滑而味辛性温也，涎滑能润，辛温能散亦能润，故行湿而通大便，利窍而泄小便，所谓辛走气能化液，辛以润之是也"。

陈皮半夏合为药对，两味均为辛温之品，辛能开泄散逆，温能燥化痰湿，共为药对，力专和中理气，燥湿化痰，适用于脾胃气滞，痰湿阻滞所致的痞满，腹胀，纳呆，胸膈满闷，呕吐泄泻，咳喘多痰，二便不利等症。主治脾虚痰湿的二陈汤即以陈皮半夏药对为主，而化湿和胃的藿香正气散，理气化痰的温胆汤，消食化滞的保和丸等，都含有陈皮半夏药对。

2. 苍术配厚朴　苍术味辛、苦，性温。能燥湿健脾，祛风湿，明目，适用于湿困脾胃，倦怠嗜卧，胸痞腹胀，呕吐腹泻，纳呆，痰饮，湿肿；表证夹湿，头身重痛，痹证湿胜，痿蹙，夜盲等。《本草纲目》谓"苍术治湿，上、中、下皆有可用。又能总解诸郁，痰、火、湿、食、气、血六郁，皆因传化失常，不得升降，病在中焦，故药必兼升降，将欲升之，必先降之，将欲降之，必先升之，故苍术为足阳明经药，气味辛烈，强胃健脾……疏泄阳明之湿"。

厚朴味辛、苦，性温。能行气消积，燥湿除满，降逆平喘，适用于食积气滞，腹胀便秘，湿滞中焦，脘痞吐泻，痰壅气逆，胸满喘咳等。《药品化义》说"厚朴，性味辛温，能散去寒湿之邪，带苦，能降泄肠胃之湿。因脾胃恶湿，以此燥之，专平胃气，主泻中焦壅滞，故用治痞满嗳气，吞酸嘈杂呕吐"。

苍术厚朴合为药对，两味均为苦辛性温之品，功在燥湿健脾，行气和胃。合而为用，以燥化为补，正如《本草衍义补遗》所说"厚朴，气药之温而能散，泻胃中之湿也，而平胃散用之，佐以苍术，正为上焦之湿，平胃土不使之太过而复其平，以致于和而已，非谓温补脾胃"。

3. 苍术配白术　苍术味辛苦而性温。能燥湿健脾，祛风除湿。《珍珠囊》称其"诸肿湿非此不能除，能健胃安脾"。《本草纲目》用其"治湿痰留饮，或挟瘀血成窠囊，及脾湿下流，浊沥带下，滑泻肠风"。

白术味甘苦而性温。能健脾益气，燥湿利水，止汗，安胎。《医学启源》称白术"除湿益燥，和中益气。其用有九：温中一也；去脾胃中湿二也；除胃热三也；强脾胃，进饮食四也；和胃，生津液五也；主肌热六也；治四肢困倦，目不欲开，怠惰嗜卧，不思饮食七也；止渴八也；安胎九也"。足见白术的用途十分广泛。

苍术白术合为药对，即为《丹溪心法》的二术丸。两药同用，苍术善行，走而不守；白术善补，守而不走，一补一泻，补泻兼施，共奏健脾益气除湿之功。《本草通玄》的用药心得是"苍术，宽中发汗，其功胜于白术；补中除湿，其力不及白术。大抵卑监之土，宜与白术以培之；敦阜之土，宜与苍术以平之"。

4. 木香配砂仁　木香味辛、苦，性温。能行气止痛，调中导滞，适用于胸胁胀满，脘腹胀痛，呕吐腹泻，痢疾后重等。《本草求真》论木香以理中焦之气为要，"木香，下气宽中，为三焦气分要药。然三焦则又以中为要，故凡脾胃虚寒凝滞，而见吐泻停食，肝虚寒入，而见气郁气逆，服此辛香味苦，则能下气而宽中矣。中宽则上下皆通，是以号为三焦宣滞要剂"。

砂仁味辛，性温。能化湿开胃，行气宽中，温脾止泻，安胎，适用于湿阻气滞，脘腹胀满，纳呆，恶心呕吐，腹痛泄泻，妊娠恶阻，胎动不安等。《玉楸药解》谓"凡水肿胀满，痰饮咳嗽，噎膈泄利，霍乱转筋，胎坠肛脱，谷宿水停，泄秽吞酸诸证，皆升降反常，清陷浊逆故也。泄之则益损其虚，补之则益增其满，清之则滋其下寒，温之则生其上热。惟以养中之味，而加和中之品，调其滞气……和中之品，莫妙如砂仁，冲和调达，不伤正气，调理脾胃之上品也"。

木香砂仁合为药对，两药均为辛温之品，其辛能散，能润；温能和畅调达，相合为用，大有行气宽中，化湿和胃之功。破滞气，消宿食的香砂枳术丸，治脾气虚寒，腹痛腹泻，呕吐的香砂理中汤均包含木香砂仁药对。

5. 枳壳配厚朴　枳壳味苦、酸，性微寒。能理气宽胸，行滞消积，适用于胸膈痞满，胁肋胀疼，食积不化，脘腹胀满，下痢后重，脱肛等。《本草汇言》认为"大抵枳壳之性，专于平气，气平则痰喘止，气平则痞胀消，气平则刺痛安，气平则后重除"。《医学启源》则说枳壳"治胸中痞塞……其用有四：破心下坚痞，一也；利胸中气，二也；化痰，三也；

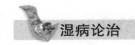

消食，四也"。

厚朴味辛苦而性温，力能燥湿行气。《本草汇言》强调"凡气滞于中，郁而不散，食积于胃，羁而不行，或湿郁积而不去，湿痰聚而不清，用厚朴之温可以燥湿，辛可以清痰，苦可以下气也"。

枳壳厚朴合为药对，苦酸微寒与辛苦而温同炉，功在中焦脾胃，调节升降，平衡纳运，令气机顺达，则湿有所除，滞有所化，痞满、泻痢、胸膈胁肋胀满自归消散。

6. 槟榔配腹皮　槟榔味苦、辛，性温。能消积，下气，行水，截疟，驱虫，适用于脘腹胀痛，泻痢后重，水肿，食滞，脚气，虫积，疟疾等。《本草经疏》指出"水谷不能以时消化，羁留而成痰癖，或湿热停久则变生诸虫，此药（指槟榔）辛能散结破滞，苦能下泄杀虫，……宣利五脏六腑壅滞，破胸中气，下水肿，治心痛积聚，……皆取其辛温走散，破气坠积，能下肠胃有形之物耳"。

腹皮味辛，性微温。能下气宽中，行水消肿，适用于胸腹胀闷，水肿，脚气，小便不利等。《本草汇言》认为大腹皮"主一切冷热之气上攻心腹，消上下水肿之气四体虚浮，下大肠壅滞之气二便不利，开关格痰饮之气阻塞不通，能疏通下泄为畅达脏腑之利剂"。

槟榔腹皮合为药对，《本经逢原》说"槟榔性沉重，泄有形之积滞；腹皮性轻浮，散无形之滞气"。两药相辅相成，行气利水消胀，功专力宏，适用于气结水湿诸症。《圣惠方》以槟榔腹皮药对加行气利水药治疗脚气，肿满腹胀，大小便秘涩；《证治准绳》治疗脚气肿满，小便不利的大腹皮散亦含有槟榔腹皮药对。

7. 香附配苏梗　香附味辛、甘、微苦，性平。能理气解郁，调经止痛，安胎，适用于胁肋胀疼，脘腹痞满疼痛，嗳气吞酸，呕恶，乳房胀痛，月经不调，经行腹痛，崩漏带下，胎动不安等。《医林纂要》称"香附，能解忧思悲怒惊恐之郁结，破气血痰湿寒热之郁积，去痞满，消肿胀，止吐泻，攻食积，疗脚气，治痈疽，止吐衄肠血，调妇人经血，凡血气不调之病"。

苏梗味辛，性温。能理气宽中，和血，安胎，适用于脾胃气滞，脘腹痞满，水肿脚气，胎气不和，咯血吐血等。《药品化义》谓"苏梗，能使郁滞上下宣行，凡顺气诸品惟此纯良"。《得配本草》用其"疏肝，利肺，理气，和血，解郁，止痛，定嗽，安胎"。

香附苏梗合为药对，一入肝经血分，一入胃经气分，肝胃同治，气血兼顾，适用于肝胃不和，气滞湿阻而致的脘腹胁肋胀疼，痞满，嗳气，呕恶等症，有疏肝和胃，行气解郁，化湿调中的功效。

8. 香附配砂仁　香附味辛甘微苦而性平，是一味气血并治，肝胃同疗的良药。《滇南本草》谓其"调血中之气，开郁气而调诸气，宽中消食，止呕吐，和中养胃，进食"。《本草再新》称其"降气舒气，宣阳散邪，除寒凉积滞，开胃化痰，兼利水通经"。

砂仁味辛而性温，其辛香而窜，温而不烈，利而不削，和而不争，卓具温脾和胃，行气化湿的功效。《本草汇言》谓"砂仁，温中和气之药也。若上焦之气梗逆而不下，下焦之气抑遏而不上，中焦之气凝聚而不舒，用砂仁治之，奏效最捷"。

香附砂仁合为药对，两者均为辛香温燥之品，一入肝经而疏肝理气，一入胃经而和胃化湿，合而为用，疏肝和胃，行气化湿，适用于肝气郁结，胃失和降，脾失健运，寒湿内生所致的泄利，脘痞，食积冷痛等症。

9. 砂仁配白蔻　砂仁味辛而性温，是温脾和胃，行气化湿的佳品。《本草经疏》言砂仁"气味辛温而芬芳，香气入脾，辛能润肾，故为开脾胃之要药，和中气之正品，若兼肾虚，气不归元，非此为向导不济"。

白蔻味辛，性温。能化湿行气，温中止呕，开胃消食，适用于湿阻气滞，脾胃不和，脘腹胀满，不思饮食，湿温初起，胸闷不饥，胃寒呕吐，食积不消等。《药义明辨》谓白豆蔻"益上焦而通三焦，凡因寒而滞其气者，固宜于此味之温散"。《医学启源》称"其用有五：肺经本药，一也；散胸中滞气，二也；（治）感寒腹痛，三也；温暖脾胃，四也；赤眼暴发，白睛红者，五也"。

砂仁白蔻合为药对，前者香窜而气浊，功专于中下二焦；白蔻芳香而气清，功专于中上二焦。相伍为用，宣通上中下三焦之气机，以开胸顺气，行气止痛，芳香化浊，醒脾开胃，和中消食，适用于脾胃虚寒，湿浊内蕴，纳呆食少，胸闷不适，脘腹胀痛，反胃，吐逆等症。

10. 玫瑰花配厚朴花　玫瑰花味甘、微苦，性温。功能理气解郁，和血调经，适用于肝气郁结，胸膈满闷，脘肋胀痛，乳房作胀，月经不调，痢疾、泄泻，带下跌打损伤，臃肿等。《本草正义》谓玫瑰花"香气最浓，清而不浊，和而不猛，柔肝醒脾，流气活血，宣通窒滞而绝无辛温刚燥之弊，推断气分药之中，最有捷效而最为驯良者，芳香诸品，殆无其匹"。

厚朴花味辛、微苦，性温。功能行气宽中，开郁化湿，适用于肝胃气滞，胸脘胀闷，食欲不振，纳谷不香，感冒咳嗽等。《饮片新参》言厚朴花能"宽中理气。治胸闷，化脾胃湿浊"。《四川中药志》谓其功在"宽胸理膈，降逆理气"。

玫瑰花厚朴花合为药对，两者均为香气浓郁之品，卓具生发之性。相伍为用，前者入于血分，后者入于气分，气血双调，能疏肝和胃，理气和血，化浊醒脾，适用于肝胃气血不和之证。

（三）清热祛湿药对

1. 黄连配黄芩　黄连味苦，性寒。功能清热泻火，燥湿，解毒，适用于热病邪入心经之高热、烦躁、谵妄或热盛迫血妄行之吐衄，湿热胸痞、泄泻、痢疾，心火亢盛之心烦失眠，胃热呕吐，或消谷善饥，肝火目赤肿痛，以及热毒疔疮，牙龈肿痛，口舌生疮，湿疹等。《本草正义》言"黄连大苦大寒，苦燥湿，寒胜热，能泄一切有余之湿火……上以清风

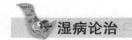

火之目病，中以平肝胃之呕吐，下以通腹痛之滞下，皆燥湿清热之效也"。

黄芩味苦，性寒。能清热泻火，燥湿解毒，止血，安胎，适用于热病高热神昏，肺热咳嗽，肝火头痛，目赤肿痛，湿热黄疸，泻痢，热淋，吐衄，崩漏，胎热不安，痈疽疔疮等。《本草汇言》认为"黄芩，气清而清上，味重而降下，此剂味虽苦，而有泄下之理，体质枯飘，而有上升之情，故善能治三焦之火也"。

黄连黄芩合为药对，两者均为苦寒之品，善清热泻火，燥湿解毒。《本草述钩元》辩说"芩与连虽俱治湿热，而黄芩治由热而化湿者，黄连则治由湿而化热者"。对于湿热实火诸症，《本草正义》认为两者"相辅而行，且味苦直降而气轻清，故能彻上彻下，内而五脏六腑，外而肌肉皮毛，凡气血痰郁之实火，内外女妇诸科之湿聚热结病证，无不治之"。仲景治伤寒邪热入于阳明而成的热痢；治上热下寒，寒热格拒而成的食入呕吐，其创拟的葛根黄芩黄连汤和干姜黄连黄芩汤，方中均含有黄连黄芩药对。

2. 黄连配木香　黄连性味苦寒，善清热燥湿泻火，为治痢佳品。《本草纲目》称"黄连为治痢之最，……苦能燥湿，寒能胜热，使气宣平而已"。

木香性味辛苦而温，为三焦气分要药。《药品化义》谓木香"香能通气，和合五脏，为调气要药，以此治痞闷噯气，水肿、腹胀、痢疾、脚气，皆调滞散气之功"。

黄连木香合为药对，前者苦寒，后者辛温，辛苦寒热并用，辛温能散，苦寒能泄，寒热同施，升降相济，共奏调气行滞，厚肠止泻、止痢之功效。治疗湿热痢疾的著名方剂《太平惠民和剂局方》的香连丸、《素问病机气宜保命集》的芍药汤均含有黄连配木香药对。

3. 黄连配吴萸　黄连性味苦寒，乃清热燥湿泻火之良药。《本草汇言》认为"邪热有余，黄连为必用也。……呕逆恶心，吞吐酸苦，乃脾之邪热也；胁肋弦气，心下痞满，乃肝脾之邪热也；……均属火热内甚，阳盛阴衰之证，非此不治"。

吴萸味辛、苦，性热。能散寒止痛，舒肝下气，温中燥湿，适用于脘腹冷痛，呕吐吞酸，寒湿泄泻，厥阴头痛，疝痛，痛经，脚气肿痛等。《得配本草》谓吴萸"疏肝燥脾，温中下气，开郁化滞，除阴湿，逐风寒，治一切厥气上逆"。《本草纲目》说，吴萸"辛热，能散能温，苦热，能燥能坚，故其所治之证，皆取其散寒温中，燥湿解郁之功而以"。

黄连吴萸合为药对，一以苦寒，寒能清热，苦可胜湿，泻肝火而燥湿邪；一以辛苦大热，疏解肝郁，温中降逆，合方共成清热祛湿，疏肝和中之剂，适用于肝郁化火的胁肋胀疼，呕吐吞酸等症。相伍为用，即为《丹溪心法》的左金丸。《太平惠民和剂局方》治疗寒热错杂，下利腹痛的戊己丸，亦含有黄连吴萸药对。

4. 黄连配干姜　黄连性味苦寒，清热燥湿，泻火解毒，功专而力宏。《医学启源》用其"泻心火，除脾胃中湿热，治烦躁恶心，郁热在中焦，兀兀欲吐，心下痞满"。《本草通玄》概括黄连的功用为"泻心火而除痞满，疗痢疾而止腹痛，清肝胆而明目，祛湿热而理疮疡，利水道而厚肠胃"。

干姜味辛，性热。能温中散寒，回阳通脉，温肺化饮，适用于脘腹冷痛，呕吐，泄泻，亡阳厥逆，寒饮咳喘，寒湿痹痛等。《本草经百种录》称"凡味厚之药主守，气厚之药主散。干姜气味俱厚，故散而能守。夫散不全散，守不全守，则旋转于筋络脏腑之间，驱寒除湿，和血通气，所以必然矣"。

黄连干姜合为药对，前者苦寒，后者辛热，寒热同炉，苦辛并施，具有辛开苦泄，清热化湿之功效，适用于寒热夹杂，或湿热蕴结之证候。若偏热者，则多用黄连，少佐干姜；偏寒者，则多用干姜，少佐黄连；湿热显著者，则黄连干姜各半。仲景创拟的半夏泻心汤，干姜泻心汤，干姜黄芩黄连人参汤无不包含黄连干姜药对。

5. 黄芩配半夏 黄芩味苦而性寒，是临床常用的清热燥湿药。《本草经疏》说得好，"黄芩，其性清肃，所以除邪，味苦所以燥湿，阴寒所以胜热，故主诸热。诸热者邪热与湿热也。黄疸肠澼泄痢，皆湿热胜之病也，折其本，则诸病自瘳矣"。

半夏味辛而性温，其功用是多方面的，正如《本草汇言》所说半夏"入杂病方，治心下痞坚，胸胀饮积；或泄泻肿满，肠鸣喘嗽；或霍乱呕吐，疟痢瘴气，是皆脾胃寒湿之证；……或心烦闷乱，眩运动摇；或痰厥头痛，时吐冷涎；或痰包心络，终夜不寐，是皆脾胃郁痰之证，半夏并能治之。观其辛温善散，辛能理气开郁，温能攻表和中，所以风、寒、暑、湿四气相搏，郁滞不清，非半夏不能和，七情、六郁、九气所为，结塞于中，非半夏不能散"。

黄芩半夏合为药对，辛温与苦寒相配，对于寒热互结于中，脾胃升降失调所致的心下痞满，或呕吐、下利者；或痰热互结，气机不畅所致的胸脘痞满，按之则痛者，具有清热散寒，化痰和中的效果。仲景创拟的大、小柴胡汤，生姜泻心汤均含有黄芩半夏药对。

6. 苍术配黄柏 苍术味辛苦而性温，其最显著的功用为祛湿，既能祛在表之湿，又能祛脾胃之湿，尚能祛经络之湿。《本草纲目》说"苍术治湿，上、中、下皆有可用"。《药品化义》则说"苍术，味辛主散，性温而燥，燥可祛湿，专入脾胃。……统治三部之湿。若湿在上焦，易生湿痰，以此燥湿行痰；湿在中焦，滞气作泻，以此宽中健脾；湿在下部，足膝痿软，以此同黄柏治痿，能令足膝有力"。

黄柏味苦，性寒。能清热燥湿，泻火解毒，适用于湿热痢疾，泄泻、黄疸、梦遗、淋浊、带下，骨蒸劳热，痿躄，以及口舌生疮，目赤肿痛，痈疽疮毒，皮肤湿疹等。《重庆堂随笔》认为"凡下部不坚之病多矣，如茎痿、遗浊、带漏、痿躄、便血、泻痢诸证。……盖下焦多湿，始因阴虚火盛而湿渐化热，继而湿热阻夫气化，反耗肾精，遂成不坚之病，皆黄柏之专司也"。

苍术黄柏合为药对，苍术辛苦而温，其性燥烈，一则健脾助运以治生湿之本，一则芳化苦燥以除湿阻之标；黄柏苦寒清热燥湿，二者互制其苦寒或温燥之性，以防败胃伤津之虞。《丹溪心法》的二妙丸即为此药对，《医学正传》的三妙丸，《成方便读》的四妙丸均含有

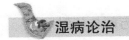

苍术黄柏药对。

7. **半夏配竹茹** 半夏味辛而性温，能散逆气，和胃降逆而止呕，为治呕吐之要药。《本草纲目》有"半夏之辛以散逆气，以除烦呕"的记载，《本草图经》说半夏"主胃冷呕哕，方药之最要"。

竹茹味甘，性微寒。能清热化痰，除烦止呕，安胎凉血，适用于肺热咳嗽，烦热惊悸，胃热呕吐，妊娠恶阻，胎动不安，吐血，衄血，尿血，崩漏等。《药品化义》指出"竹茹，轻可去湿，凉能去热，苦能降下，专清热痰，为宁神开郁佳品。主治胃热噎膈，胃虚干呕，热呃咳逆，痰热恶心，酒伤呕吐，痰涎酸水，惊悸怔忡，心烦躁乱，睡卧不宁，此皆胆胃热痰之症，悉能奏效"。

半夏竹茹合为药对，前者性温偏热，善化湿痰而止呕，兼能消痞除满；竹茹性偏于凉，长于而止呕。相伍为用，一热一寒，相反相成，共成健脾燥湿，清热和胃止呕之剂。《卫生易简方》有治胃口有热，呕吐，虚烦不安一方，即以此药对加人参。

8. **茵陈配栀子** 茵陈味微苦、微辛，性微寒。能清利湿热，退黄，适用于黄疸，小便不利，湿疮瘙痒等。《本草正义》谓"茵陈，味淡利水，乃治脾、胃二家湿热之专药。湿疸、酒疸，身黄溲赤如酱，皆胃土蕴湿积热之证，古今皆以此物为主，其效甚速。荡涤肠胃，外达皮毛，非此不可。盖行水最捷，故凡下焦湿热瘙痒，及足胫浮肿，湿疮流水，并皆治之"。

栀子味苦，性寒。能泻火除烦，清热利湿，凉血解毒，适用于热病心烦，湿热黄疸、淋证，肝火目赤，吐血衄血，血痢尿血，口舌生疮，疮痈肿毒等。《本草思辨录》称"栀子，苦寒涤热，而所涤为瘀郁之热。黄疸之瘀热在表，其本在胃，栀子入胃涤热下行，更以走表利便之茵陈辅之，则瘀消热解而疸以愈"。

茵陈栀子合为药对，两者均为寒凉之味，清热祛湿，利胆泻火，功专力宏，适用于肝胆郁滞，湿热不化的黄疸，胁肋疼痛，脘胁胀满，心烦口苦等症。仲景治疗通身发热，小便不利，热结黄疸的茵陈蒿汤，《伤寒活人指掌图》治疗大便自利而灰的茵陈栀子黄连汤等，均含有茵陈栀子药对。

9. **浙贝母配海螵蛸** 浙贝母味苦，性寒。能清热化痰，降气止咳，散结消肿，适用于风热或痰热咳嗽，肺痈吐脓，瘰疬瘿瘤，疮痈肿毒等。《本草正义》强调浙贝母"味苦而性寒，然含有辛散之气，故能除热，能泄降，又能散结……仲景则治寒实结胸，而后人主郁气痰核等证，则辛散苦泄，开结散郁也"。近代临床常用其制酸，治疗溃疡性口腔炎、消化道溃疡等。

海螵蛸味咸、涩，性温。功能收敛止血，固精止带，制酸止痛，收湿敛疮，适用于诸多血证，肾虚遗精滑精，赤白带下，胃痛嘈杂，嗳气泛酸，湿疹溃疡等。《本草经疏》称其"温而燥湿"，《得配本草》用其"通血脉，祛寒湿"，《现代实用中药》言其"为制酸药，对胃酸过多、溃疡病有效"。

浙贝母海螵蛸合为药对，一者性味苦寒，一者咸涩性温，寒温相配相互制约，相合为用，共成清热祛湿，和胃制酸的功效，适用于脾胃湿热，胃痛，痞满，消谷善饥，嘈杂吞酸等症。

（四）温化寒湿药对

1. 干姜配附片　干姜味辛而性热，是一味温中散寒，和胃除湿的药食两用之品。《本草求真》就仲景应用干姜的经验指出，"干姜，大热无毒守而不走，凡胃中虚冷，元阳欲绝，合附子同投，则能回阳立效，故书有附子无姜不热之句，仲景四逆、白通、姜附汤皆用之"。

附片味辛、甘，性热。能回阳救逆，补火助阳，散寒除湿，适用于亡阳欲脱，肢冷脉微，阳痿宫冷，心腹冷痛，虚寒吐泻久痢，阴寒水肿，风寒湿痹，阴疽疮疡等。《衷中参西录》言附子"味辛，性大热。为补助元阳之主药，其力能升能降，能内达能外散，凡凝寒痼冷之结于脏腑、着于筋骨、痹于经络血脉者，皆能开之，通之。而温通之中，又大具收敛之力，故治汗多亡阳，肠冷泄泻，下焦阳虚阴走，精寒自遗，论者谓善补命门相火"。

干姜附片合为药对，两味均为味辛性热之品，前者功在暖脾胃而散寒，回阳通脉以救逆；后者为通行十二经脉纯阳之品，外通于皮毛而除表寒，里达于下焦而温痼冷，彻里彻外，诸脏各腑之寒湿，无可不治。相伍为用，回阳救逆，温暖脾肾，散寒化湿，常用于命火式微，脾肾阳虚，寒湿不化之证。

2. 草果配乌药　草果味辛，性温。能燥湿温中，祛痰截疟，适用于脘腹冷痛，恶心呕吐，胸膈痞满，泄泻，下利，疟疾等。《本草汇言》在论草果主治寒湿证时指出，其"气味香辛而热，香能达脾，辛能破滞，热能散寒与湿，故凡湿郁于中，胸满腹胀；湿积于脾，吐酸吐酸；湿聚于胃，呕吐恶心；湿蒸于内，黄疸黄汗，是皆湿邪之为病也。又有避暑受凉而为脾寒瘴疟；或中寒感寒而为腹痛吐利；或食瓜桃鱼腥生冷而为冷积泄泻，是皆寒与湿之为病也。用草果并能治之"。

乌药味辛，性温。能行气止痛，温肾散寒，适用于胸肋满闷，脘腹胀痛，寒疝疼痛，痛经及产后腹痛，尿频，遗尿等。《本草要略》认为"乌药，味辛而薄，性轻热而散，气胜于味也，用于风药，则能疏风；用于胀满，则能降气；用于气沮，则能发沮；且发寒气，又治腹痛；乃疏气散寒之剂"。

草果乌药合为药对，两味均为辛开温通之品前者长于行气，燥湿温中；后者既走气分，又理血分。合而为用，适用于脾胃寒湿之证，有温中除湿，散寒止痛，利气消胀的功效。

3. 高良姜配香附　高良姜味辛，性热。能温中散寒，理气止痛，适用于脘腹冷痛，反胃呕吐，嗳气等。《本草汇言》称"高良姜，祛寒湿，温脾胃之药也。若老人脾肾虚寒，泄泻自利；妇人心胃暴痛，因气怒、因寒痰者，此药辛热纯阳，除一切沉寒痼冷，功与桂、附同等"。

香附味辛甘微苦而性平，功专疏肝和胃，行气开郁。《本草纲目》盛赞其功，言"香附之气，平而不寒，香而能窜，其味多辛能散，微苦能降，微甘能和，……乃气病之总司，女科之主帅也"。

高良姜香附合为药对，即为《良方集腋》的良附丸。前者入于胃经而温胃散寒，和中化湿；后者入于肝胃二经，疏肝和胃，行气开郁，相伍为用，相得益彰，共奏温中散寒，行气除湿的功效，适用于寒凝气滞，或寒湿凝滞之证。

4. 木香配草蔻　木香味辛苦而性温，其辛散温行，行气散结，消痞，除胀，从而有止痛的功效。《本草汇言》认为"凡上而雾露清邪，中而水谷寒痰，下而水湿淤留，为痛为胀为结为滞之证，无不宣通"。

草蔻味辛，性温。能温中燥湿，行气健脾，适用于寒湿阻滞脾胃之脘腹冷痛，痞满作胀，呕吐，泄泻，食谷不化，痰饮，脚气，口臭等。《本草求真》在辨析草豆蔻、肉豆蔻和草果性能主治的异同时指出，"草豆蔻（草蔻），辛热香散，功与肉豆蔻相似，但此辛热燥湿除寒，性兼有涩，不似肉豆蔻涩性居多，能止大肠滑脱不休也。又功与草果相同，但此止逐风寒客在胃口之上，症见当心疼痛，不似草果辛热浮散，专治瘴疠寒疟也。故凡湿郁成病，而见胃脘作痛，服之最为有效"。

木香草蔻合为药对，辛苦温同归一炉，其辛能开能散，苦能降能泄，温能燥能行，能扫寒湿郁滞于乌有，适用于寒湿阻滞脾胃的脘腹冷痛，呕吐泻痢等症。

5. 肉豆蔻配炮姜　肉豆蔻味辛、微苦，性温。能温中涩肠，行气消食，适用于虚泻，冷痢，脘腹胀痛，食少呕吐，宿食不化等。《本草正》强调"肉豆蔻能固大肠，肠既固则元气不走，脾气自建，故曰理脾胃虚冷，而实非能补虚也"。《本草经疏》说其"辛味能散能消，温气能和中通畅。其气芬芳，香气先入脾，脾主消化，温和而辛香，故开胃，胃喜暖故也。故为理脾开胃、消宿食、止泄泻之要药"。

炮姜味苦、辛，性温。能温中止泻，温经止血，适用于虚寒性脘腹疼痛，呕吐，泄泻，下利，吐血，便血，崩漏等。《得配本草》认为"炮姜守而不走，燥脾谓之寒湿，除脐腹之寒痞，暖心气，温肝经，能去恶生新，使阳生阴长，故吐衄下血有阴无阳者宜之"。

肉豆蔻炮姜合为药对，前者温中涩肠而止泻，后者散寒除湿而止泻，合而为用，相辅相成，对于脾胃虚寒，或寒湿凝滞的泻痢，共成温脾散寒除湿之效。《卫生家宝》治脾胃虚滑，泄泻不止，下痢赤白的肉豆蔻散；《济生方》治肠胃虚寒心腹冷痛，泄泻不止的火轮散，均含有肉豆蔻炮姜药对。

6. 补骨脂配肉豆蔻　补骨脂味苦、辛，性温。能补肾助阳，纳气平喘，温脾止泻，适用于肾阳不足，下元虚冷，腰膝冷痛，阳痿遗精，尿频，遗尿；肾不纳气，虚喘不止，脾肾两虚，大便久泻等。《本草经疏》说"补骨脂，能暖水脏，阴中生阳，壮火益土之要药也。

其主五劳七伤，盖缘伤劳之病，多起于脾肾两虚，以其能暖水脏，补火以生土，则肾中真阳之气得补而上升，则能腐熟水谷，蒸糟粕而化精微，脾气散精上归于肺，以荣养乎五脏，故主五脏之劳、七情之伤所生病"。脾肾足，则寒湿除。

肉豆蔻味辛微苦而性温，是一味温暖脾胃，燥湿止泻的常用药物。《本草正义》在论及肉豆蔻与草果的功效异同时，说"肉豆蔻，除寒燥湿，解结行气，专理脾胃，颇与草果相近，则辛温之功效本同，惟涩味较甚，并能固及大肠之滑脱，四神丸中有之。温脾即以温肾，是为中下两焦之药，与草果之专主中焦者微别"。

补骨脂肉豆蔻合为药对，即为《本事方》的二神丸，两药性味均为辛苦而温，一以补肾助阳为主，兼能温脾；一以温理脾胃为主，尚可化湿涩肠。合而为用，补肾阳，温下元，而除下焦阴寒，温脾阳，助运化，而化湿止泄，适用于脾肾阳虚，寒湿不化的证候。《内科摘要》的四神丸亦含有补骨脂肉豆蔻药对。

7. 干姜配厚朴　干姜是一味味辛性热，温中散寒，和胃除湿的药食两用之品。《长沙药解》称其"燥湿温中，行郁降浊"。《本草便读》就仲景应用干姜的经验指出，"干姜，辛热性燥，不如生姜之散表而热燥过之。入脾胃逐寒燥湿，是其所长。与肺肾药同用，亦能入肺肾，观小青龙汤之治饮邪咳嗽，肾着汤治寒湿腰痛可知"。

厚朴力能燥湿除满，行气降逆。《药品化义》言"厚朴，性味辛温，能散去寒湿之邪带苦，能降泄肠胃之实。因脾胃恶湿，以此燥之，专平胃气，主泻中焦壅滞，故用治痞满嗳气，吞酸嘈杂呕吐"。

干姜厚朴合为药对，前者专于温中逐寒以化湿，后者长于燥湿行气以化湿，合而为用，功能温中散寒，行气止痛，燥湿止泻，适用于寒湿泻痢诸症。《续易简方》治冷滑下利不禁虚羸者的朴附汤，《苏沈良方》治胃虚泄泻，老人脏泄的健脾散均含有干姜厚朴药对。

（五）淡渗利湿药对

1. 滑石配甘草　滑石味甘、淡，性寒。能利水通淋，清热解暑，收湿敛疮，适用于膀胱湿热，小便不利，尿淋涩痛，水肿，暑热烦渴，泄泻，湿疹等。《本草经疏》谓"滑石，滑以利窍，通壅滞，下垢腻。甘以和胃气，寒以散积热，甘寒滑利，以合其用，是为祛暑散热，利水除湿，消积滞利下窍之要药。……湿热解则胃气和而津液自生，下窍利则诸壅自泄也"。

甘草味甘，性平。能益气补中，缓急止痛，润肺止咳，泻火解毒，调和诸药，适用于倦怠食少，肌瘦面黄，心悸气短，腹痛便溏，四肢挛急疼痛，脏躁，咳嗽气喘，咽喉肿痛，痈疮肿毒及食物中毒等。《药性微蕴》称"阳不足者补之以甘，甘温能除大热，故生用则气平，补脾胃不足，而大泻心火。炙之则气温，补三焦元气而散表寒，除邪热，去咽痛，缓正气，养阴血。……其性能缓急而又能协和诸药，使之不争，故热药得之缓其热，寒药得之缓其寒，寒热相杂者用之得其平"。

滑石甘草合为药对，亦即《黄帝素问宣明论方》的六一散，又名益元散。前者质体滑腻，故可利窍。上能清水源，下可通水道，荡涤六腑之邪热，从小便而出；甘草泻火解毒，缓和药性。以甘草之甘缓，制滑石之寒滑；又以滑石之寒滑，制甘草之甘滞。合而为用，清泄暑热，渗湿利水，通利膀胱，而使湿热之邪从下渗泄。碧玉散，鸡苏散均含有滑石甘草药对。

2. 猪苓配泽泻　猪苓味甘、淡，性平。功能利水渗湿，适用于小便不利，水肿胀满，泄泻，淋浊，带下等。《药品化义》谓"猪苓味淡，淡主于渗入脾以通水道，用治水泻湿泻，通淋除湿，消水肿，疗黄疸，独此为最捷"。

泽泻味甘、淡，性寒。功能利水渗湿，泄热通淋，适用于小便不利，热淋涩痛，水肿胀满，泄泻，痰饮眩晕，遗精等。《本草纲目》指出"泽泻气平，味甘而淡，淡能渗泄，气味俱薄，所以利水而泄下。脾胃有湿热，则头重而目昏耳鸣。泽泻渗去其湿，则热亦随去，而土气得令，清气上行，天气明爽，故泽泻有养五脏，益气力，治头眩聪明耳目之功"。

猪苓泽泻合为药对，《本草汇言》分析说，"泽泻有固肾治水之功，然与猪苓又有不同者。盖猪苓利水，能分泄表间之邪；泽泻利水，能宣通内脏之湿"。两者均为甘淡之品，利水渗湿，其功益彰，适用于湿热为患的水肿胀满，下肢浮肿，小便不利等症。仲景创拟逐内外水饮的五苓散，育阴利水的猪苓汤均含有猪苓泽泻药对。

3. 茯苓配防己　茯苓味甘淡而性平，是一味健脾渗湿，利水消肿药。《用药心法》说"茯苓，淡能利窍，甘以助阳，除湿之圣药也。味甘平补阳，益脾逐湿。湿淫所胜，小便不利，淡味渗泄，阳也。治水缓脾，生津导气"。

防己味苦、辛，性寒。功能利水消肿，祛风止痛，适用于水肿，小便不利，风湿痹痛，脚气肿痛，疥癣疮肿等。《本草求真》论道"防己，辛苦大寒，性险而健，善走下行，长于除湿通窍利道，能泻下焦血分湿热，乃疗风水要药。故凡水湿喘嗽，……脚气，水肿，风肿，痈肿，恶疮及湿热流入十二经，以致二阴不通者，皆可用此调治"。

茯苓防己合为药对，前者甘淡而平，重在运脾祛湿；后者苦辛性寒，泄利通窍，合而为用，一补一泻，补泻同施，共成健脾祛湿，利尿消肿的功效，适用于脾虚湿盛，水湿不化的证候。仲景治疗皮水病，四肢肿，水气在皮肤中，四肢聂动者的防己茯苓汤中含有茯苓防己药对。

4. 六一散配灯心草　六一散又名益元散，出自《黄帝素问宣明论方》，为清暑利湿，导热滑窍之剂，是为感受暑湿之邪，湿热郁结于里，三焦气化失常而设。

灯心草味甘、淡，性微寒。功能利水通淋，清心降火，适用于淋病，水肿，小便不利，湿热黄疸，心烦不寐，口疮等。《药品化义》强调灯心草"气味俱轻，轻者上浮，专入心肺；性味俱淡，淡能利窍，使上部郁热下行从小便而出。……轻可去实，淡主于肾，惟此能导心肺之热，自上顺下，通调水道，下输膀胱，其力独胜"。

六一散灯心草合为药对，前者清泄心火以消水，能使上焦郁热下行，由小便而出；后者开窍利湿，降上中下三焦之湿热。相伍为用，清热泻火，渗湿利尿功力更为增强，适用于湿热壅积不化之淋病，黄疸，水肿等症。

5. 冬瓜皮配茯苓皮　冬瓜皮味甘，性微寒。能清热利水，消肿，适用于水肿，小便不利，泄泻等。《药性切用》谓其"行皮间水湿，善消肤肿"，《本草害利》言其"益脾，以皮行皮，故通二便，泻热毒，止消渴"。

茯苓皮味甘、淡，性平。能利水消肿，适用于水湿肿满，小便不利等。《药性切用》称其"专走皮肤，行水气，治肤肿效"。《中国医学大辞典》说"茯苓皮行水而不耗气，胜似大腹皮"。

冬瓜皮茯苓皮合为药对，二味均为甘淡之品，相伍为用，同气相求，相互促进，通利二便，利水消肿，功力更为宏厚，适用于湿气水肿，小便不利等症。

6. 通草配玉米须　通草味甘、淡，性微寒。能清热利水，通乳，适用于淋病涩痛，小便不利，水肿，黄疸，湿温病，小便短赤，产后乳汁不足等。《本草正义》在辨析通草与木通的功用时指出，"通草无气无味，以淡用事，故能通行经络，清热利水，性与木通相似，但无其苦，则泄降之力缓而无峻厉之弊，虽能通利，不甚伤阴。湿热之不甚者宜之"。临床每用于湿热内蕴，或水湿停滞的轻证。

玉米须味甘、淡，性平。能利尿消肿，清肝利胆，适用于水肿小便淋沥，黄疸，胆囊炎，胆石症，糖尿病等。临床常与健脾渗湿，或清热利湿药等配伍，治疗水肿，湿热淋病；和清肝利胆药相伍，而使肝胆湿热从小便排出。

通草玉米须合为药对，两者均为甘淡之品，前者偏于清热利水，后者重在淡渗利湿。相伍为用，虽能通利泄降，而不伤阴分，清热利湿，利尿消肿，其功益彰，适用于肝胆脾胃湿热证候。

（六）利水通淋药对

1　石韦配茅根　石韦味甘、苦，性寒。能利水通淋，清肺化痰，凉血止血，适用于水肿，淋病，小便不利，痰热咳嗽，咯血，吐血，崩漏，及外伤出血等。《本草从新》称石韦"清肺金以资化源，通膀胱而利水道"，《本草求原》则说石韦"苦寒滑利，故治劳力伤津之热气，癃闭不通之邪热，利小便水道"。

茅根味甘，性寒。能利尿通淋，清热生津，破血凉血，适用于小便淋沥涩痛，水肿，黄疸，血热出血，热病烦渴，胃热呕逆，肺热喘咳等。《本草正义》认为"白茅根，泻火降逆其效甚捷，故又主胃火哕逆呕吐，肺热气逆喘满。且甘寒多脂液，虽降逆而异于苦燥，则又止渴生津，……又能直趋下焦，通淋闭而治溲血下血，……又通利小水，泄热结之水肿，导瘀热之黄疸，皆甘寒通泄之实效"。

石韦茅根合为药对，两药均为甘寒之品，同入肺胃二经，均有清肺热以资化源，通膀胱

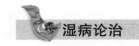

而利水道的作用。合而为方，同气相求，共奏清热利水通淋的功效，适用于水肿，淋病，以及热病血证等。

2. 萆薢配石莲子　萆薢味苦，性平。能利湿浊，祛风湿，适用于膏淋，白浊，带下，疮疡，湿疹，风湿痹痛等。《药品化义》言"萆薢，性味淡薄，长于渗湿，带苦亦能降下，主治风寒湿痹，男子白浊茎中作痛，女人白带，病由胃中浊气下流所致，以此入胃驱湿，其症自愈"。

石莲子味甘、涩、微苦，性寒。能清湿热，开胃进食，清心宁神，涩精止遗，适用于噤口痢，呕吐不食，心烦失眠，遗精，尿浊，带下等。《药品化义》赞其"尚能清养心肺，下能收摄肾水，心肾不交用为良剂"。《先醒斋医学广笔记》等用其治噤口痢湿热内盛，脾胃两伤，胃失和降，呕恶不纳等。

萆薢石莲子合为药对，甘涩微苦而寒，其甘能缓，涩能敛，微苦能降，性寒能清，相伍为用，其治有二：一为入脾胃而清热祛湿，益脾和胃，主治湿热泻痢；一为入肾膀胱，摄敛肾水，通淋化浊，主治遗精，膏淋，白浊等。

3. 瞿麦配萹蓄　瞿麦味苦，性寒。能利小便，清湿热，活血通经，适用于小便不通，热淋，血淋，石淋，闭经，疮痈肿毒，湿疮瘙痒等。《本草正义》谓"瞿麦，其性阴寒，泄降利水，除导湿退热外，无他用"。《本草正义》称其"性滑利，能通小便，降阴火，除五淋，利血脉。凡下焦湿热疼痛诸病皆可用之"。

萹蓄味苦，性微寒。能利水通淋，杀虫止痒淋证，适用于小便不利，黄疸，带下，泻痢，蛔虫病等，以及湿疮，疥癣。《本草正义》言"萹蓄，其性直遂下行……凡属湿热壅闭为患……此药推而下流，使淋者止，闭者通，疸黄者散，疮疥者净"。

瞿麦萹蓄合为药对，前者苦寒沉降，破血通经，善利小肠而导热下行，以治茎中疼痛；萆薢苦降下行，功专利水，清利膀胱湿热，治小便混浊。相伍为用，相辅相成，共成清热利水通淋的功效，适用于湿热淋浊，小便不利，热淋涩痛等。《太平惠民和剂局方》的八正散方中含有瞿麦萹蓄药对。

4. 木通配车前子　木通味苦，性寒。能清热利尿，活血通脉适用于小便短赤，淋浊，水肿，胸中烦热，咽喉疼痛，口舌生疮，风湿痹痛，乳汁不通，经闭，痛经等。《本草纲目》言"木通，尚能通心清肺，治头痛，利九窍，下能泄湿热，利小便，通大肠，治遍身拘痛"。常与车前子配用，可增强其清热利尿通淋的作用。

车前子味甘、淡，性寒。能清热利尿，渗湿止泻，明目，祛痰，适用于小便不利，淋浊带下，水肿胀满，暑湿泻痢，痰热喘咳等。《药品化义》强调"车前子，主下降，味淡入脾，渗热下行。主治痰泻、热泻，胸膈烦热，周身湿痹。水道利则清浊分，脾斯健矣"。

木通车前子合为药对，前者为苦寒之味，入于气分，兼能理血，上可清心火，下可利水道；后者甘淡性寒，专入气分，功专降泄。合为药对，相互促进，大有清热泻火，利尿消肿的功效，适用于水肿胀满，淋浊带下，小便不利等属下焦湿热者。《症因脉治》载有车前木通汤一方，主治淋证，水肿；《太平惠民和剂局方》的八正散等方中，均含有木通车前子药对。

5. 葶苈子配椒目　葶苈子味辛、甘，性寒。能泄肺降气，祛痰平喘，利水消肿，泄热逐邪，适用于痰涎壅肺之咳喘痰多，水肿，胸腹积水，小便不利等。《本草正义》说"葶苈子苦降辛散，其性寒凉，故能破滞开结，定逆止喘，利水消肿"。对于肺气壅滞，气化不行，而水饮停留之水肿，小便不利，葶苈子有泻肺行水，通利二便之功。

椒目味苦、辛，性温。能利水消肿，祛痰平喘，适用于水肿胀满，哮喘等。《本草纲目》指出"椒目下达，能行渗道，不行谷道，所以能下水燥湿，定喘消胀也"。用于水肿胀满，小便不利，椒目专行水道，利水消肿之力颇佳。

葶苈子椒目合为药对，一者甘寒，泄热逐邪，降气化饮；一者苦温，专利水道，祛痰平喘。相伍为用，寒温相配，相反相成，相得益彰，共入肺经而降泄肺气，通利水道，适用于肺气壅塞，水饮停聚的水肿喘满诸症。《金匮要略》载有己椒苈黄汤一方，主治水饮停留，走于肠道，漉漉有声，腹满便秘等，方中含有葶苈子椒目药对。

6. 海金沙配金钱草　海金沙味甘、淡，性寒。能利水通淋，清热解毒，适用于水湿肿满，湿热泻痢，湿热黄疸，热淋，血淋，沙淋，白浊，女子带下，衄血等。《本草纲目》谓其"治湿热肿满，小便热淋、膏淋、血淋、石淋茎痛。解热毒气"。诸般湿热证候，无论是水湿肿满，还是诸淋，海金沙总能清利下焦湿热，利水通淋。

金钱草味甘、微苦，性凉。能利水通淋，清热解毒，散瘀消肿，适用于热淋，湿热黄疸，跌打损伤，以及肝、胆及泌尿系结石等。临床表明，金钱草对于肝、胆及泌尿系结石有清利肝胆，清利下焦湿热，通淋排石的效果。

海金沙金钱草合为药对，两者均为寒凉之味，既能清肝胆湿热，又能清肾、膀胱湿热，相伍为用，清热利尿，通淋排石，功力雄厚，适用于肝、胆及泌尿系结石等。

7. 冬葵子配琥珀　冬葵子味甘，性寒。能利水通淋，滑肠通便，下乳，适用于淋病，水肿，大便不通，乳汁不行等。《本草纲目》认为冬葵子"气味俱薄，淡滑为阳，故能利窍通乳，消肿滑胎也"。临床常因其甘寒性滑，善利小便，而用于水肿和诸淋等。

琥珀味甘，性平。功能利水通淋，散瘀止血，镇静安神，适用于血淋尿血，惊悸失眠，惊风癫痫，血滞闭经，产后淤滞腹痛，癥瘕积聚，目生障翳等。《本草衍义补遗》说"琥珀属阳，今古方用为利小便，以燥脾土有功，脾能运化，肺气下降，故小便可通"。通淋尚可止血。

冬葵子琥珀合为药对，两者均为甘淡之品，前者专入气分，行气利尿通窍；后者既入气分，利水通淋，又入血分，散瘀止血。相伍为用，气血相兼，以通利为要，共奏利水通淋，行气散瘀的功效，而用于湿热伤及气血而致的水肿，诸淋。

（七）祛风胜湿药对

1. 羌活配独活　羌活味辛、苦，性温。能散表寒，祛风湿，利关节，止痛，适用于外感风寒，头痛无汗，风寒湿痹，风水浮肿，疮疡肿毒等。《本草汇言》说"羌活，苦辛之剂。功能条达肢体，通畅血脉，攻彻邪风，发散风寒风湿。……盖其体轻而不重，气清而不浊，味辛而能散，性行而不止，故上行于头，下行于足，遍达肢体，以清气分之邪也"。

独活味辛、苦，性微温。能祛风胜湿，散寒止痛，适用于风寒湿痹，腰膝疼痛，头痛齿痛等。《本草正义》言"独活气味雄烈，芳香四溢，功能宣通百脉，调和经络，通筋骨而利机关，凡寒湿邪之痹于肌肉，著于关节者，非利用此气雄味烈之味，不能直达于经脉骨节之间，故为风痹痿软诸大证必不可少之药"。

羌活独活合为药对，两者均为性味辛苦温药，前者走上焦，长于祛风寒，能直上巅顶，横行肢臂；独活行下焦，长于祛风湿，能通行血脉，疏导腰膝，下行腿足。相伍为用，一上一下，上下兼顾，共成祛风散寒除湿之剂，可用之于风寒湿痹。《症因脉治》治疗外感少阴头痛的独活细辛汤，《衷中参西录》治疗中风抽掣的逐风汤，《摄生众妙方》治疗外感风寒湿邪的荆防败毒散，方中均含有羌活独活药对。

2. 海风藤配威灵仙　海风藤味辛、苦，性微温。能祛风湿，通经络，理气，止痛，适用于风寒湿痹，肢节疼痛，筋脉拘挛，脘腹冷痛，水肿等。临床报道，海风藤常用于风寒湿痹，有祛风胜湿，通经活络，舒筋止痛的功用。

威灵仙味辛、咸，微苦，性温。能祛风除湿，通络止痛，适用于风湿痹痛，肢体麻木，筋脉拘挛，屈伸不利，脚气肿痛，并治痰饮等。《药品化义》称威灵仙"主治风湿痰壅滞经络中，致成痛风走注，骨节疼痛，或肿或麻木。风胜者患在上，湿胜者患在下，二者郁遏日久化为血热，血热为本而痰则为标矣。以此疏通经络，则血滞痰阻无不立豁"。

海风藤威灵仙合为药对，前者偏重于祛风散寒除湿，疏通经络；后者侧重于祛风散寒除湿，尚能化痰通络。相伍为用，有协同之功，适用于风寒湿痰阻滞经络的痹病，卓具祛风散寒，除湿化痰，通络止痛的功效。

3. 麻黄配桂枝　麻黄味辛、微苦，性温。能发汗解表，宣肺平喘，利水消肿，适用于风寒表实，恶寒发热，无汗，头痛身痛；邪壅于肺，肺气不宣，咳嗽气喘；风水肿满，小便不利；风湿痹痛，肌肤不仁，以及风疹瘙痒，阴疽痰核等。《本草正义》概括其功效说"麻黄质轻而空疏，气味俱薄，虽曰性温，然淡泊殊甚，故轻清上升，专走气分。凡风寒温热之邪，自外而来，初在气分者，无不治之"。麻黄对于湿病的治疗，无论湿在表，在肺，在经络，还是挟风、挟痰，都可以配合其他药物处方医治。

桂枝味辛、甘，性温。能散寒解表，温经通脉，通阳化气，适用于风寒表证，寒湿痹痛，四肢厥逆，经闭痛经，癥瘕结块，胸痹，心悸，痰饮，小便不利等。《本草求真》言"桂枝，其体轻，其味辛，其色赤，有升无降，故能入肺而利气，入膀胱化气而利水，且能横行于臂，调和营卫，治痛风胁风，止烦出汗，驱风散邪，为解肌第一要药"。

麻黄桂枝合为药对，为《伤寒论》辛温解表重剂麻黄汤的主要组成部分。方中麻黄开玄腑行卫气，桂枝解肌表和营气，且能温通经脉。相伍为用，辛温宣泄，功力更为雄厚，无论是外感风寒，还是寒湿痹痛，痰饮咳喘，水湿肿满，均为不可多得的药对。

4. 制川乌配白芍　制川乌味辛、苦，性热，有大毒。能祛风除湿，温经，散寒止痛，适用于风寒湿痹，关节疼痛，半身不遂，头风头痛，心腹冷痛寒疝作痛跌打瘀痛，阴疽肿毒等。《本草思辨录》以一语概括其功用，"乌头治风，亦惟阳虚而挟寒挟湿者宜之"。对于寒湿盛而致的头痛，痹证，胸痹，痛经等，尤为适用。

白芍味苦、酸，性微寒。能养血和营，缓急止痛，敛阴平肝，适用于月经不调，经行腹痛，崩漏，自汗，盗汗，胁肋脘腹疼痛，四肢挛痛，头痛，眩晕等。《本草经读》谓"芍药气平下降，味苦下泄而走血……邪气腹痛，小便不利及一切诸痛，皆气滞之为病，其主之者，以苦平而泄其气也。血痹者，血闭而不行，甚则为寒热不调；坚积者，积久而坚实，甚则为疝瘕满痛，皆血滞之病，其主之者，以苦平而行其血也"。

制川乌白芍合为药对，前者辛苦而性热，专祛风除湿，温经散寒；后者苦酸而性寒，力善和营解肌，养血敛阴。相伍为用，一热一寒，一散一收，寒热相兼，相互制约，以求祛风散寒除湿，敛阴平肝止痛的功效，适用于风寒湿痹，或血痹历节诸证。仲景用来治疗病历节不可屈伸，疼痛的乌头汤，方中含有制川乌配白芍药对。

5. 淫羊藿配鹿衔草　淫羊藿味辛、甘，性温。能补肾壮阳，强筋健骨，祛风除湿，适用于阳痿遗精，虚冷不育，尿频失禁，肾虚喘咳，腰膝酸软，风湿痹痛，半身不遂，四肢不仁等。《本草经疏》指出"淫羊藿……为补命门要药。辛以润肾，甘温益阳气，故主阴痿绝伤，益气力，强志。茎中痛者，肝肾虚也，补益二经，痛自止矣。……辛以润燥甘温益阳气以助气化，故利小便也"。

鹿衔草味甘、苦，性平。能补肾强骨，祛风除湿，止咳，止血，适用于肾虚腰痛，风湿痹痛，筋骨痿软，新久咳嗽吐血，崩漏，外伤出血等。功用有二，一为祛风湿，强腰肾，壮筋骨；二为活血止血。

淫羊藿鹿衔草合为药对，两者均为补益肝肾，祛风除湿之要药，相伍为用，功力专一，既可治痹痛之标，祛除风邪寒湿，又可治痹痛之本，补益肝肾，标本兼顾，效非寻常。

6. 木瓜配吴芋　木瓜味酸，性温。能舒筋活络，和胃化湿，适用于风湿痹痛，肢体酸重，筋脉拘挛，吐泻转筋，脚气水肿等。《本草正》谓"木瓜，用此者用其酸敛，酸能走筋，敛能固脱，得木味之正，故尤专入肝益筋走血。疗腰膝无力、脚气，引经所不可缺，气滞能和，气脱能固。以能平胃，故除呕逆、霍乱转筋，降痰，祛湿，行水。以其酸收，故可敛肺禁痢，止烦满，止渴"。

吴芋味辛苦而性热。凡寒凝湿滞所引起的诸种疼痛，如脾胃虚寒的脘腹冷痛；肝胃虚

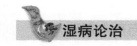

寒，肝气挟寒饮上逆的厥阴头痛；下焦寒湿的疝痛；寒湿脚气的肿痛难忍；妇女胞宫寒冷的痛经等，均可应用。

木瓜吴茱合为药对，前者酸温而能收，入于肝经，和胃化湿，舒筋活络；后者辛热而散，同入肝经，温经散寒，行气止痛。相伍为用，一散一收，散敛相合，相反相成，共成和胃化湿，舒筋活络，温散止痛的功效。本方亦即《杨氏家藏方》治疗风湿客搏，手足腰膝不能举动的木瓜丸。

7. 秦艽配防风　秦艽味辛、涩苦，性微寒。能祛风湿，舒筋络，清虚热，利湿退黄，适用于风湿痹痛，筋骨拘挛，手足不遂，骨蒸潮热，湿热黄疸等。《本草正义》认为"秦艽能通关节，流行脉路，亦治风寒湿痹之要药。……寒热之邪客于肌肉、筋络、骨节间者，秦艽善行百脉，故以为主。……能下水利小便，亦能通达百脉，故能祛湿下行耳。……既能行于关节，亦能内达于下焦。故宣通诸府，引导湿热直走二阴而出。昔人每谓秦艽为风家润药，其意指此"。

防风味辛、甘，性微温。能肌表祛风，胜湿止痛，解痉，止痒，适用于外感风寒，头痛身痛，风湿痹痛，骨节酸痛，腹痛泄泻，肠风下血，风疹瘙痒，疮疡初起等。《本草汇言》认为"防风，散风寒湿痹之药也。故主诸风周身不遂，骨节酸痛，四肢挛急，痿躄痫痉等证。又伤寒初病太阳经，头痛发热、身痛无汗，或伤风咳嗽，鼻塞咽干，用防风辛温轻散，润泽不燥，能发邪从毛窍出……"。

秦艽防风合为药对，两者均为辛散之品，然其质濡润，而无燥烈伤阴之弊，乃风药中之润剂，祛风解表，胜湿止痛，上可祛风散寒除湿以解表，下可导湿热以走二阴，旁可入经络以搜散筋骨肌肉之邪。相伍为用，相辅相成，效非一般。《叶氏录验方》有治手足麻木不仁的小防风汤，方中有秦艽防风药对。

（八）祛暑化湿药对

1. 青蒿配藿香　青蒿味微辛、苦，性寒。能清热，解暑，除蒸，截疟，适用于暑热，暑湿，湿温，阴虚发热，疟疾，黄疸等。《重庆堂随笔》称青蒿"专解湿热，故为湿温疫疠要药"。《读医随笔》谓"青蒿，苦微辛，微寒，清而能散，入肝胆，清湿热，开结气，宣气之滞于血分者。凡芳香而寒者，皆能疏化湿盛气壅之浊热，及血滞气虚之郁热"。

藿香味辛而性微温。能祛暑解表，化湿和胃，适用于夏令感冒，寒热头痛，胸脘痞闷，呕吐泄泻，妊娠呕吐等。《本草再新》谓其能"解表散邪，利湿除风，清热止呕。治呕吐霍乱、疟疾、疥疮"。

青蒿藿香合为药对，前者芳香而寒，即可疏解暑湿之邪伤及卫分之实热，又可清解邪热伤及气津之虚热；后者芳香而不嫌其猛烈，温煦而不偏于燥热，既能散表邪，又能化里湿。相伍为用，清暑化湿，和胃祛浊，多用于暑热，暑湿或湿温等证。

2. 荷叶配扁豆花　荷叶味苦、涩，性平。能清热解暑，升发清阳，散瘀止血，适用于暑热烦渴，头痛眩晕，脾虚腹胀，大便溏泄，吐血下血等。《本草再新》谓荷叶能"清凉解暑，止渴生津。治泻痢，解火热"。

扁豆花味甘，性平。能解暑化湿，和中健胃，适用于夏伤暑湿，泄泻，痢疾，赤白带下，跌打伤肿等。因其气芳香，而长于解暑化湿，故暑湿、暑温之证每多用之。

荷叶扁豆花合为药对，一者苦涩性平，苦能凉解暑热，涩可止渴止血止泻；一者芳香甘平，香能升清化浊，甘能运脾化湿。相伍为用，功能清热解暑，化湿和中，而用于暑湿、暑热证候。《温病条辨》主治暑温，发汗后，暑证悉减，但头微胀，目不了了，余邪不解的清络饮，方中含有荷叶扁豆花药对。

3. 黄连配香薷　黄连性味苦寒，乃清热燥湿，泻火解毒之良药。《本草经百种录》认为"凡药能去湿者必增热，能除热者必不能去湿，惟黄连能以苦燥湿，以寒除热，一举两得，莫神于此"。

香薷味辛，性微温。能发汗解暑，和中化湿，行水消肿，适用于夏月外感风寒，内伤于湿，恶寒发热，头痛无汗，脘腹疼痛，呕吐腹泻；小便不利，水肿等。《本草正义》谓香薷"昔人每谓此物为治暑要药者，亦指暑月受凉，外寒闭其内热，有发热恶寒头痛等证，则香薷通阳解表，是其专职，而又能导水利湿，更与暑月湿热郁蒸，膀胱不利者相合，非谓暑天百病，香薷一物能通治也"。

黄连香薷合为药对，前者味苦性寒，以苦燥湿，以寒除热，重在清化，清暑化湿；后者味辛性温，其气芳香，重在宣化，外达经络以发汗解表，内走胃肠能辟秽化浊。相伍为用，共成解表祛暑，清热除湿之剂。《太平惠民和剂局方》外感表寒，里湿化热的黄连香薷饮，方中含有黄连香薷药对。

4. 藿香配香薷　藿香味辛而性温，具有祛湿解暑，温胃止呕，行气止痛的功效，常用于暑月受寒，或暑湿伤中而见头痛，呕恶，脘腹胀满，泄泻等。

香薷味辛而性温，是一味治疗阴暑之药。《本草经疏》指出"香薷，辛散温通，故能解寒郁之暑气，霍乱腹痛，吐下转筋，多由夏月过食生冷，外邪与内伤相并而作，辛温通气，则能和中解表，故主之也"。

藿香香薷合为药对，两者均为辛香温散之品，相伍为用，相辅相成，相互促进，外可解寒郁之暑气，祛湿解表；内可除脾胃之湿浊，理气宽中。《成方切用》载藿薷汤一方，主治伏暑挟湿吐泻，方中含有藿香香薷药对。

5. 佩兰配六一散　佩兰味辛，性平。能解暑化湿，辟秽和中，适用于感受暑湿，寒热头痛，湿浊内蕴，脘痞不饥，恶心呕吐，口中黏腻，消渴等。《本草正义》认为"凡胃有陈腐之物，及湿热蕴结于胸膈，皆能荡涤而使之宣散，故口中时时溢出甜水者，非此不除"。临床常用来"醒脾，化湿，清暑"。

六一散出自《伤寒直格》，由六份滑石，一份甘草组成。能清暑利湿，导热滑窍，主治

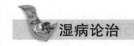

感受暑湿之邪，湿热郁结于里，三焦气化失常所致的病证。

佩兰六一散合为药对，辛平和甘淡寒滑熔一炉冶，其辛寒可清解暑热，其甘淡可缓脾利湿，其滑可导热利窍，共行清热解暑，和中化浊之效，适用于暑热伤中的证候。

（魏引廷）

第二节　祛湿类常用药对

一、健脾化湿药对

1. 人参配黄芪：人参味甘、微苦，性微温。气雄体润，升多于降；具有补气固脱，健脾益肺，宁心益智，养血生津的功效。主治大病、久病、失血、脱液所致元气欲脱，神疲脉微；脾气不足之食少倦怠，呕吐泄泻；肺气虚弱之气短喘促，咳嗽无力；心气虚衰之失眠多梦，惊悸健忘，体虚多汗；津亏之口渴，消渴；血虚之萎黄，眩晕；肾虚阳痿，尿频，气虚外感。《长沙药解》对仲景应用人参作出精辟的分析，谓"人参补中气，中气健运，则升降复其原职，清浊归其本位，上下之呕泄皆止，心腹之痞胀俱消。仲景理中汤、丸，用之以消痞痛而止呕泄，握其中枢以运四旁也。大建中汤、大半夏汤、黄连汤诸方，皆用之治痞痛呕痢之证，全是建立中气，以转升降之机"。

黄芪味甘，性微温。能益气固表，敛汗固脱，利水消肿，托疮生肌。适用于气虚乏力，中气下陷，久泻脱肛，便血崩漏；表虚自汗，血虚萎黄，内热消渴，痈疽难溃，久溃不敛等症。《本草正义》强调黄芪"因其味轻，故专于气分而达表，所以能补元阳，充腠理，治劳伤，长肌肉。气虚而难汗者可发，表疏而多汗者可止。……其所以治泻痢带浊者，以气固而陷自除也，故曰陷者举之"。仲景以防己黄芪汤治疗脾虚失运，水湿停聚而致的肢体面目浮肿，小便不利，取黄芪功能利水消肿。

人参黄芪合为药对，《本草蒙筌》谓"参芪甘温，俱能补虚。证属虚损，堪并建功"。两药相合，共奏补气生津，健脾益肺，养血宁心，固表敛汗，利水消肿，适用于治疗元气不足，脾肺虚弱，咳喘气促，面肢浮肿，消渴津亏，体虚多汗，惊悸健忘，久泻久痢，崩漏带下，小便频数，白浊等症。临床常用的补中益气汤、参芪建中汤、参芪地黄丸等，均有人参黄芪相伍药对。

2. 党参配白术：党参味甘，性平。能补中益气，和胃生津，祛痰止咳。其主要功效是补气。最宜用于平素倦怠乏力，精神不振，语音低沉，自觉气短，稍动即喘促的肺气虚弱者。党参侧重于脾胃气虚，四肢无力，食欲不振，大便稀溏，也宜使用党参。《本草正义》认为"党参力能补脾益胃，润肺生津，健运中气，本与人参不甚相远。其尤为可贵者，则健脾运而不燥，滋胃阴而不润，润肺而不犯寒凉，养血而不偏滋腻，鼓舞清阳，振动中气，而无刚燥之弊"。

白术味甘苦，性温。能健脾益气，燥湿利水，止汗，安胎。用于脾虚食少，腹胀泄泻，痰饮眩悸，水肿，自汗，胎动不安。白术健脾去湿，为后天培补脾肺的圣药。其可升可降，阳中阴也；有汗能止，无汗能发。除湿消食，益气强阴，尤利腰脐之气。原是利肾中之湿也。肾不湿则腰不痛、便不溏，湿去而腰痛便溏自愈。《本草通玄》谓"白术，补脾胃之药，更无出其右者。土旺则能健运，故不能食者，食停滞者，有痞积者，皆用之。土旺则清气善升，而精微上奉，浊气善降，而糟粕下输，故吐泻者，不可阙也。……张元素谓其生津止渴者，湿去而气得周流，而津液生矣。谓其消痰者，脾无虚则痰自不生也"。四君子汤，必多加白术所以补气也；五苓散，必用白术所以利水也；理中汤，必用白术所以祛寒也。

党参白术合为药对，熔甘苦温为一炉，能燥能补，力能益气补中，健脾化湿，适用于脾肺气虚，湿浊不化而致的神倦乏力，胸闷气短，腹胀腹满，大便溏泄，纳谷不香，小便不利等症。临床常用党参与白术、茯苓、炙甘草配伍，这就是益气健脾化湿的著名方剂四君子汤。

3. 白术配茯苓：白术味甘、苦，性温。益肺补虚，健脾去湿，为后天培补脾肺之佳品。《衷中参西录》指出"白术，善健脾胃消痰水，止泄泻。治脾虚作胀，脾湿作渴，脾弱四肢运动无力，甚或作痛"。

茯苓味甘、淡，性平。能健脾和胃，利水渗湿，宁心安神。用于小便不利，水肿胀满，痰饮眩悸，脾虚食少，便溏泄泻，心神不安，惊悸失眠，咳逆，呕逆，恶阻，泄泻，遗精，淋浊，健忘等症。《本草正义》强调"茯苓，能利窍祛湿，利窍则开心益智，导浊生津；祛湿则逐水燥脾，补中健胃，祛惊痫，厚肠脏，治痰之本，助药之降。以其味有微甘，故曰补阳"。

白术茯苓合为药对，苦温燥湿与淡渗利湿并施，能健脾益胃，化饮祛湿，适用于脾胃气虚，饮邪不化而致的胸胁支满，水肿胀满，晕眩，心悸，短气，小便不利等症。仲景创拟的苓桂术甘汤主治中阳不足，水饮停于中焦所致的胸胁支满，目眩心悸，短气而咳；真武汤治疗脾肾阳虚，水湿内停所致的畏寒肢厥，小便不利，心下悸动不宁，头目眩晕等，方中均有药对白术茯苓，取其温阳化饮，健脾利湿。

4. 山药配扁豆：山药味甘，性平。能补脾养胃，生津益肺，补肾涩精，清热解毒。主治脾虚食少浮肿，久泻不止，肺虚喘咳，肾虚遗精，带下，尿频，虚热消渴等症。山药是一味缓和滋补强壮要药，补而不腻，香而不燥，滋阴又能利湿，润滑又能收涩。因其能健脾益胃宽肠而利小便，故对脾虚腹泻效果好。《本草求真》说山药"色白入肺，味甘入脾，气虽温而却平，为补脾肺之阴，是以能润皮毛，长肌肉，不似黄芪性温能补肺阳，白术苦燥能补脾阳也。……然性虽阴而滞不甚，故能渗湿以止泄泻"。

扁豆味甘，性平。能健脾和中，消暑化湿。适用于暑湿吐泻，脾虚呕逆，食少久泄，水停消渴，烦渴胸闷，赤白带下，小儿疳积等症。《本草求真》"扁豆如何补脾？盖缘脾喜甘。

扁豆得味之甘，故能于脾而有益也；脾得香而能舒，扁豆禀气芬芳，故能于脾而克舒也；脾苦湿而喜燥，扁豆得性之温，故能于脾而克燥也。脾土既实，则水道自通，三焦不混，而太阴暑湿之邪，自尔克消，安能复藏于脾，而有渴、泻之病乎。但多食壅滞，不可不知"。临床治疗暑湿病，《太平惠民和剂局方》载香薷饮以祛暑化湿，六和汤以清热透表，解暑化湿，都离不开扁豆。

山药扁豆合为药对，性平而不温、不燥、不腻，功能平补脾胃，兼以益肺，运脾化湿，适用于脾肺气虚，水湿不化而致的饮食减少，久泻便溏，消渴烦闷，脾虚带下，暑湿吐泻，小儿疳积等症。临床治疗脾虚湿困泄泻的参苓白术丸，即以对药山药扁豆等配合开提肺气之品组成。

5. 芡实配莲肉：芡实味甘、涩，性平。功能补脾止泄，固肾涩精，适用于大便泄泻，白浊，遗精，带下，小便不禁等症。论及芡实的补益而兼收敛作用，《本草求真》说得好，"芡实如何补脾？以其味甘之故；芡实如何固肾？以其味涩之故。惟其味甘补脾，故能利湿，而使泄泻腹痛可治；惟其味涩固肾，故能闭气，而使遗、带、小便不禁皆愈。功与山药相似，然山药之阴，本有过于芡实，而芡实之涩，更有甚于山药"。

莲肉味甘、涩，性平。能补脾止泻，益肾涩精，养心安神。适用于脾虚久泻，久痢，肾虚遗精，小便不禁，带下，心悸失眠。《玉楸药解》谓莲肉"甘平，甚益脾胃。而固涩之性，最宜清泄之家，遗精、便溏，极有良效"。《重庆堂随笔》则说，"炒用止痢，蒸用补脾，生用清心，摄肾不去皮，其皮又补脾阴"。

芡实莲肉合为药对，二者均为甘平收涩之品，养心健脾，涩肠止泻，相辅相成，功专力宏，常用于治疗脾肾两虚之久泻久痢，带下清稀，小便频数，白浊；或心肾不交之遗精，早泄，遗尿等症。《永类钤方》的四精丸，《万氏家抄方》的秋石四精丸均以芡实莲肉为伍。

6. 炒薏苡仁配扁豆：炒薏苡仁味甘、淡，性微寒。能健脾渗湿，除痹止泻，适用于脾虚腹泻，肌肉酸重，关节疼痛，水肿，脚气，白带，肺痈，肠痈等。《本草新编》说"薏苡仁最善利水，不至损耗真阴之气，凡湿盛在下身者，最宜用之，视病之轻重，准用药之多寡，则阴阳不伤，而湿病易去。故凡遇水湿之症，用薏苡仁一、二两为君，而佐之健脾去湿之味，未有不速于奏效者也，倘薄其气味之平和而轻用之，无益也"。足见薏苡仁为健脾祛湿之要药。

扁豆味甘而性平，具有健脾，和中，益气，化湿，消暑的功效。《药品化义》言"扁豆，微甘平而不甜，气清香而不窜，性温和而色微黄，与脾性最合。主治霍乱呕吐，肠鸣泄泻……为和中益气佳品"。

炒薏苡仁扁豆合为药对，前者甘淡微寒，后者甘淡性平，甘能补中，淡能渗湿，合而为用，能健脾气以去湿浊，利水湿而消肿胀，适用于脾虚湿盛之腹胀腹泻，纳呆，水肿，脚气，白浊，白带等症。临床治疗脾虚湿困泄泻的参苓白术丸，即以对药炒薏苡仁扁豆等配合开提肺气之品组成。

7. 赤小豆配粳米：赤小豆味甘、酸，性平。能利水消肿退黄，清热解毒排脓。常用于水肿胀满，脚气浮肿，黄疸尿赤，风湿热痹，淋病，癣疹，痈肿疮毒，肠痈腹痛等。《本草纲目》认为"治水者惟知治水，而不知补胃，则失之壅滞。赤小豆消水通气而健脾胃，乃其药也"。《本草经疏》还说"凡水肿，胀满，泄泻，皆湿气伤脾所致。小豆健脾燥湿，故主下水肿胀满，止泄，利小便也"。

粳米味甘，性平。能补气健脾，除烦渴，止泻痢。常用于脾胃气虚，食少纳呆，倦怠乏力，心烦口渴，泄泻下利等。《随息居饮食谱》谓其能"益血，填髓，充饥，补虚疗膈"。《本草衍义》说粳米"平和五脏，补益胃气"。历代医家总把米粥疗法视为进食补养的第一妙诀。

赤小豆粳米合为药对，二者均为药食两用之品，大有补气以养血，健脾以和胃，祛湿以消肿的功用，适用于脾胃虚弱所致的倦怠乏力，食少纳呆，泄泻下利，水肿，脚气等症。《太平圣惠方》有赤小豆散一方，即以赤小豆粳米药对配合瓜蒂等治疗急黄身如金色。

二、燥湿和胃药对

1. 陈皮配半夏：陈皮味辛、苦，性温。能利气降逆，调中开胃，燥湿化痰。常用于脾胃气滞湿阻，胸膈满闷，脘腹胀痛，不思饮食，呕吐哕逆，二便不利；肺气阻滞，咳嗽痰多。亦治乳痈初起。《本草纲目》谓陈皮"苦能泻能燥，辛能散，温能和。其治百病，总是取其理气燥湿之功，同补药则补，同泻药则泻，同升药则升，同降药则降。……但随所配而补泻升降也"。

半夏味辛，性温，有毒。能燥湿化痰，降逆止呕，消痞散结。适用于咳喘多痰，呕吐反胃，胸脘痞满，头痛眩晕，夜寐不安；生用外治痈肿痰核等。《本草纲目》指出"脾无留湿不生痰，故脾为生痰之源，肺为贮痰之器。半夏能主痰饮及腹胀者，为其体滑而味辛性温也，涎滑能润，辛温能散亦能润，故行湿而通大便，利窍而泄小便，所谓辛走气能化液，辛以润之是也"。

陈皮半夏合为药对，两味均为辛温之品，辛能开泄散逆，温能燥化痰湿，共为药对，力专和中理气，燥湿化痰，适用于脾胃气滞，痰湿阻滞所致的痞满，腹胀，纳呆，胸膈满闷，呕吐泄泻，咳喘多痰，二便不利等症。主治脾虚痰湿的二陈汤即以陈皮半夏药对为主，而化湿和胃的藿香正气散，理气化痰的温胆汤，消食化滞的保和丸等，都含有陈皮半夏药对。

2. 苍术配厚朴：苍术味辛、苦，性温。能燥湿健脾，祛风湿，明目，适用于湿困脾胃，倦怠嗜卧，胸痞腹胀，呕吐腹泻，纳呆，痰饮，湿肿；表证夹湿，头身重痛，痹证湿胜，痿躄，夜盲等。《本草纲目》谓"苍术治湿，上、中、下皆有可用。又能总解诸郁，痰、火、湿、食、气、血六郁，皆因传化失常，不得升降，病在中焦，故药必兼升降，将欲升之，必

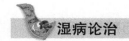

先降之，将欲降之，必先升之，故苍术为足阳明经药，气味辛烈，强胃健脾……疏泄阳明之湿"。

厚朴味辛、苦，性温。能行气消积，燥湿除满，降逆平喘，适用于食积气滞，腹胀便秘，湿滞中焦，脘痞吐泻，痰壅气逆，胸满喘咳等。《药品化义》说"厚朴，性味辛温，能散去寒湿之邪，带苦，能降泄肠胃之湿。因脾胃恶湿，以此燥之，专平胃气，主泻中焦壅滞，故用治痞满嗳气，吞酸嘈杂呕吐"。

苍术厚朴合为药对，两味均为苦辛性温之品，功在燥湿健脾，行气和胃。合而为用，以燥化为补，正如《本草衍义补遗》所说"厚朴，气药之温而能散，泻胃中之湿也，而平胃散用之，佐以苍术，正为上焦之湿，平胃土不使之太过而复其平，以致于和而已，非谓温补脾胃"。

3. 苍术配白术：苍术味辛苦而性温。能燥湿健脾，祛风除湿。《珍珠囊》称其"诸肿湿非此不能除，能健胃安脾"。《本草纲目》用其"治湿痰留饮，或挟瘀血成窠囊，及脾湿下流，浊沥带下，滑泻肠风"。

白术味甘苦而性温。能健脾益气，燥湿利水，止汗，安胎。《医学启源》称白术"除湿益燥，和中益气。其用有九：温中一也；去脾胃中湿二也；除胃热三也；强脾胃，进饮食四也；和胃，生津液五也；主肌热六也；治四肢困倦，目不欲开，怠惰嗜卧，不思饮食七也；止渴八也；安胎九也"。足见白术的用途十分广泛。

苍术白术合为药对，即为《丹溪心法》的二术丸。两药同用，苍术善行，走而不守；白术善补，守而不走，一补一泻，补泻兼施，共奏健脾益气除湿之功。《本草通玄》的用药心得是"苍术，宽中发汗，其功胜于白术；补中除湿，其力不及白术。大抵卑监之土，宜与白术以培之；敦阜之土，宜与苍术以平之"。

4. 木香配砂仁：木香味辛、苦，性温。能行气止痛，调中导滞，适用于胸胁胀满，脘腹胀痛，呕吐腹泻，痢疾后重等。《本草求真》论木香以理中焦之气为要，"木香，下气宽中，为三焦气分要药。然三焦则又以中为要，故凡脾胃虚寒凝滞，而见吐泻停食，肝虚寒入，而见气郁气逆，服此辛香味苦，则能下气而宽中矣。中宽则上下皆通，是以号为三焦宣滞要剂"。

砂仁味辛，性温。能化湿开胃，行气宽中，温脾止泻，安胎，适用于湿阻气滞，脘腹胀满，纳呆，恶心呕吐，腹痛泄泻，妊娠恶阻，胎动不安等。《玉楸药解》谓"凡水肿胀满，痰饮咳嗽，噎膈泄利，霍乱转筋，胎坠肛脱，谷宿水停，泄秽吞酸诸证，皆升降反常，清陷浊逆故也。泄之则益损其虚，补之则益增其满，清之则滋其下寒，温之则生其上热。惟以养中之味，而加和中之品，调其滞气……和中之品，莫妙如砂仁，冲和调达，不伤正气，调理脾胃之上品也"。

木香砂仁合为药对，两药均为辛温之品，其辛能散，能润；温能和畅调达，相合为用，大有行气宽中，化湿和胃之功。破滞气，消宿食的香砂枳术丸，治脾气虚寒，腹痛腹泻，呕吐的香砂理中汤均包含木香砂仁药对。

5. 枳壳配厚朴：枳壳味苦、酸，性微寒。能理气宽胸，行滞消积，适用于胸膈痞满，胁肋胀疼，食积不化，脘腹胀满，下痢后重，脱肛等。《本草汇言》认为"大抵枳壳之性，专于平气，气平则痰喘止，气平则痞胀消，气平则刺痛安，气平则后重除"。《医学启源》则说枳壳"治胸中痞塞……其用有四：破心下坚痞，一也；利胸中气，二也；化痰，三也；消食，四也"。

厚朴味辛苦而性温，力能燥湿行气。《本草汇言》强调"凡气滞于中，郁而不散，食积于胃，羁而不行，或湿郁积而不去，湿痰聚而不清，用厚朴之温可以燥湿，辛可以清痰，苦可以下气也"。

枳壳厚朴合为药对，苦酸微寒与辛苦而温同炉，功在中焦脾胃，调节升降，平衡纳运，令气机顺达，则湿有所除，滞有所化，痞满、泻痢、胸膈胁肋胀满自归消散。

6. 槟榔配腹皮：槟榔味苦、辛，性温。能消积，下气，行水，截疟，驱虫，适用于脘腹胀痛，泻痢后重，水肿，食滞，脚气，虫积，疟疾等。《本草经疏》指出"水谷不能以时消化，羁留而成痰癖，或湿热停久则变生诸虫，此药（指槟榔）辛能散结破滞，苦能下泄杀虫……宣利五脏六腑壅滞，破胸中气，下水肿，治心痛积聚，……皆取其辛温走散，破气坠积，能下肠胃有形之物耳"。

腹皮味辛，性微温。能下气宽中，行水消肿，适用于胸腹胀闷，水肿，脚气，小便不利等。《本草汇言》认为大腹皮"主一切冷热之气上攻心腹，消上下水肿之气四体虚浮，下大肠壅滞之气二便不利，开关格痰饮之气阻塞不通，能疏通下泄为畅达脏腑之利剂"。

槟榔腹皮合为药对，《本经逢原》说"槟榔性沉重，泄有形之积滞；腹皮性轻浮，散无形之滞气"。两药相辅相成，行气利水消胀，功专力宏，适用于气结水湿诸症。《圣惠方》以槟榔腹皮药对加行气利水药治疗脚气，肿满腹胀，大小便秘涩；《证治准绳》治疗脚气肿满，小便不利的大腹皮散亦含有槟榔腹皮药对。

7. 香附配苏梗：香附味辛、甘、微苦，性平。能理气解郁，调经止痛，安胎，适用于胁肋胀疼，脘腹痞满疼痛，嗳气吞酸，呕恶，乳房胀痛，月经不调，经行腹痛，崩漏带下，胎动不安等。《医林纂要》称"香附，能解忧思悲怒惊恐之郁结，破气血痰湿寒热之郁积，去痞满，消肿胀，止吐泻，攻食积，疗脚气，治痈疽，止吐衄肠血，调妇人经血，凡血气不调之病"。

苏梗味辛，性温。能理气宽中，和血，安胎，适用于脾胃气滞，脘腹痞满，水肿脚气，胎气不和，咯血吐血等。《药品化义》谓"苏梗，能使郁滞上下宣行，凡顺气诸品惟此纯良"。《得配本草》用其"疏肝，利肺，理气，和血，解郁，止痛，定嗽，安胎"。

香附苏梗合为药对，一入肝经血分，一入胃经气分，肝胃同治，气血兼顾，适用于肝胃

— 205 —

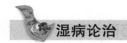

不和，气滞湿阻而致的脘腹胁肋胀疼，痞满，嗳气，呕恶等症，有疏肝和胃，行气解郁，化湿调中的功效。

8. 香附配砂仁：香附味辛甘微苦而性平，是一味气血并治，肝胃同疗的良药。《滇南本草》谓其"调血中之气，开郁气而调诸气，宽中消食，止呕吐，和中养胃，进食"。《本草再新》称其"降气舒气，宣阳散邪，除寒凉积滞，开胃化痰，兼利水通经"。

砂仁味辛而性温，其辛香而窜，温而不烈，利而不削，和而不争，卓具温脾和胃，行气化湿的功效。《本草汇言》谓"砂仁，温中和气之药也。若上焦之气梗逆而不下，下焦之气抑遏而不上，中焦之气凝聚而不舒，用砂仁治之，奏效最捷"。

香附砂仁合为药对，两者均为辛香温燥之品，一入肝经而疏肝理气，一入胃经而和胃化湿，合而为用，疏肝和胃，行气化湿，适用于肝气郁结，胃失和降，脾失健运，寒湿内生所致的泄利，脘痞，食积冷痛等症。

9. 砂仁配白蔻：砂仁味辛而性温，是温脾和胃，行气化湿的佳品。《本草经疏》言砂仁"气味辛温而芬芳，香气入脾，辛能润肾，故为开脾胃之要药，和中气之正品，若兼肾虚，气不归元，非此为向导不济"。

白蔻味辛，性温。能化湿行气，温中止呕，开胃消食，适用于湿阻气滞，脾胃不和，脘腹胀满，不思饮食，湿温初起，胸闷不饥，胃寒呕吐，食积不消等。《药义明辨》谓白豆蔻"益上焦而通三焦，凡因寒而滞其气者，固宜于此味之温散"。《医学启源》称"其用有五：肺经本药，一也；散胸中滞气，二也；（治）感寒腹痛，三也；温暖脾胃，四也；赤眼暴发，白睛红者，五也"。

砂仁白蔻合为药对，前者香窜而气浊，功专于中下二焦；白蔻芳香而气清，功专于中上二焦。相伍为用，宣通上中下三焦之气机，以开胸顺气，行气止痛，芳香化浊，醒脾开胃，和中消食，适用于脾胃虚寒，湿浊内蕴，纳呆食少，胸闷不适，脘腹胀痛，反胃，吐逆等症。

10. 玫瑰花配厚朴花：玫瑰花味甘、微苦，性温。能理气解郁，和血调经，适用于肝气郁结，胸膈满闷，脘肋胀痛，乳房作胀，月经不调，痢疾，泄泻，带下跌打损伤，癥肿等。《本草正义》谓玫瑰花"香气最浓，清而不浊，和而不猛，柔肝醒脾，流气活血，宣通窒滞而绝无辛温刚燥之弊，推断气分药之中，最有捷效而最为驯良者，芳香诸品，殆无其匹"。

厚朴花味辛、微苦，性温。能行气宽中，开郁化湿，适用于肝胃气滞，胸膈胀闷，食欲不振，纳谷不香，感冒咳嗽等。《饮片新参》言厚朴花能"宽中理气。治胸闷，化脾胃湿浊"。《四川中药志》谓其功在"宽胸理膈，降逆理气"。

玫瑰花厚朴花合为药对，两者均为香气浓郁之品，卓具生发之性。相伍为用，前者入于血分，后者入于气分，气血双调，能疏肝和胃，理气和血，化浊醒脾，适用于肝胃气血不和之证。

三、清热祛湿药对

1. 黄连配黄芩：黄连味苦，性寒。能清热泻火，燥湿，解毒，适用于热病邪入心经之高热、烦躁、谵妄或热盛迫血妄行之吐衄，湿热胸痞、泄泻、痢疾，心火亢盛之心烦失眠，胃热呕吐，或消谷善饥，肝火目赤肿痛，以及热毒疔疮，牙龈肿痛，口舌生疮，湿疹等。《本草正义》言"黄连大苦大寒，苦燥湿，寒胜热，能泄一切有余之湿火……上以清风火之目病，中以平肝胃之呕吐，下以通腹痛之滞下，皆燥湿清热之效也"。

黄芩味苦，性寒。能清热泻火，燥湿解毒，止血，安胎，适用于热病高热神昏，肺热咳嗽，肝火头痛，目赤肿痛，湿热黄疸，泻痢，热淋，吐衄，崩漏，胎热不安，痈疽疔疮等。《本草汇言》认为"黄芩，气清而清上，味重而降下，此剂味虽苦，而有泄下之理，体质枯飘，而有上升之情，故善能治三焦之火也"。

黄连黄芩合为药对，两者均为苦寒之品，善清热泻火，燥湿解毒。《本草述钩元》辩说"芩与连虽俱治湿热，而黄芩治由热而化湿者，黄连则治由湿而化热者"。对于湿热实火诸症，《本草正义》认为两者"相辅而行，且味苦直降而气轻清，故能彻上彻下，内而五脏六腑，外而肌肉皮毛，凡气血痰郁之实火，内外女妇诸科之湿聚热结病证，无不治之"。仲景治伤寒邪热入于阳明而成的热痢；治上热下寒，寒热格拒而成的食入呕吐，其创拟的葛根黄芩黄连汤和干姜黄连黄芩汤，方中均含有黄连黄芩药对。

2. 黄连配木香：黄连性味苦寒，善清热燥湿泻火，为治痢佳品。《本草纲目》称"黄连为治痢之最，……苦能燥湿，寒能胜热，使气宣平而已"。

木香性味辛苦而温，为三焦气分要药。《药品化义》谓木香"香能通气，和合五脏，为调气要药，以此治痞闷嗳气，水肿、腹胀、痢疾、脚气，皆调滞散气之功"。

黄连木香合为药对，前者苦寒，后者辛温，辛苦寒热并用，辛温能散，苦寒能泄，寒热同施，升降相济，共奏调气行滞，厚肠止泻、止痢之功效。治疗湿热痢疾的著名方剂《太平惠民和剂局方》的香连丸、《素问病机气宜保命集》的芍药汤均含有黄连配木香药对。

3. 黄连配吴茱萸：黄连性味苦寒，乃清热燥湿泻火之良药。《本草汇言》认为"邪热有余，黄连为必用也。……呕逆恶心，吞吐酸苦，乃脾之邪热也；胁肋弦气，心下痞满，乃肝脾之邪热也；……均属火热内甚，阳盛阴衰之证，非此不治"。

吴茱萸味辛、苦，性热。能散寒止痛，舒肝下气，温中燥湿，适用于脘腹冷痛，呕吐吞酸，寒湿泄泻，厥阴头痛，疝痛，痛经，脚气肿痛等。《得配本草》谓吴茱萸"疏肝燥脾，温中下气，开郁化滞，除阴湿，逐风寒，治一切厥气上逆"。《本草纲目》说，吴茱萸"辛热，能散能温，苦热，能燥能坚，故其所治之证，皆取其散寒温中，燥湿解郁之功而已"。

黄连吴茱萸合为药对，一以苦寒，寒能清热，苦可胜湿，泻肝火而燥湿邪；一以辛苦大热，疏解肝郁，温中降逆，合方共成清热祛湿，疏肝和中之剂，适用于肝郁化火的胁肋胀

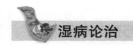

疼，呕吐吞酸等症。相伍为用，即为《丹溪心法》的左金丸。《太平惠民和剂局方》治疗寒热错杂，下利腹痛的戊己丸，亦含有黄连吴茱萸药对。

4. 黄连配干姜：黄连性味苦寒，清热燥湿，泻火解毒，功专而力宏。《医学启源》用其"泻心火，除脾胃中湿热，治烦躁恶心，郁热在中焦，兀兀欲吐，心下痞满"。《本草通玄》概括黄连的功用为"泻心火而除痞满，疗痢疾而止腹痛，清胆而明目，祛湿热而理疮疡，利水道而厚肠胃"。

干姜味辛，性热。能温中散寒，回阳通脉，温肺化饮，适用于脘腹冷痛，呕吐，泄泻，亡阳厥逆，寒饮咳喘，寒湿痹痛等。《本草经百种录》称"凡味厚之药主守，气厚之药主散。干姜气味俱厚，故散而能守。夫散不全散，守不全守，则旋转于筋络脏腑之间，驱寒除湿，和血通气，所以必然矣"。

黄连干姜合为药对，前者苦寒，后者辛热，寒热同炉，苦辛并施，具有辛开苦泄，清热化湿之功效，适用于寒热夹杂，或湿热蕴结之证候。若偏热者，则多用黄连，少佐干姜；偏寒者，则多用干姜，少佐黄连；湿热显著者，则黄连干姜各半。仲景创拟的半夏泻心汤，干姜泻心汤，干姜黄芩黄连人参汤无不包含黄连干姜药对。

5. 黄芩配半夏：黄芩味苦而性寒，是临床常用的清热燥湿药。《本草经疏》说得好，"黄芩，其性清肃，所以除邪，味苦所以燥湿，阴寒所以胜热，故主诸热。诸热者邪热与湿热也。黄疸肠澼泄痢，皆湿热胜之病也，折其本，则诸病自瘳矣"。

半夏味辛而性温，其功用是多方面的，正如《本草汇言》所说半夏"入杂病方，治心下痞坚，胸胀饮积；或泄泻肿满，肠鸣喘嗽；或霍乱呕吐，疟痢瘴气，是皆脾胃寒湿之证；……或心烦闷乱，眩运动摇；或痰厥头痛，时吐冷涎；或痰包心络，终夜不寐，是皆脾胃郁痰之证，半夏并能治之。观其辛温善散，辛能理气开郁，温能攻表和中，所以风、寒、暑、湿四气相搏，郁滞不清，非半夏不能和，七情、六郁、九气所为，结塞于中，非半夏不能散"。

黄芩半夏合为药对，辛温与苦寒相配，对于寒热互结于中，脾胃升降失调所致的心下痞满，或呕吐、下利者；或痰热互结，气机不畅所致的胸脘痞满，按之则痛者，具有清热散寒，化痰和中的效果。仲景创拟的大、小柴胡汤，生姜泻心汤均含有黄芩半夏药对。

6. 苍术配黄柏：苍术味辛苦而性温，其最显著的功用为祛湿，既能祛在表之湿，又能祛脾胃之湿，尚能祛经络之湿。《本草纲目》说"苍术治湿，上、中、下皆有可用"。《药品化义》则说"苍术，味辛主散，性温而燥，燥可祛湿，专入脾胃。……统治三部之湿。若湿在上焦，易生湿痰，以此燥湿行痰；湿在中焦，滞气作泻，以此宽中健脾；湿在下部，足膝痿软，以此同黄柏治痿，能令足膝有力"。

黄柏味苦，性寒。能清热燥湿，泻火解毒，适用于湿热痢疾，泄泻、黄疸、梦遗、淋浊、带下，骨蒸劳热，痿躄，以及口舌生疮，目赤肿痛，痈疽疮毒，皮肤湿疹等。《重庆堂随笔》认为"凡下部不坚之病多矣，如茎痿、遗浊、带漏、痿躄、便血、泻痢诸证。……盖下焦多湿，始因阴虚火盛而湿渐化热，继而湿热阻夫气化，反耗肾精，遂成不坚之病，皆黄柏之专司也"。

苍术黄柏合为药对，苍术辛苦而温，其性燥烈，一则健脾助运以治生湿之本，一则芳化苦燥以除湿阻之标；黄柏苦寒清热燥湿，二者互制其苦寒或温燥之性，以防败胃伤津之虞。《丹溪心法》的二妙丸即为此药对，《医学正传》的三妙丸，《成方便读》的四妙丸均含有苍术黄柏药对。

7. 半夏配竹茹：半夏味辛而性温，能散逆气，和胃降逆而止呕，为治呕吐之要药。《本草纲目》有"半夏之辛以散逆气，以除烦呕"的记载，《本草图经》说半夏"主胃冷呕哕，方药之最要"。

竹茹味甘，性微寒。能清热化痰，除烦止呕，安胎凉血，适用于肺热咳嗽，烦热惊悸，胃热呕吐，妊娠恶阻，胎动不安，吐血，衄血，尿血，崩漏等。《药品化义》指出"竹茹，轻可去湿，凉能去热，苦能降下，专清热痰，为宁神开郁佳品。主治胃热噎膈，胃虚干呕，热呃咳逆，痰热恶心，酒伤呕吐，痰涎酸水，惊悸怔忡，心烦躁乱，睡卧不宁，此皆胆胃热痰之症，悉能奏效"。

半夏竹茹合为药对，前者性温偏热，善化湿痰而止呕，兼能消痞除满；竹茹性偏于凉，长于而止呕。相伍为用，一热一寒，相反相成，共成健脾燥湿，清热和胃止呕之剂。《卫生易简方》有治胃口有热，呕吐，虚烦不安一方，即以此药对加人参。

8. 茵陈配栀子：茵陈味微苦、微辛，性微寒。能清利湿热，退黄，适用于黄疸，小便不利，湿疮瘙痒等。《本草正义》谓"茵陈，味淡利水，乃治脾、胃二家湿热之专药。湿疸、酒疸，身黄溲赤如酱，皆胃土蕴湿积热之证，古今皆以此物为主，其效甚速。荡涤肠胃，外达皮毛，非此不可。盖行水最捷，故凡下焦湿热瘙痒，及足胫浮肿，湿疮流水，并皆治之"。

栀子味苦，性寒。能泻火除烦，清热利湿，凉血解毒，适用于热病心烦，湿热黄疸、淋证，肝火目赤，吐血衄血，血痢尿血，口舌生疮，疮疡肿毒等。《本草思辨录》称"栀子，苦寒涤热，而所涤为瘀郁之热。黄疸之瘀热在表，其本在胃，栀子入胃涤热下行，更以走表利便之茵陈辅之，则瘀消热解而疸以愈"。

茵陈栀子合为药对，两者均为寒凉之味，清热祛湿，利胆泻火，功专力宏，适用于肝胆郁滞，湿热不化的黄疸，胁肋疼痛，脘胁胀满，心烦口苦等症。仲景治疗通身发热，小便不利，热结黄疸的茵陈蒿汤，《伤寒活人指掌图》治疗大便自利而灰的茵陈栀子黄连汤等，均含有茵陈栀子药对。

9. 浙贝母配海螵蛸：浙贝母味苦，性寒。能清热化痰，降气止咳，散结消肿，适用于风热或痰热咳嗽，肺痈吐脓，瘰疬瘿瘤，疮痈肿毒等。《本草正义》强调浙贝母"味苦而性

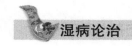
寒，然含有辛散之气，故能除热，能泄降，又能散结……仲景则治寒实结胸，而后人主郁气痰核等证，则辛散苦泄，开结散郁也"。近代临床常用其制酸，治疗溃疡性口腔炎、消化道溃疡等。

海螵蛸味咸、涩，性温。能收敛止血，固精止带，制酸止痛，收湿敛疮，适用于诸多血证，肾虚遗精滑精，赤白带下，胃痛嘈杂，嗳气泛酸，湿疹溃疡等。《本草经疏》称其"温而燥湿"，《得配本草》用其"通血脉，祛寒湿"，《现代实用中药》言其"为制酸药，对胃酸过多、溃疡病有效"。

浙贝母海螵蛸合为药对，一者性味苦寒，一者咸涩性温，寒温相配相互制约，相合为用，共成清热祛湿，和胃制酸的功效，适用于脾胃湿热，胃痛，痞满，消谷善饥，嘈杂吞酸等症。

四、温化寒湿药对

1. 干姜配附片：干姜味辛而性热，是一味温中散寒，和胃除湿的药食两用之品。《本草求真》就仲景应用干姜的经验指出，"干姜，大热无毒守而不走，凡胃中虚冷，元阳欲绝，合附子同投，则能回阳立效，故书有附子无姜不热之句，仲景四逆、白通、姜附汤皆用之"。

附片味辛、甘，性热。能回阳救逆，补火助阳，散寒除湿，适用于亡阳欲脱，肢冷脉微，阳痿宫冷，心腹冷痛，虚寒吐泻久痢，阴寒水肿，风寒湿痹，阴疽疮疡等。《衷中参西录》言附子"味辛，性大热。为补助元阳之主药，其力能升能降，能内达能外散，凡凝寒痼冷之结于脏腑、着于筋骨、痹于经络血脉者，皆能开之，通之。而温通之中，又大具收敛之力，故治汗多亡阳，肠冷泄泻，下焦阳虚阴走，精寒自遗，论者谓善补命门相火"。

干姜附片合为药对，两味均为味辛性热之品，前者功在暖脾胃而散寒，回阳通脉以救逆；后者为通行十二经脉纯阳之品，外通于皮毛而除表寒，里达于下焦而温痼冷，彻里彻外，诸脏各腑之寒湿，无可不治。相伍为用，回阳救逆，温暖脾肾，散寒化湿，常用于命火式微，脾肾阳虚，寒湿不化之证。

2. 草果配乌药：草果味辛，性温。能燥湿温中，祛痰截疟，适用于脘腹冷痛，恶心呕吐，胸膈痞满，泄泻，下利，疟疾等。《本草汇言》在论草果主治寒湿证时指出，其"气味香辛而热，香能达脾，辛能破滞，热能散寒与湿，故凡湿郁于中，胸满腹胀；湿积于脾，吐酸吐酸；湿聚于胃，呕吐恶心；湿蒸于内，黄疸黄汗，是皆湿邪之为病也。又有避暑受凉而为脾寒瘴疟；或中寒感寒而为腹痛吐利；或食瓜桃鱼腥生冷而为冷积泄泻，是皆寒与湿之为病也。用草果并能治之"。

乌药味辛，性温。能行气止痛，温肾散寒，适用于胸肋满闷，脘腹胀痛，寒疝疼痛，痛经及产后腹痛，尿频，遗尿等。《本草要略》认为"乌药，味辛而薄，性轻热而散，气胜于味也，用于风药，则能疏风；用于胀满，则能降气；用于气沮，则能发沮；且发寒气，又治腹痛；乃疏气散寒之剂"。

草果乌药合为药对，两味均为辛开温通之品前者长于行气，燥湿温中；后者既走气分，又理血分。合而为用，适用于脾胃寒湿之证，有温中除湿，散寒止痛，利气消胀的功效。

3. 高良姜配香附：高良姜味辛，性热。能温中散寒，理气止痛，适用于脘腹冷痛，反胃呕吐，嗳气等。《本草汇言》称"高良姜，祛寒湿，温脾胃之药也。若老人脾肾虚寒，泄泻自利；妇人心胃暴痛，因气怒、因寒痰者，此药辛热纯阳，除一切沉寒痼冷，功与桂、附同等"。

香附味辛甘微苦而性平，专疏肝和胃，行气开郁。《本草纲目》盛赞其功，言"香附之气，平而不寒，香而能窜，其味多辛能散，微苦能降，微甘能和，……乃气病之总司，女科之主帅也"。

高良姜香附合为药对，即为《良方集腋》的良附丸。前者入于胃经而温胃散寒，和中化湿；后者入于肝胃二经，疏肝和胃，行气开郁，相伍为用，相得益彰，共奏温中散寒，行气除湿的功效，适用于寒凝气滞，或寒湿凝滞之证。

4. 木香配草豆蔻：木香味辛苦而性温，其辛散温行，行气散结，消痞，除胀，从而有止痛的功效。《本草汇言》认为"凡上而雾露清邪，中而水谷寒痰，下而水湿淤留，为痛为胀为结为滞之证，无不宣通"。

草豆蔻味辛，性温。能温中燥湿，行气健脾，适用于寒湿阻滞脾胃之脘腹冷痛，痞满作胀，呕吐，泄泻，食谷不化，痰饮，脚气，口臭等。《本草求真》在辨析草豆蔻、肉豆蔻和草果性能主治的异同时指出，草豆蔻（草蔻）"辛热香散，功与肉豆蔻相似，但此辛热燥湿除寒，性兼有涩，不似肉豆蔻涩性居多，能止大肠滑脱不休也。又功与草果相同，但此止逐风寒客在胃口之上，症见当心疼痛，不似草果辛热浮散，专治瘴疠寒疟也。故凡湿郁成病，而见胃脘作痛，服之最为有效"。

木香草豆蔻合为药对，辛苦温同归一炉，其辛能开能散，苦能降能泄，温能燥能行，能扫寒湿郁滞于乌有，适用于寒湿阻滞脾胃的脘腹冷痛，呕吐泻痢等症。

5. 肉豆蔻配炮姜：肉豆蔻味辛、微苦，性温。能温中涩肠，行气消食，适用于虚泻，冷痢，脘腹胀痛，食少呕吐，宿食不化等。《本草正义》强调"肉豆蔻能固大肠，肠既固则元气不走，脾气自建，故曰理脾胃虚冷，而实非能补虚也"。《本草经疏》说其"辛味能散能消，温气能和中通畅。其气芬芳，香气先入脾，脾主消化，温和而辛香，故开胃，胃喜暖故也。故为理脾开胃、消宿食、止泄泻之要药"。

炮姜味苦、辛，性温。能温中止泻，温经止血，适用于虚寒性脘腹疼痛，呕吐，泄泻，下利，吐血，便血，崩漏等。《得配本草》认为"炮姜守而不走，燥脾胃之寒湿，除脐腹之寒痞，暖心气，温肝经，能去恶生新，使阳生阴长，故吐衄下血有阴无阳者宜之"。

肉豆蔻炮姜合为药对，前者温中涩肠而止泻，后者散寒除湿而止泻，合而为用，相辅相成，对于脾胃虚寒，或寒湿凝滞的泻痢，共成温脾散寒除湿之效。《卫生家宝》治脾胃虚滑，泄泻不止，下痢赤白的肉豆蔻散；《济生方》治肠胃虚寒心腹冷痛，泄泻不止的火轮散，均含有肉豆蔻炮姜药对。

6. 补骨脂配肉豆蔻：补骨脂味苦、辛，性温。能补肾助阳，纳气平喘，温脾止泻，适用于肾阳不足，下元虚冷，腰膝冷痛，阳痿遗精，尿频，遗尿；肾不纳气，虚喘不止，脾肾两虚，大便久泻等。《本草经疏》说"补骨脂，能暖水脏，阴中生阳，壮火益土之要药也。其主五劳七伤，盖缘伤劳之病，多起于脾肾两虚，以其能暖水脏，补火以生土，则肾中真阳之气得补而上升，则能腐熟水谷，蒸糟粕而化精微，脾气散精上归于肺，以荣养乎五脏，故主五脏之劳、七情之伤所生病"。脾肾足，则寒湿除。

肉豆蔻味辛微苦而性温，是一味温暖脾胃，燥湿止泻的常用药物。《本草正义》在论及肉豆蔻与草果的功效异同时，说"肉豆蔻，除寒燥湿，解结行气，专理脾胃，颇与草果相近，则辛温之功效本同，惟涩味较甚，并能固及大肠之滑脱，四神丸中有之。温脾即以温肾，是为中下两焦之药，与草果之专主中焦者微别"。

补骨脂肉豆蔻合为药对，即为《本事方》的二神丸，两药性味均为辛苦而温，一以补肾助阳为主，兼能温脾；一以温理脾胃为主，尚可化湿涩肠。合而为用，补肾阳，温下元，而除下焦阴寒，温脾阳，助运化，而化湿止泄，适用于脾肾阳虚，寒湿不化的证候。《内科摘要》的四神丸亦含有补骨脂肉豆蔻药对。

7. 干姜配厚朴：干姜是一味味辛性热，温中散寒，和胃除湿的药食两用之品。《长沙药解》称其"燥湿温中，行郁降浊"。《本草便读》就仲景应用干姜的经验指出，"干姜，辛热性燥，不如生姜之散表而热燥过之。入脾胃逐寒燥湿，是其所长。与肺肾药同用，亦能入肺肾，观小青龙汤之治饮邪咳嗽，肾着汤治寒湿腰痛可知"。

厚朴力能燥湿除满，行气降逆。《药品化义》言"厚朴，性味辛温，能散去寒湿之邪带苦，能降泄肠胃之实。因脾胃恶湿，以此燥之，专平胃气，主泻中焦壅滞，故用治痞满嗳气，吞酸嘈杂呕吐"。

干姜厚朴合为药对，前者专于温中逐寒以化湿，后者长于燥湿行气以化湿，合而为用，功能温中散寒，行气止痛，燥湿止泻，适用于寒湿泻痢诸症。《续易简方》治冷滑下利不禁虚羸者的朴附汤，《苏沈良方》治胃虚泄泻，老人脏泄的健脾散均含有干姜厚朴药对。

五、淡渗利湿药对

1. 滑石配甘草：滑石味甘、淡，性寒。能利水通淋，清热解暑，收湿敛疮，适用于膀胱湿热，小便不利，尿淋涩痛，水肿，暑热烦渴，泄泻，湿疹等。《本草经疏》谓"滑石，滑以利窍，通壅滞，下垢腻。甘以和胃气，寒以散积热，甘寒滑利，以合其用，是为祛暑散热，利水除湿，消积滞利下窍之要药。……湿热解则胃气和而津液自生，下窍利则诸壅自泄也"。

甘草味甘，性平。能益气补中，缓急止痛，润肺止咳，泻火解毒，调和诸药，适用于倦怠食少，肌瘦面黄，心悸气短，腹痛便溏，四肢挛急疼痛，脏躁，咳嗽气喘，咽喉肿痛，痈疮肿毒及食物中毒等。《药性微蕴》称"阳不足者补之以甘，甘温能除大热，故生用则气平，补脾胃不足，而大泻心火。炙之则气温，补三焦元气而散表寒，除邪热，去咽痛，缓正气，养阴血。……其性能缓急而又能协和诸药，使之不争，故热药得之缓其热，寒药得之缓其寒，寒热相杂者用之得其平"。

滑石甘草合为药对，亦即《黄帝素问宣明论方》的六一散，又名益元散。前者质体滑腻，故可利窍。上能清水源，下可通水道，荡涤六腑之邪热，从小便而出；甘草泻火解毒，缓和药性。以甘草之甘缓，制滑石之寒滑；又以滑石之寒滑，制甘草之甘滞。合而为用，清泄暑热，渗湿利水，通利膀胱，而使湿热之邪从下渗泄。碧玉散，鸡苏散均含有滑石甘草药对。

2. 猪苓配泽泻：猪苓味甘、淡，性平。能利水渗湿，适用于小便不利，水肿胀满，泄泻，淋浊，带下等。《药品化义》谓"猪苓味淡，淡主于渗入脾以通水道，用治水泻湿泻，通淋除湿，消水肿，疗黄疸，独此为最捷"。

泽泻味甘、淡，性寒。能利水渗湿，泄热通淋，适用于小便不利，热淋涩痛，水肿胀满，泄泻，痰饮眩晕，遗精等。《本草纲目》指出"泽泻气平，味甘而淡，淡能渗泄，气味俱薄，所以利水而泄下。脾胃有湿热，则头重而目昏耳鸣。泽泻渗去其湿，则热亦随去，而土气得令，清气上行，天气明爽，故泽泻有养五脏，益气力，治头眩聪明耳目之功"。

猪苓泽泻合为药对，《本草汇言》分析说，"泽泻有固肾治水之功，然与猪苓又有不同者。盖猪苓利水，能分泄表间之邪；泽泻利水，能宣通内脏之湿"。两者均为甘淡之品，利水渗湿，其功益彰，适用于湿热为患的水肿胀满，下肢浮肿，小便不利等症。仲景创拟逐内外水饮的五苓散，育阴利水的猪苓汤均含有猪苓泽泻药对。

3. 茯苓配防己：茯苓味甘淡而性平，是一味健脾渗湿，利水消肿药。《用药心法》说"茯苓，淡能利窍，甘以助阳，除湿之圣药也。味甘平补阳，益脾逐湿。湿淫所胜，小便不利，淡味渗泄，阳也。治水缓脾，生津导气"。

防己味苦、辛，性寒。能利水消肿，祛风止痛，适用于水肿，小便不利，风湿痹痛，脚气肿痛，疥癣疮肿等。《本草求真》论道"防己，辛苦大寒，性险而健，善走下行，长于除湿通窍利道，能泻下焦血分湿热，乃疗风水要药。故凡水湿喘嗽，……脚气，水肿，风肿，痈肿，恶疮及湿热流入十二经，以致二阴不通者，皆可用此调治"。

茯苓防己合为药对，前者甘淡而平，重在运脾祛湿；后者苦辛性寒，泄利通窍，合而为用，一补一泻，补泻同施，共成健脾祛湿，利尿消肿的功效，适用于脾虚湿盛，水湿不化的证候。仲景治疗皮水病，四肢肿，水气在皮肤中，四肢聂动者的防己茯苓汤中含有茯苓防己药对。

4. 六一散配灯心草：六一散又名益元散，出自《黄帝素问宣明论方》，为清暑利湿，导热滑窍之剂，是为感受暑湿之邪，湿热郁结于里，三焦气化失常而设。

灯心草味甘、淡，性微寒。能利水通淋，清心降火，适用于淋病，水肿，小便不利，湿热黄疸，心烦不寐，口疮等。《药品化义》强调灯心草"气味俱轻，轻者上浮，专入心肺；性味俱淡，淡能利窍，使上部郁热下行从小便而出。……轻可去实，淡主于肾，惟此能导心肺之热，自上顺下，通调水道，下输膀胱，其力独胜"。

六一散灯心草合为药对，前者清泄心火以消水，能使上焦郁热下行，由小便而出；后者开窍利湿，降上中下三焦之湿热。相伍为用，清热泻火，渗湿利尿功力更为增强，适用于湿热壅积不化之淋病，黄疸，水肿等症。

5. 冬瓜皮配茯苓皮：冬瓜皮味甘，性微寒。能清热利水，消肿，适用于水肿，小便不利，泄泻等。《药性切用》谓其"行皮间水湿，善消肤肿"，《本草害利》言其"益脾，以皮行皮，故通二便，泻热毒，止消渴"。

茯苓皮味甘、淡，性平。能利水消肿，适用于水湿肿满，小便不利等。《药性切用》称其"专走皮肤，行水气，治肤肿效"。《中国医学大辞典》说"茯苓皮行水而不耗气，胜似大腹皮"。

冬瓜皮茯苓皮合为药对，二味均为甘淡之品，相伍为用，同气相求，相互促进，通利二便，利水消肿，功力更为雄厚，适用于湿气水肿，小便不利等症。

6. 通草配玉米须：通草味甘、淡，性微寒。能清热利水，通乳，适用于淋病涩痛，小便不利，水肿，黄疸，湿温病，小便短赤，产后乳汁不足等。《本草正义》在辨析通草与木通的功用时指出，"通草无气无味，以淡用事，故能通行经络，清热利水，性与木通相似，但无其苦，则泄降之力缓而无峻厉之弊，虽能通利，不甚伤阴。湿热之不甚者宜之"。临床每用于湿热内蕴，或水湿停滞的轻证。

玉米须味甘、淡，性平。能利尿消肿，清肝利胆，适用于水肿小便淋沥，黄疸，胆囊炎，胆石症，糖尿病等。临床常与健脾渗湿，或清热利湿药等配伍，治疗水肿，湿热淋病；和清肝利胆药相伍，而使肝胆湿热从小便排出。

通草玉米须合为药对，两者均为甘淡之品，前者偏于清热利水，后者重在淡渗利湿。相伍为用，虽能通利泄降，而不伤阴分，清热利湿，利尿消肿，其功益彰，适用于肝胆脾胃湿热证候。

六、利水通淋药对

1. 石韦配茅根：石韦味甘、苦，性寒。能利水通淋，清肺化痰，凉血止血，适用于水肿，淋病，小便不利，痰热咳嗽，咯血，吐血，崩漏，及外伤出血等。《本草从新》称石韦"清肺金以资化源，通膀胱而利水道"，《本草求原》则说石韦"苦寒滑利，故治劳力伤津之热气，癃闭不通之邪热，利小便水道"。

茅根味甘，性寒。能利尿通淋，清热生津，破血凉血，适用于小便淋沥涩痛，水肿，黄疸，血热出血，热病烦渴，胃热呕逆，肺热喘咳等。《本草正义》认为"白茅根，泻火降逆其效甚捷，故又主胃火哕逆呕吐，肺热气逆喘满。且甘寒多脂液，虽降逆而异于苦燥，则又止渴生津，……又能直趋下焦，通淋闭而治溲血下血，……又通利小水，泄热结之水肿，导瘀热之黄疸，皆甘寒通泄之实效"。

石韦茅根合为药对，两药均为甘寒之品，同入肺胃二经，均有清肺热以资化源，通膀胱而利水道的作用。合而为方，同气相求，共奏清热利水通淋的功效，适用于水肿，淋病，以及热病血证等。

2. 萆薢配石莲子：萆薢味苦，性平。能利湿浊，祛风湿，适用于膏淋，白浊，带下，疮疡，湿疹，风湿痹痛等。《药品化义》言"萆薢，性味淡薄，长于渗湿，带苦亦能降下，主治风寒湿痹，男子白浊茎中作痛，女人白带，病由胃中浊气下流所致，以此入胃驱湿，其症自愈"。

石莲子味甘、涩、微苦，性寒。能清湿热，开胃进食，清心宁神，涩精止遗，适用于噤口痢，呕吐不食，心烦失眠，遗精，尿浊，带下等。《药品化义》赞其"尚能清养心肺，下能收摄肾水，心肾不交用为良剂"。《先醒斋医学广笔记》等用其治噤口痢湿热内盛，脾胃两伤，胃失和降，呕恶不纳等。

萆薢石莲子合为药对，甘涩微苦而寒，其甘能缓，涩能敛，微苦能降，性寒能清，相伍为用，其治有二：一为入脾胃而清热祛湿，益脾和胃，主治湿热泻痢；一为入肾膀胱，摄敛肾水，通淋化浊，主治遗精，膏淋，白浊等。

3. 瞿麦配萹蓄：瞿麦味苦，性寒。能利小便，清湿热，活血通经，适用于小便不通，热淋，血淋，石淋，闭经，疮痈肿毒，湿疮瘙痒等。《本草正义》谓"瞿麦，其性阴寒，泄降利水，除导湿退热外，无他用"。《本草正义》称其"性滑利，能通小便，降阴火，除五淋，利血脉。凡下焦湿热疼痛诸病皆可用之"。

萹蓄味苦，性微寒。能利水通淋，杀虫止痒淋证，适用于小便不利，黄疸，带下，泻痢，蛔虫病等，以及湿疮，疥癣。《本草正义》言"萹蓄，其性直遂下行……凡属湿热壅闭为患……此药推而下流，使淋者止，闭者通，疸黄者散，疮疥者净"。

瞿麦萹蓄合为药对，前者苦寒沉降，破血通经，善利小肠而导热下行，以治茎中疼痛；萆薢苦降下行，功专利水，清利膀胱湿热，治小便混浊。相伍为用，相辅相成，共成清热利水通淋的功效，适用于湿热淋浊，小便不利，热淋涩痛等。《太平惠民和剂局方》的八正散方中含有瞿麦萹蓄药对。

4. 木通配车前子：木通味苦，性寒。能清热利尿，活血通脉适用于小便短赤，淋浊，水肿，胸中烦热，咽喉疼痛，口舌生疮，风湿痹痛，乳汁不通，经闭，痛经等。《本草纲目》言"木通，尚能通心清肺，治头痛，利九窍，下能泄湿热，利小便，通大肠，治遍身拘痛"。常与车前子配用，可增强其清热利尿通淋的作用。

车前子味甘、淡，性寒。能清热利尿，渗湿止泻，明目，祛痰，适用于小便不利，淋浊带下，水肿胀满，暑湿泻痢，痰热喘咳等。《药品化义》强调"车前子，主下降，味淡入脾，渗热下行。主治痰泻、热泻，胸膈烦热，周身湿痹。水道利则清浊分，脾斯健矣"。

木通车前子合为药对，前者为苦寒之味，入于气分，兼能理血，上可清心火，下可利水道；后者甘淡性寒，专入气分，功专降泄。合为药对，相互促进，大有清热泻火，利尿消肿的功效，适用于水肿胀满，淋浊带下，小便不利等属下焦湿热者。《症因脉治》载有车前木通汤一方，主治淋证，水肿；《太平惠民和剂局方》的八正散等方中，均含有木通车前子药对。

5. 葶苈子配椒目：葶苈子味辛、甘，性寒。能泄肺降气，祛痰平喘，利水消肿，泄热逐邪，适用于痰涎壅肺之咳喘痰多，水肿，胸腹积水，小便不利等。《本草正义》说"葶苈子苦降辛散，其性寒凉，故能破滞开结，定逆止喘，利水消肿"。对于肺气壅滞，气化不行，而水饮停留之水肿，小便不利，葶苈子有泻肺行水，通利二便之功。

椒目味苦、辛，性温。能利水消肿，祛痰平喘，适用于水肿胀满，哮喘等。《本草纲目》指出"椒目下达，能行渗道，不行谷道，所以能下水燥湿，定喘消胀也"。用于水肿胀满，小便不利，椒目专行水道，利水消肿之力颇佳。

葶苈子椒目合为药对，一者甘寒，泄热逐邪，降气化饮；一者苦温，专利水道，祛痰平喘。相伍为用，寒温相配，相反相成，相得益彰，共入肺经而降泄肺气，通利水道，适用于肺气壅塞，水饮停聚的水肿喘满诸症。《金匮要略》载有己椒苈黄汤一方，主治水饮停留，走于肠道，漉漉有声，腹满便秘等，方中含有葶苈子椒目药对。

6. 海金沙配金钱草：海金沙味甘、淡，性寒。能利水通淋，清热解毒，适用于水湿肿满，湿热泻痢，湿热黄疸，热淋，血淋，沙淋，白浊，女子带下，衄血等。《本草纲目》谓其"治湿热肿满，小便热淋、膏淋、血淋、石淋茎痛。解热毒气"。诸般湿热证候，无论是水湿肿满，还是诸淋，海金沙总能清利下焦湿热，利水通淋。

金钱草味甘、微苦，性凉。能利水通淋，清热解毒，散瘀消肿，适用于热淋，湿热黄疸，跌打损伤，以及肝、胆及泌尿系结石等。临床表明，金钱草对于肝、胆及泌尿系结石有清利肝胆，清利下焦湿热，通淋排石的效果。

海金沙金钱草合为药对，两者均为寒凉之味，既能清肝胆湿热，又能清肾、膀胱湿热，相伍为用，清热利尿，通淋排石，功力雄厚，适用于肝、胆及泌尿系结石等。

7. 冬葵子配琥珀：冬葵子味甘，性寒。能利水通淋，滑肠通便，下乳，适用于淋病，水肿，大便不通，乳汁不行等。《本草纲目》认为冬葵子"气味俱薄，淡滑为阳，故能利窍通乳，消肿滑胎也"。临床常因其甘寒性滑，善利小便，而用于水肿和诸淋等。

琥珀味甘，性平。能利水通淋，散瘀止血，镇静安神，适用于血淋尿血，惊悸失眠，惊风癫痫，血滞闭经，产后淤滞腹痛，癥瘕积聚，目生障翳等。《本草衍义补遗》说"琥珀属阳，今古方用为利小便，以燥脾土有功，脾能运化，肺气下降，故小便可通"。通淋尚可止血。

冬葵子琥珀合为药对，两者均为甘淡之品，前者专入气分，行气利尿通窍；后者既入气分，利水通淋，又入血分，散瘀止血。相伍为用，气血相兼，以通利为要，共奏利水通淋，行气散瘀的功效，而用于湿热伤及气血而致的水肿，诸淋。

七、祛风胜湿药对

1. 羌活配独活：羌活味辛、苦，性温。能散表寒，祛风湿，利关节，止痛，适用于外感风寒，头痛无汗，风寒湿痹，风水浮肿，疮疡肿毒等。《本草汇言》说"羌活，苦辛之剂。功能条达肢体，通畅血脉，攻彻邪风，发散风寒风湿。……盖其体轻而不重，气清而不浊，味辛而能散，性行而不止，故上行于头，下行于足，遍达肢体，以清气分之邪也"。

独活味辛、苦，性微温。能祛风胜湿，散寒止痛，适用于风寒湿痹，腰膝疼痛，头痛齿痛等。《本草正义》言"独活气味雄烈，芳香四溢，功能宣通百脉，调和经络，通筋骨而利机关，凡寒湿邪之痹于肌肉，著于关节者，非利用此气雄味烈之味，不能直达于经脉骨节之间，故为风痹痿软诸大证必不可少之药"。

羌活独活合为药对，两者均为性味辛苦温药，前者走上焦，长于祛风寒，能直上巅顶，横行肢臂；独活行下焦，长于祛风湿，能通行血脉，疏导腰膝，下行腿足。相伍为用，一上一下，上下兼顾，共成祛风散寒除湿之剂，可用之于风寒湿痹。《症因脉治》治疗外感少阴头痛的独活细辛汤，《衷中参西录》治疗中风抽掣的逐风汤，《摄生众妙方》治疗外感风寒湿邪的荆防败毒散，方中均含有羌活独活药对。

2. 海风藤配威灵仙：海风藤味辛、苦，性微温。能祛风湿，通经络，理气，止痛，适用于风寒湿痹，肢节疼痛，筋脉拘挛，脘腹冷痛，水肿等。临床报道，海风藤常用于风寒湿痹，有祛风胜湿，通经活络，舒筋止痛的功用。

威灵仙味辛、咸，微苦，性温。能祛风除湿，通络止痛，适用于风湿痹痛，肢体麻木，筋脉拘挛，屈伸不利，脚气肿痛，并治痰饮等。《药品化义》称威灵仙"主治风湿痰壅滞经络中，致成痛风走注，骨节疼痛，或肿或麻木。风胜者患在上，湿胜者患在下，二者郁遏日久化为血热，血热为本而痰则为标矣。以此疏通经络，则血滞痰阻无不立豁"。

海风藤威灵仙合为药对，前者偏重于祛风散寒除湿，疏通经络；后者侧重于祛风散寒除湿，尚能化痰通络。相伍为用，有协同之功，适用于风寒湿痰阻滞经络的痹病，卓具祛风散

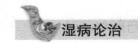

寒，除湿化痰，通络止痛的功效。

3. 麻黄配桂枝：麻黄味辛、微苦，性温。能发汗解表，宣肺平喘，利水消肿，适用于风寒表实，恶寒发热，无汗，头痛身痛；邪壅于肺，肺气不宣，咳嗽气喘；风水肿满，小便不利；风湿痹痛，肌肤不仁，以及风疹搔痒，阴疽痰核等。《本草正义》概括其功效说"麻黄质轻而空疏，气味俱薄，虽曰性温，然淡泊殊甚，故轻清上升，专走气分。凡风寒温热之邪，自外而来，初在气分者，无不治之"。麻黄对于湿病的治疗，无论湿在表，在肺，在经络，还是挟风、挟痰，都可以配合其他药物处方医治。

桂枝味辛、甘，性温。能散寒解表，温经通脉，通阳化气，适用于风寒表证，寒湿痹痛，四肢厥逆，经闭痛经，癥瘕结块，胸痹，心悸，痰饮，小便不利等。《本草求真》言"桂枝，其体轻，其味辛，其色赤，有升无降，故能入肺而利气，入膀胱化气而利水，且能横行于臂，调和营卫，治痛风胁风，止烦出汗，驱风散邪，为解肌第一要药"。

麻黄桂枝合为药对，为《伤寒论》辛温解表重剂麻黄汤的主要组成部分。方中麻黄开玄腑行卫气，桂枝解肌表和营气，且能温通经脉。相伍为用，辛温宣泄，功力更为雄厚，无论是外感风寒，还是寒湿痹痛，痰饮咳喘，水湿肿满，均为不可多得的药对。

4. 制川乌配白芍：制川乌味辛、苦，性热，有大毒。能祛风除湿，温经，散寒止痛，适用于风寒湿痹，关节疼痛，半身不遂，头风头痛，心腹冷痛寒疝作痛跌打瘀痛，阴疽肿毒等。《本草思辨录》以一语概括其功用，"乌头治风，亦惟阳虚而挟寒挟湿者宜之"。对于寒湿盛而致的头痛，痹证，胸痹，痛经等，尤为适用。

白芍味苦、酸，性微寒。能养血和营，缓急止痛，敛阴平肝，适用于月经不调，经行腹痛，崩漏，自汗，盗汗，胁肋脘腹疼痛，四肢挛痛，头痛，眩晕等。《本草经读》谓"芍药气平下降，味苦下泄而走血……邪气腹痛，小便不利及一切诸痛，皆气滞之为病，其主之者，以苦平而泄其气也。血痹者，血闭而不行，甚则为寒热不调；坚积者，积久而坚实，甚则为疝瘕满痛，皆血滞之病，其主之者，以苦平而行其血也"。

制川乌白芍合为药对，前者辛苦而性热，专祛风除湿，温经散寒；后者苦酸而性寒，力善和营解肌，养血敛阴。相伍为用，一热一寒，一散一收，寒热相兼，相互制约，以求祛风散寒除湿，敛阴平肝止痛的功效，适用于风寒湿痹，或血痹历节诸证。仲景用来治疗病历节不可屈伸，疼痛的乌头汤，方中含有制川乌配白芍药对。

5. 淫羊藿配鹿衔草：淫羊藿味辛、甘，性温。能补肾壮阳，强筋健骨，祛风除湿，适用于阳痿遗精，虚冷不育，尿频失禁，肾虚喘咳，腰膝酸软，风湿痹痛，半身不遂，四肢不仁等。《本草经疏》指出"淫羊藿……为补命门要药。辛以润肾，甘温益阳气，故主阴痿绝伤，益气力，强志。茎中痛者，肝肾虚也，补益二经，痛自止矣。……辛以润燥甘温益阳气以助气化，故利小便也"。

鹿衔草味甘、苦，性平。能补肾强骨，祛风除湿，止咳，止血，适用于肾虚腰痛，风湿痹痛，筋骨痿软，新久咳嗽吐血，崩漏，外伤出血等。功用有二，一为祛风湿，强腰肾，壮筋骨；二为活血止血。

淫羊藿鹿衔草合为药对，两者均为补益肝肾，祛风除湿之要药，相伍为用，功力专一，既可治痹痛之标，祛除风邪寒湿，又可治痹痛之本，补益肝肾，标本兼顾，效非寻常。

6. 木瓜配吴茱萸：木瓜味酸，性温。能舒筋活络，和胃化湿，适用于风湿痹痛，肢体酸重，筋脉拘挛，吐泻转筋，脚气水肿等。《本草正义》谓"木瓜，用此者用其酸敛，酸能走筋，敛能固脱，得木味之正，故尤专入肝益筋走血。疗腰膝无力、脚气，引经所不可缺，气滞能和，气脱能固。以能平胃，故除呕逆、霍乱转筋，降痰，祛湿，行水。以其酸收，故可敛肺禁痢，止烦满，止渴"。

吴茱萸味辛苦而性热。凡寒凝湿滞所引起的诸种疼痛，如脾胃虚寒的脘腹冷痛；肝胃虚寒，肝气挟寒饮上逆的厥阴头痛；下焦寒湿的疝痛；寒湿脚气的肿痛难忍；妇女胞宫寒冷的痛经等，均可应用。

木瓜吴茱萸合为药对，前者酸温而能收，入于肝经，和胃化湿，舒筋活络；后者辛热而散，同入肝经，温经散寒，行气止痛。相伍为用，一散一收，散敛相合，相反相成，共成和胃化湿，舒筋活络，温散止痛的功效。本方亦即《杨氏家藏方》治疗风湿客搏，手足腰膝不能举动的木瓜丸。

7. 秦艽配防风：秦艽味辛、涩苦，性微寒。能祛风湿，舒筋络，清虚热，利湿退黄，适用于风湿痹痛，筋骨拘挛，手足不遂，骨蒸潮热，湿热黄疸等。《本草正义》认为"秦艽能通关节，流行脉路，亦治风寒湿痹之要药。……寒热之邪客于肌肉、筋络、骨节间者，秦艽善行百脉，故以为主。……能下水利小便，亦能通达百脉，故能祛湿下行耳。……既能行于关节，亦能内达于下焦。故宣通诸府，引导湿热直走二阴而出。昔人每谓秦艽为风家润药，其意指此"。

防风味辛、甘，性微温。能解表祛风，胜湿止痛，解痉，止痒，适用于外感风寒，头痛身痛，风湿痹痛，骨节酸痛，腹痛泄泻，肠风下血，风疹瘙痒，疮疡初起等。《本草汇言》认为"防风，散风寒湿痹之药也。故主诸风周身不遂，骨节酸痛，四肢挛急，痿躄痫痓等证。又伤寒初病太阳经，头痛发热、身痛无汗，或伤风咳嗽，鼻塞咽干，用防风辛温轻散，润泽不燥，能发邪从毛窍出……"。

秦艽防风合为药对，两者均为辛散之品，然其质濡润，而无燥烈伤阴之弊，乃风药中之润剂，祛风解表，胜湿止痛，上可祛风散寒除湿以解表，下可导湿热以走二阴，旁可入经络以搜散筋骨肌肉之邪。相伍为用，相辅相成，效非一般。《叶氏录验方》有治手足麻木不仁的小防风汤，方中有秦艽防风药对。

八、祛暑化湿药对

1. 青蒿配藿香：青蒿味微辛、苦，性寒。能清热，解暑，除蒸，截疟，适用于暑热，暑湿，湿温，阴虚发热，疟疾，黄疸等。《重庆堂随笔》称青蒿"专解湿热，故为湿温疫疠要药"。《读医随笔》谓"青蒿，苦微辛，微寒，清而能散，入肝胆，清湿热，开结气，宣气之滞于血分者。凡芳香而寒者，皆能疏化湿盛气壅之浊热，及血滞气虚之郁热"。

藿香味辛而性微温。能祛暑解表，化湿和胃，适用于夏令感冒，寒热头痛，胸脘痞闷，呕吐泄泻，妊娠呕吐等。《本草再新》谓其能"解表散邪，利湿除风，清热止呕。治呕吐霍乱、疟疾、疥疮"。

青蒿藿香合为药对，前者芳香而寒，即可疏解暑湿之邪伤及卫分之实热，又可清解邪热伤及气津之虚热；后者芳香而不嫌其猛烈，温煦而不偏于燥热，既能散表邪，又能化里湿。相伍为用，清暑化湿，和胃祛浊，多用于暑热，暑湿或湿温等证。

2. 荷叶配扁豆花：荷叶味苦、涩，性平。能清热解暑，升发清阳，散瘀止血，适用于暑热烦渴，头痛眩晕，脾虚腹胀，大便溏泄，吐血下血等。《本草再新》谓荷叶能"清凉解暑，止渴生津。治泻痢，解火热"。

扁豆花味甘，性平。能解暑化湿，和中健胃，适用于夏伤暑湿，泄泻，痢疾，赤白带下，跌打伤肿等。因其气芳香，而长于解暑化湿，故暑湿、暑温之证每多用之。

荷叶扁豆花合为药对，一者苦涩性平，苦能凉解暑热，涩可止渴止血止泻；一者芳香甘平，香能升清化浊，甘能运脾化湿。相伍为用，功能清热解暑，化湿和中，而用于暑湿、暑热证候。《温病条辨》主治暑温，发汗后，暑证悉减，但头微胀，目不了了，余邪不解的清络饮，方中含有荷叶扁豆花药对。

3. 黄连配香薷：黄连性味苦寒，乃清热燥湿，泻火解毒之良药。《本草经百种录》认为"凡药能去湿者必增热，能除热者必不能去湿，惟黄连能以苦燥湿，以寒除热，一举两得，莫神于此"。

香薷味辛，性微温。能发汗解暑，和中化湿，行水消肿，适用于夏月外感风寒，内伤于湿，恶寒发热，头痛无汗，脘腹疼痛，呕吐腹泻；小便不利，水肿等。《本草正义》谓香薷"昔人每谓此物为治暑要药者，亦指暑月受凉，外寒闭其内热，有发热恶寒头痛等证，则香薷通阳解表，是其专职，而又能导水利湿，更与暑月湿热郁蒸，膀胱不利者相合，非谓暑天百病，香薷一物能通治也"。

黄连香薷合为药对，前者味苦性寒，以苦燥湿，以寒除热，重在清化，清暑化湿；后者味辛性温，其气芳香，重在宣化，外达经络以发汗解表，内走胃肠能辟秽化浊。相伍为用，共成解表祛暑，清热除湿之剂。《太平惠民和剂局方》外感表寒，里湿化热的黄连香薷饮，方中含有黄连香薷药对。

4. 藿香配香薷：藿香味辛而性温，具有祛湿解暑，温胃止呕，行气止痛的功效，常用于暑月受寒，或暑湿伤中而见头痛，呕恶，脘腹胀满，泄泻等。

香薷味辛而性温，是一味治疗阴暑之药。《本草经疏》指出"香薷，辛散温通，故能解寒郁之暑气，霍乱腹痛，吐下转筋，多由夏月过食生冷，外邪与内伤相并而作，辛温通气，则能和中解表，故主之也"。

藿香香薷合为药对，两者均为辛香温散之品，相伍为用，相辅相成，相互促进，外可解寒郁之暑气，祛湿解表；内可除脾胃之湿浊，理气宽中。《成方切用》载藿薷汤一方，主治伏暑挟湿吐泻，方中含有藿香香薷药对。

5. 佩兰配六一散：佩兰味辛，性平。能解暑化湿，辟秽和中，适用于感受暑湿，寒热头痛，湿浊内蕴，脘痞不饥，恶心呕吐，口中黏腻，消渴等。《本草正义》认为"凡胃有陈腐之物，及湿热蕴结于胸膈，皆能荡涤而使之宣散，故口中时时溢出甜水者，非此不除"。临床常用来"醒脾，化湿，清暑"。

六一散出自《伤寒直格》，由六份滑石，一份甘草组成。能清暑利湿，导热滑窍，主治感受暑湿之邪，湿热郁结于里，三焦气化失常所致的病证。

佩兰六一散合为药对，辛平和甘淡寒滑熔一炉冶，其辛寒可清解暑热，其甘淡可缓脾利湿，其滑可导热利窍，共行清热解暑，和中化浊之效，适用于暑热伤中的证候。

（魏引廷）

参考文献

[1] 李峰，董昌武. 中医诊断学 [M]. 北京：科学出版社，2018.

[2] 何建成. 中医诊断学 [M]. 北京：人民卫生出版社，2019.

[3] 李改凤. 产后风湿病证治例析 [J]. 实用中医内科杂志，2006，20（4）：436-436.

[4] 章浩军，范文东，余裕昌.《伤寒论》湿病证治规律研究 [J]. 江西中医学院学报，2009，21（6）：7-9.

[5] 邢小燕，张晓丹，牛淑亮，等.《金匮要略》湿病证治浅谈 [J]. 光明中医，2006，21（11）：1-2.

[6] 宋景龄. 湿病证治浅谈 [J]. 光明中医，2012，27（11）：2288-2289.

[7] 曹成贵. 风湿病证治浅谈 [J]. 内蒙古中医药，2008，27（5）：33-34.

[8] 袁俭生.《金匮要略》湿病证治探析 [J]. 湖北中医杂志，2000，20（11）：9-10.

[9] 章浩军，范文东，林麟.《伤寒论》湿病证治规律的临床应用 [J]. 江西中医药，2011，42（4）：23-25.

[10] 徐重明，汪自源，白迎堂. 湿病证治规律初探 [J]. 国医论坛，2009，24（3）：8-9.

[11] 娄高峰. 风湿病恶寒发热证治浅识 [J]. 实用中医内科杂志，2006，20（1）：21-22.

[12] 林亚明，陈维，胡璘媛. 中医脑病学 [M]. 北京：科学出版社，2018.

[13] 周慎. 脑病临证精要 [M]. 长沙：湖南科学技术出版社，2017.

[14] 彭江云，李兆福，汤小虎. 中医风湿病学 [M]. 北京：科学出版社，2018.

[15] 马晓峰. 论《金匮要略》湿病证治规律 [J]. 辽宁中医杂志，1999，26（9）：394-396.

[16] 施彩红. 仲景湿病证治 [J]. 吉林中医药，2009，29（4）：279-281.

[17] 薛博瑜，吴伟. 中医内科学临床研究 [M]. 北京：人民卫生出版社，2017.

[18] 张伯礼，吴勉华. 中医内科学 [M]. 北京：中国中医药出版社，2017.